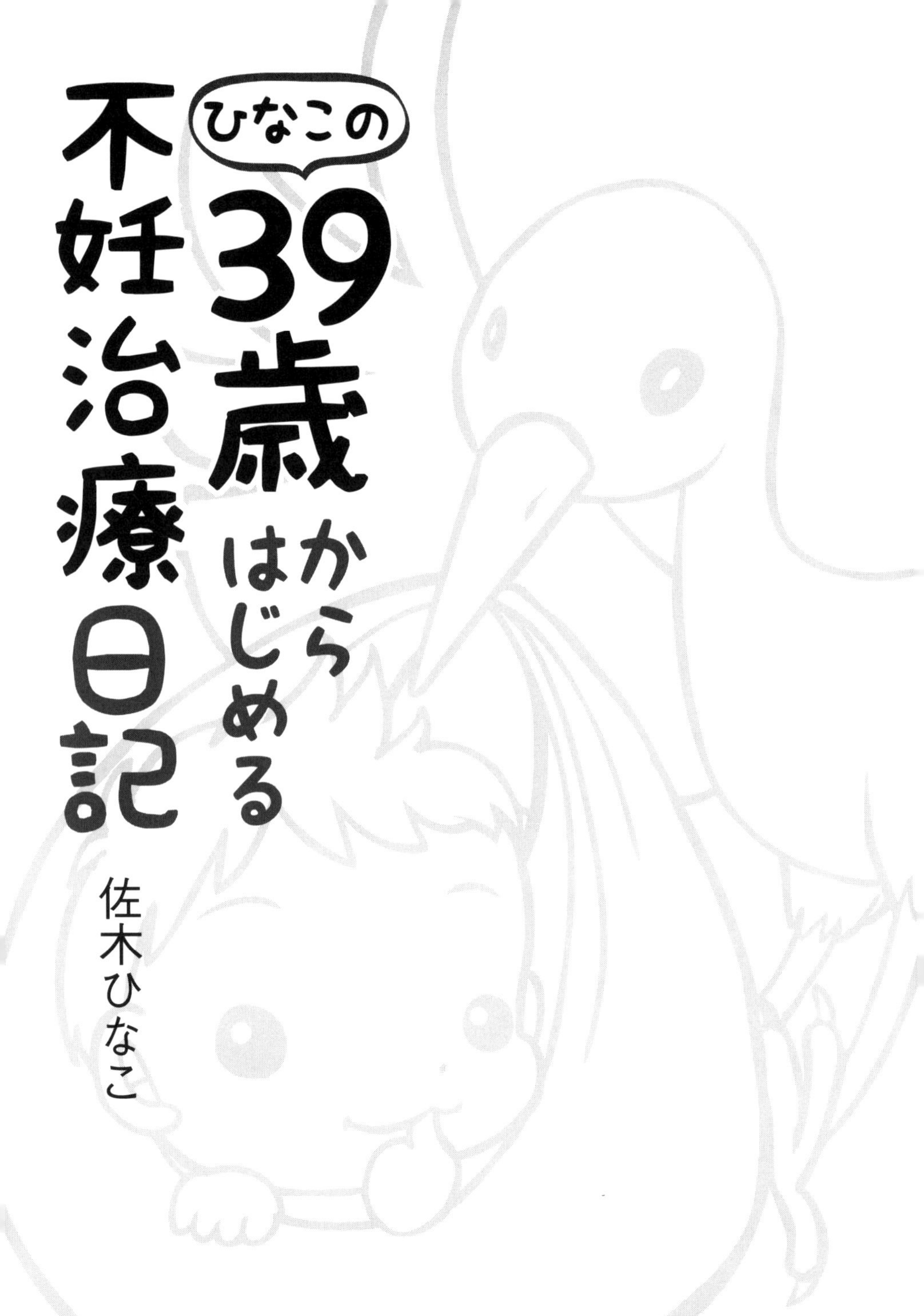

ひなこの39歳からはじめる不妊治療日記

佐木ひなこ

彩図社

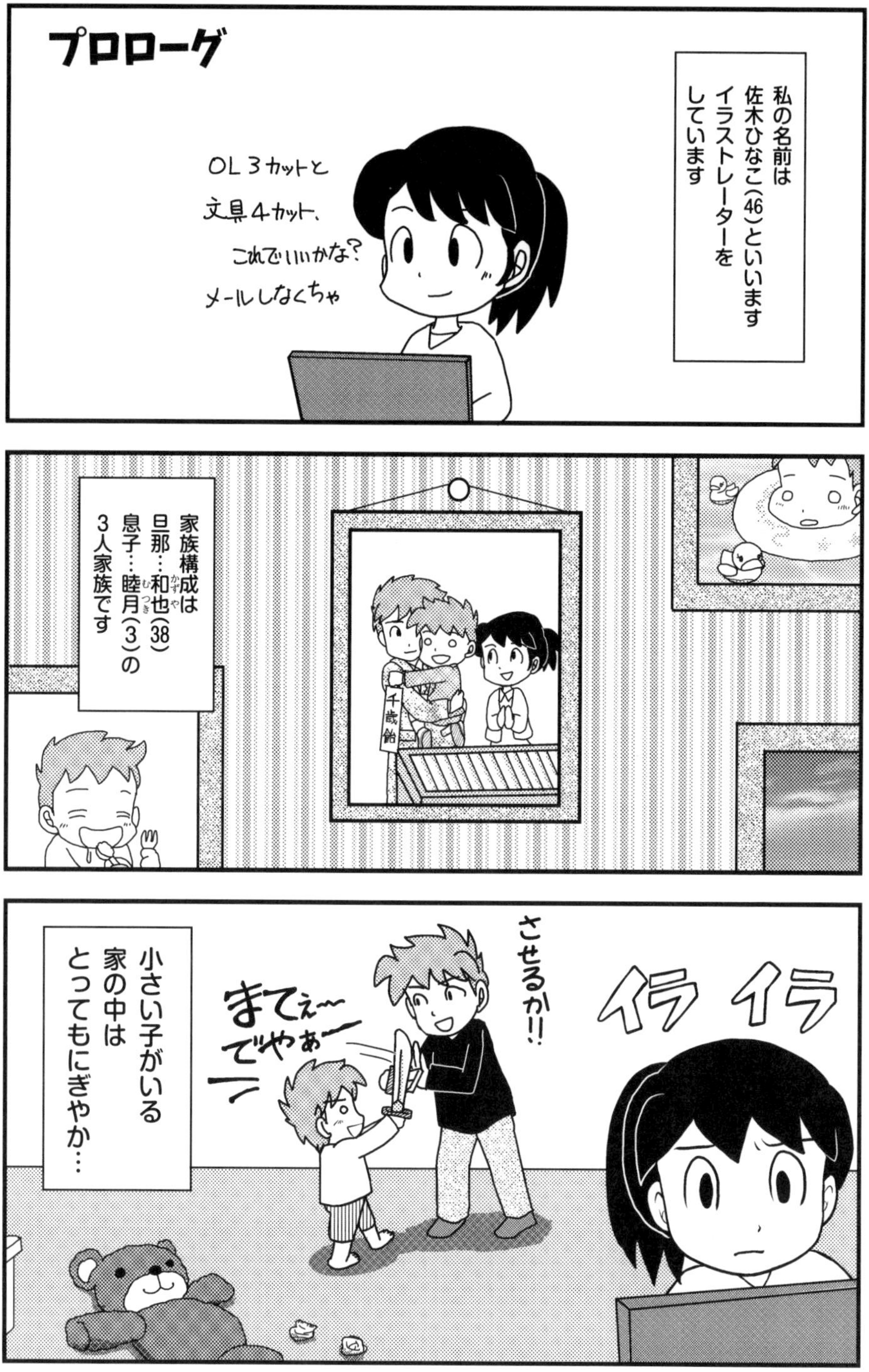
プロローグ
私の名前は
佐木ひなこ(46)といいます
イラストレーターを
しています
OL3カットと
文具4カット、
これでいいかな?
メールしなくちゃ
家族構成は
旦那…和也《かずや》(38)
息子…睦月《むつき》(3)の
3人家族です
千歳飴
イラ イラ
させるか!!
まてぇ〜〜
でやぁ〜〜
小さい子がいる
家の中は
とってもにぎやか…

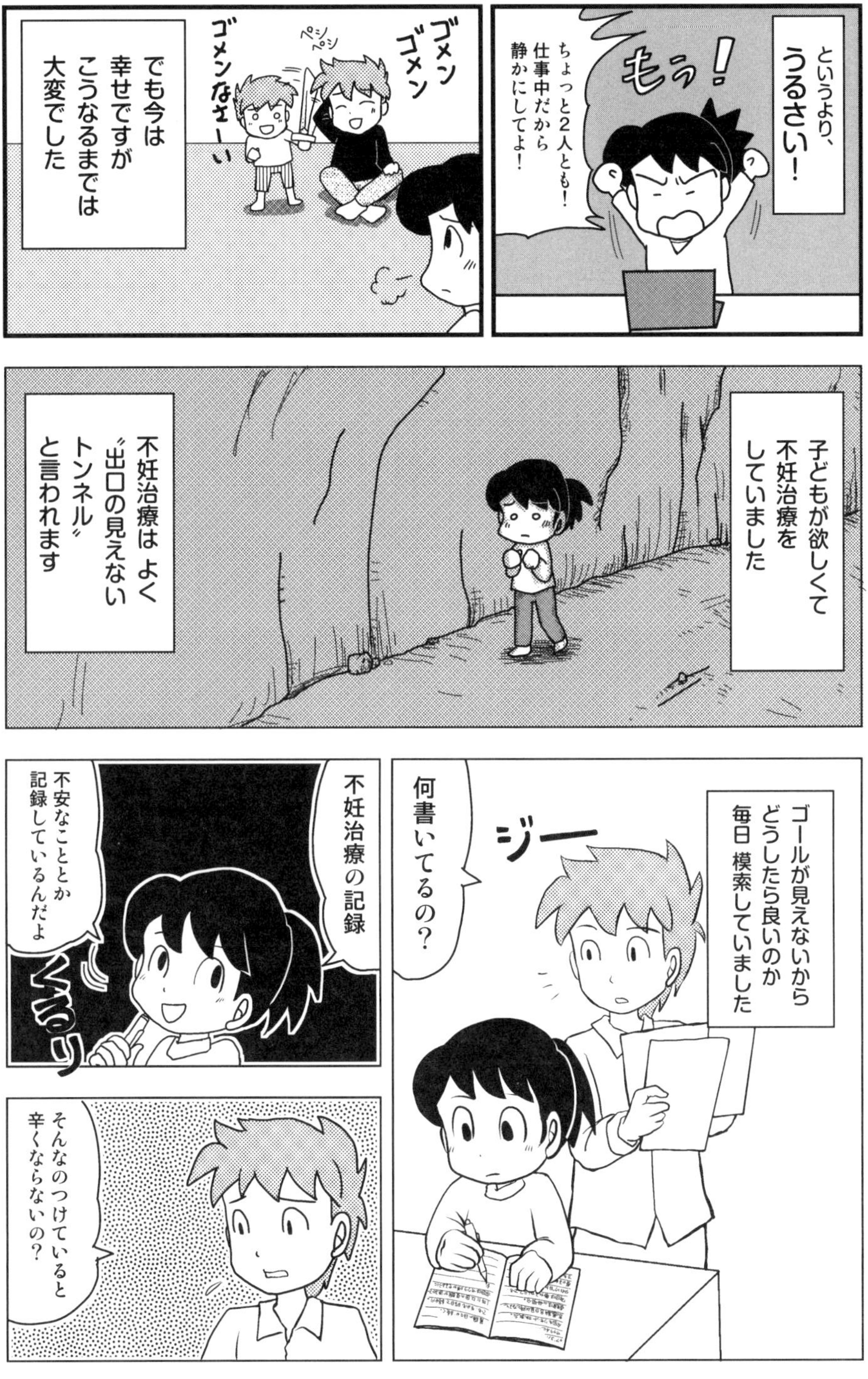
というより、うるさい！
もぅ！
ちょっと2人とも！仕事中だから静かにしてよ！
ゴメンゴメン
ペシペシ
ゴメンなさーい
でも今は幸せですがこうなるまでは大変でした
子どもが欲しくて不妊治療をしていました
不妊治療はよく〝出口の見えないトンネル〟と言われます
ゴールが見えないからどうしたら良いのか毎日 模索していました
ジー
何書いてるの？
不妊治療の記録
くるり
不安なこととか記録しているんだよ
そんなのつけていると辛くならないの？

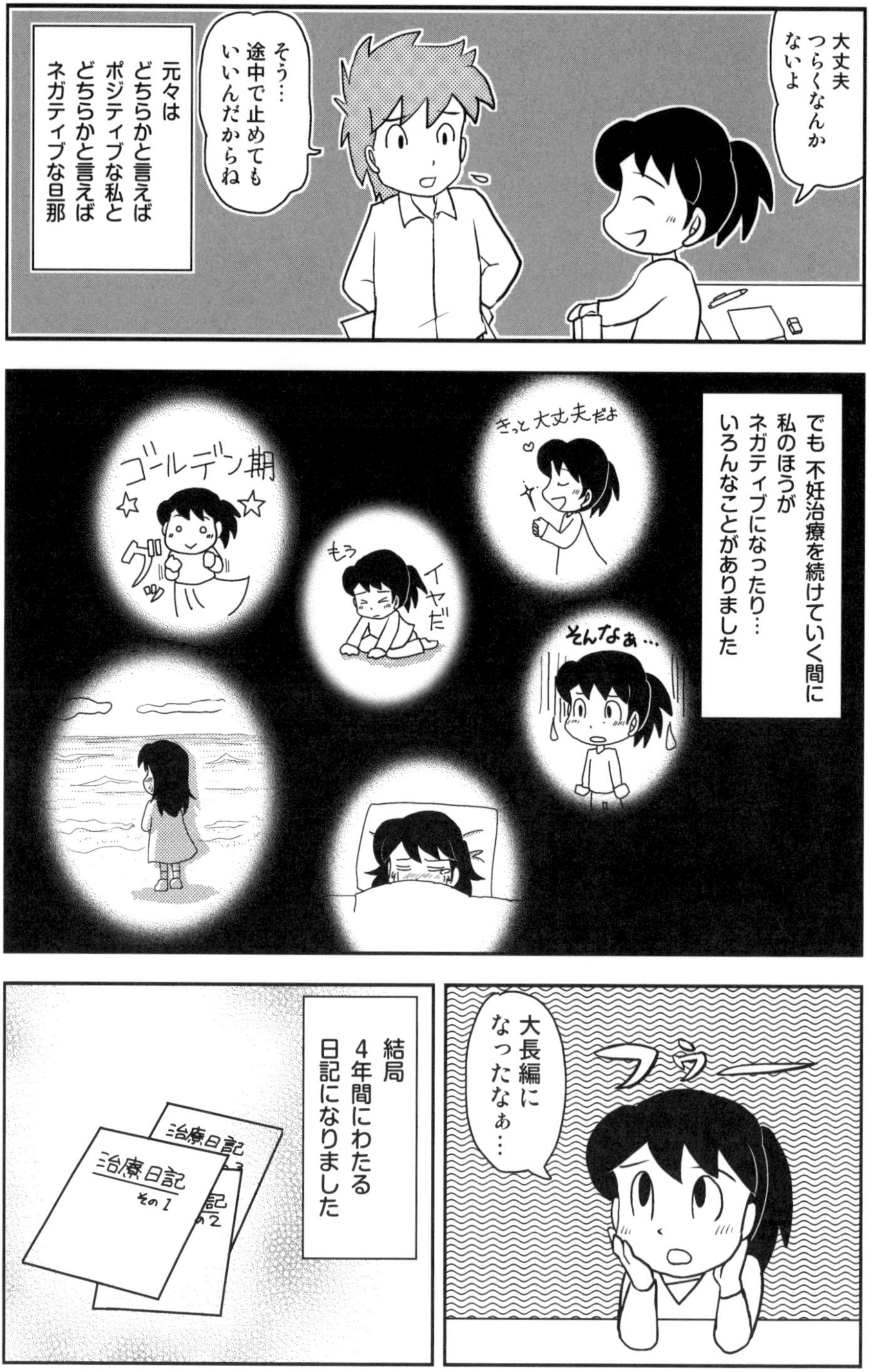
大丈夫
つらくなんか
ないよ
そう…
途中で止めても
いいんだからね
元々は
どちらかと言えば
ポジティブな私と
どちらかと言えば
ネガティブな旦那
でも不妊治療を続けていく間に
私のほうが
ネガティブになったり…
いろんなことがありました
きっと大丈夫だよ
ゴールデン期
グッ
もう
イヤだ
そんなぁ…
フゥー
大長編に
なったなぁ…
結局
4年間にわたる
日記になりました
治療日記
治療日記
その1

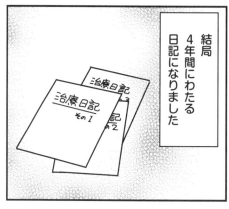

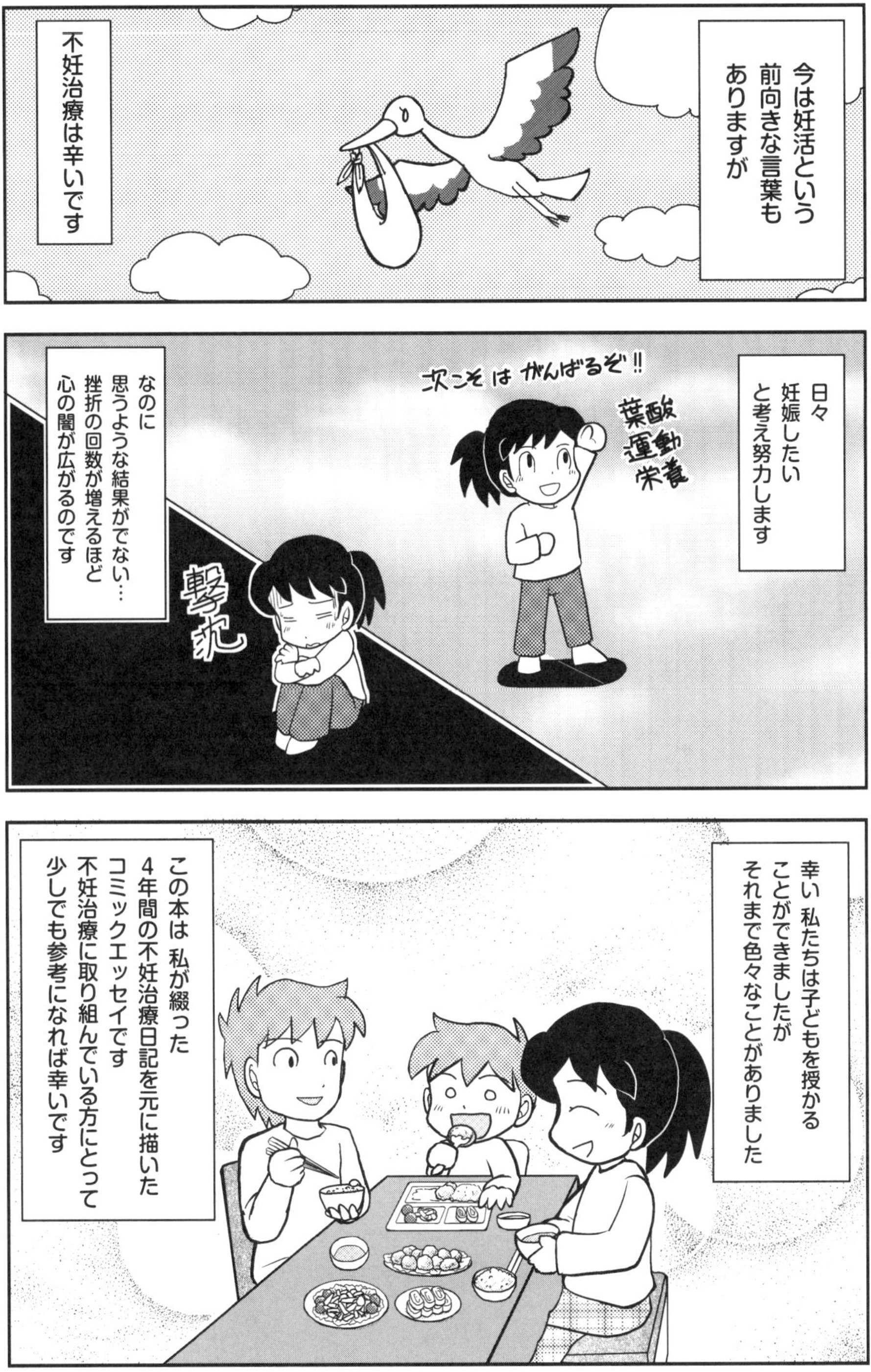
今は妊活という
前向きな言葉も
ありますが
不妊治療は辛いです
日々
妊娠したい
と考え努力します
葉酸
運動
栄養
次こそは がんばるぞ!!
なのに
思うような結果がでない…
挫折の回数が増えるほど
心の闇が広がるのです
撃沈
幸い 私たちは子どもを授かる
ことができましたが
それまで色々なことがありました
この本は 私が綴った
4年間の不妊治療日記を元に描いた
コミックエッセイです
不妊治療に取り組んでいる方にとって
少しでも参考になれば幸いです

もくじ

プロローグ 2
【第1話】妊活前のあの頃 8
【第2話】初めての産婦人科病院 14
【第3話】タイミング法開始 18
【第4話】不妊治療は不安との戦い 24
【第5話】転職して自営業？ 30
【第6話】自然妊娠と人工授精 36
【第7話】精液検査の結果 42
【第8話】本当はどうしたい？ 50
【第9話】人工授精と転院 58
【第10話】新たな病院と勉強会 62
【第11話】子宝スポット 68

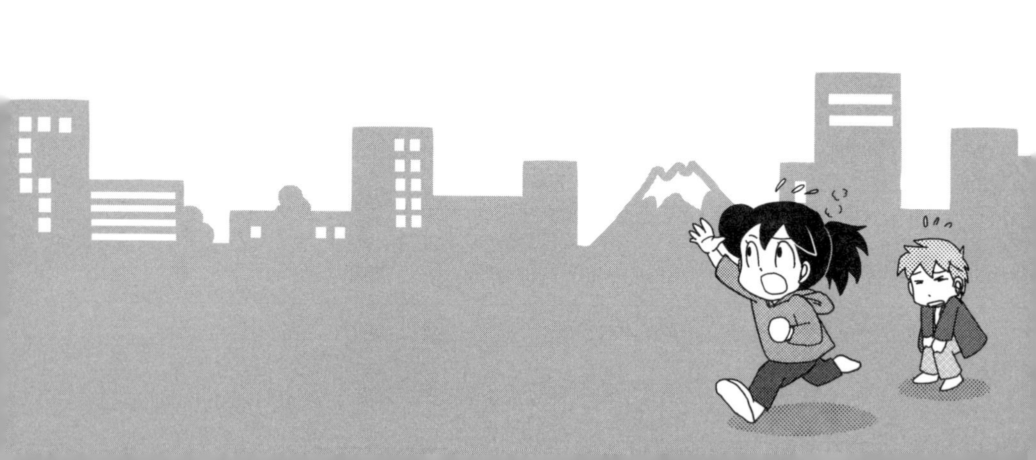

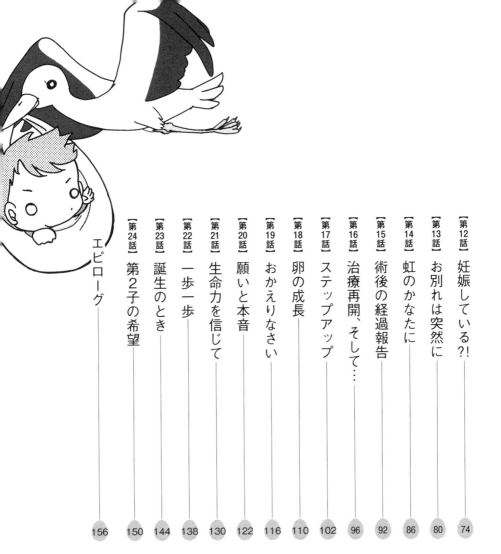

【第12話】妊娠している?! 74
【第13話】お別れは突然に 80
【第14話】虹のかなたに 86
【第15話】術後の経過報告 92
【第16話】治療再開、そして… 96
【第17話】ステップアップ 102
【第18話】卵の成長 110
【第19話】おかえりなさい 116
【第20話】願いと本音 122
【第21話】生命力を信じて 130
【第22話】一歩一歩 138
【第23話】誕生のとき 144
【第24話】第2子の希望 150
エピローグ 156

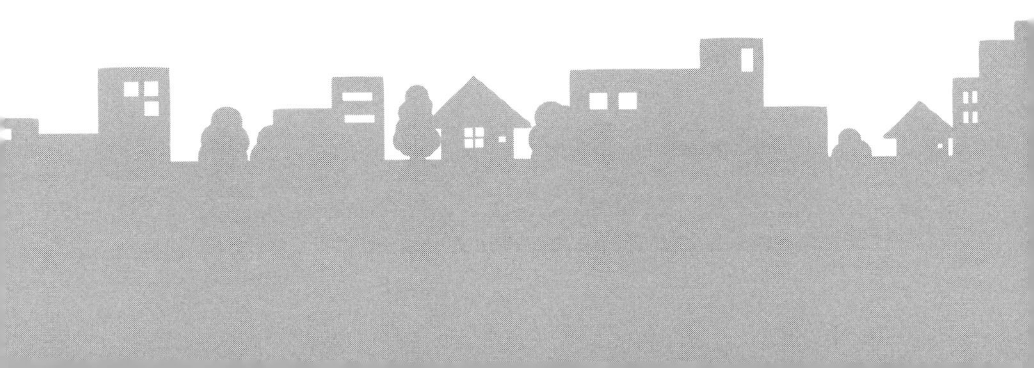

第1話 妊活前のあの頃

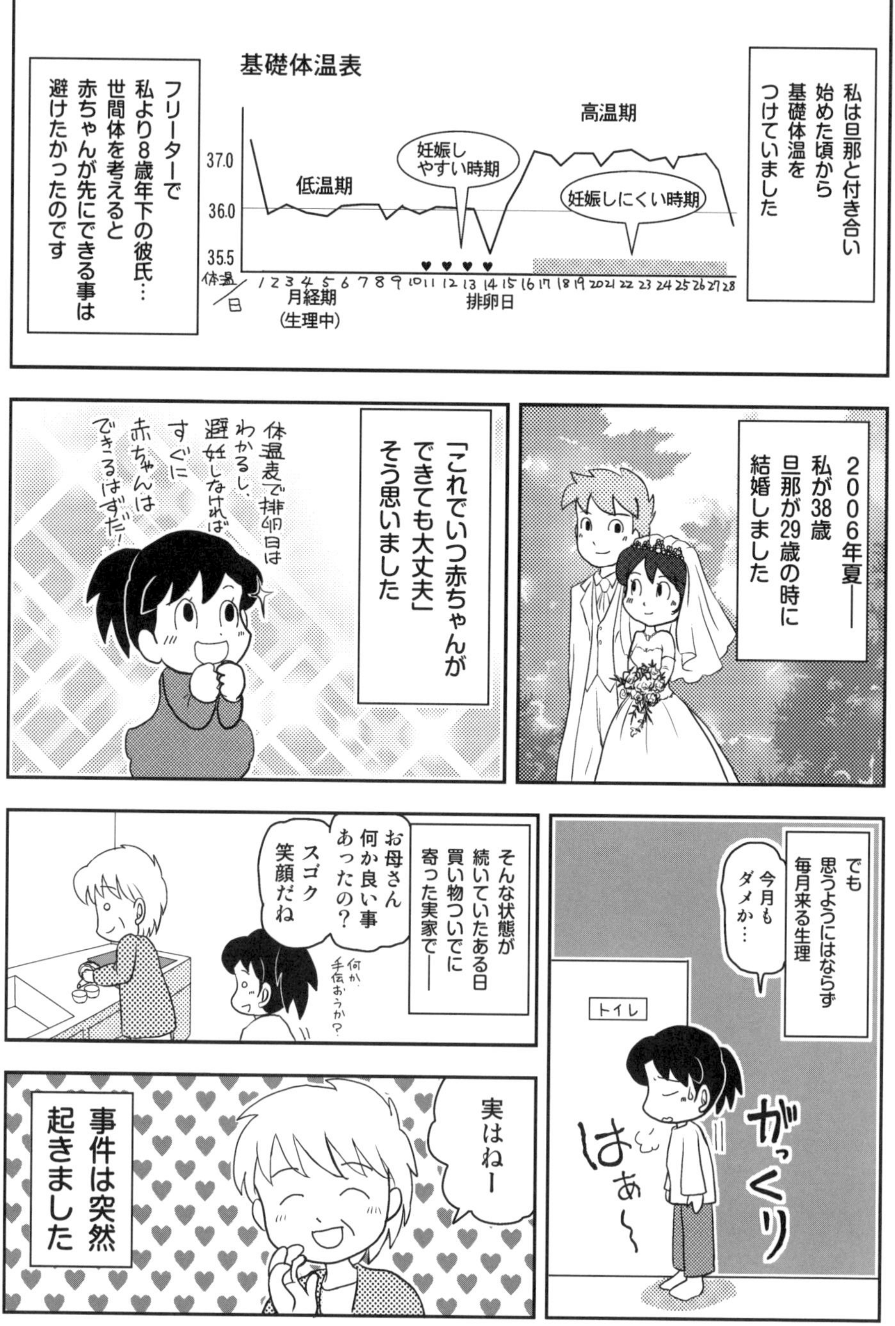
私は旦那と付き合い始めた頃から基礎体温をつけていました
基礎体温表
高温期
妊娠しやすい時期
低温期
妊娠しにくい時期
37.0
36.0
35.5
体温／日
1 2 3 4 5 6 7 8 9 10 11 12 13 14 15 16 17 18 19 20 21 22 23 24 25 26 27 28
月経期（生理中）
排卵日
フリーターで私より8歳年下の彼氏…世間体を考えると赤ちゃんが先にできる事は避けたかったのです
2006年夏――私が38歳旦那が29歳の時に結婚しました
「これでいつ赤ちゃんができても大丈夫」そう思いました
体温表で排卵日はわかるし、避妊しなければすぐに赤ちゃんはできるはずだ！
でも思うようにはならず毎月来る生理
今月もダメか…
トイレ
がっくり
はぁ～
そんな状態が続いていたある日買い物ついでに寄った実家で――
お母さん何か良い事あったの？スゴク笑顔だね
何か手伝おうか？
実はねー
事件は突然起きました

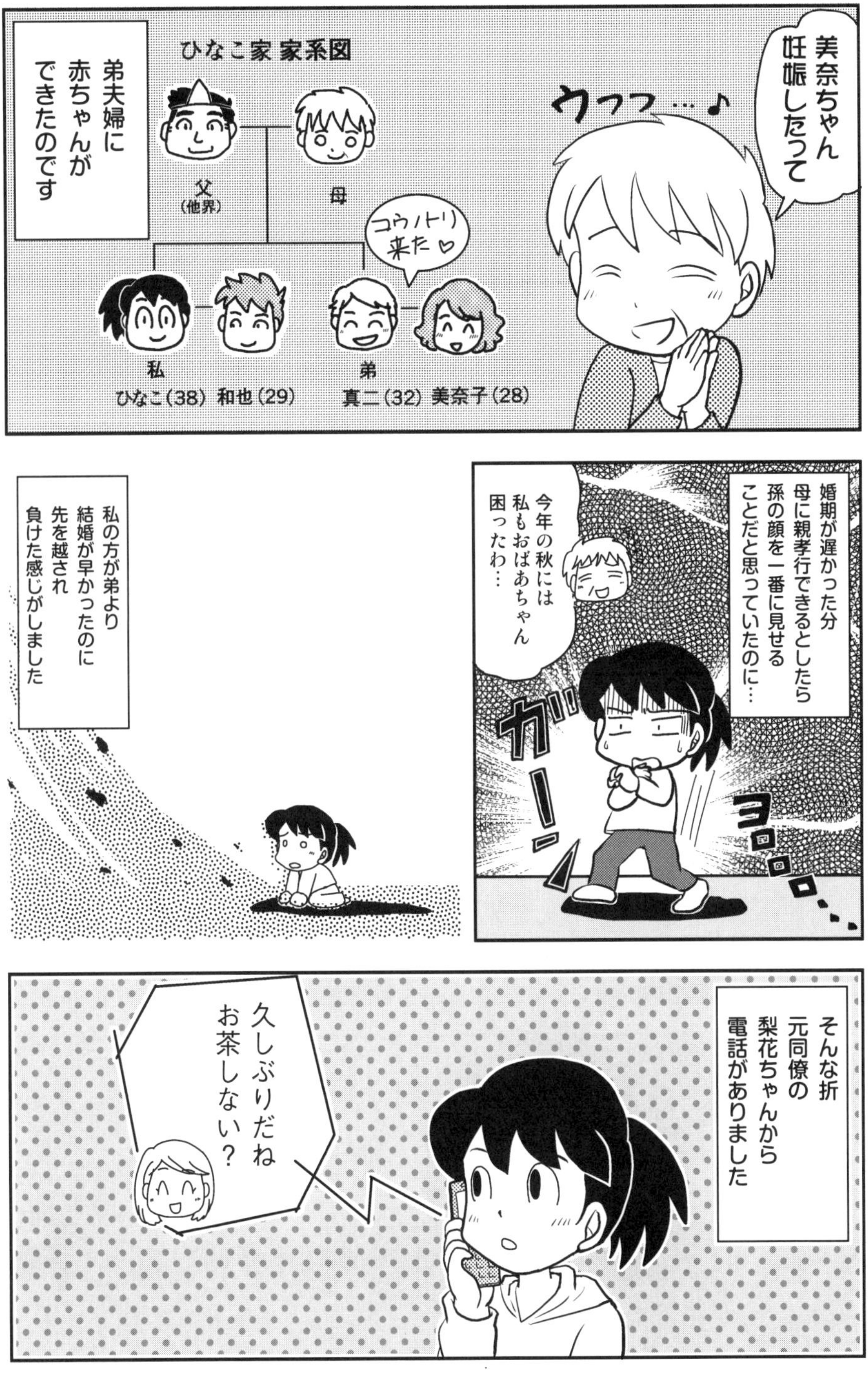

美奈ちゃん妊娠したって
ウフフ…♪
弟夫婦に赤ちゃんができたのです
ひなこ家 家系図
父
(他界)
母
コウノトリ来た♡
私
ひなこ(38)
和也(29)
弟
真二(32)
美奈子(28)
婚期が遅かった分 母に親孝行できるとしたら 孫の顔を一番に見せることだと思っていたのに…
今年の秋には私もおばあちゃん 困ったわ…
ガーン
ヨロロ…
私の方が弟より結婚が早かったのに先を越され負けた感じがしました
そんな折 元同僚の梨花ちゃんから電話がありました
久しぶりだね お茶しない？

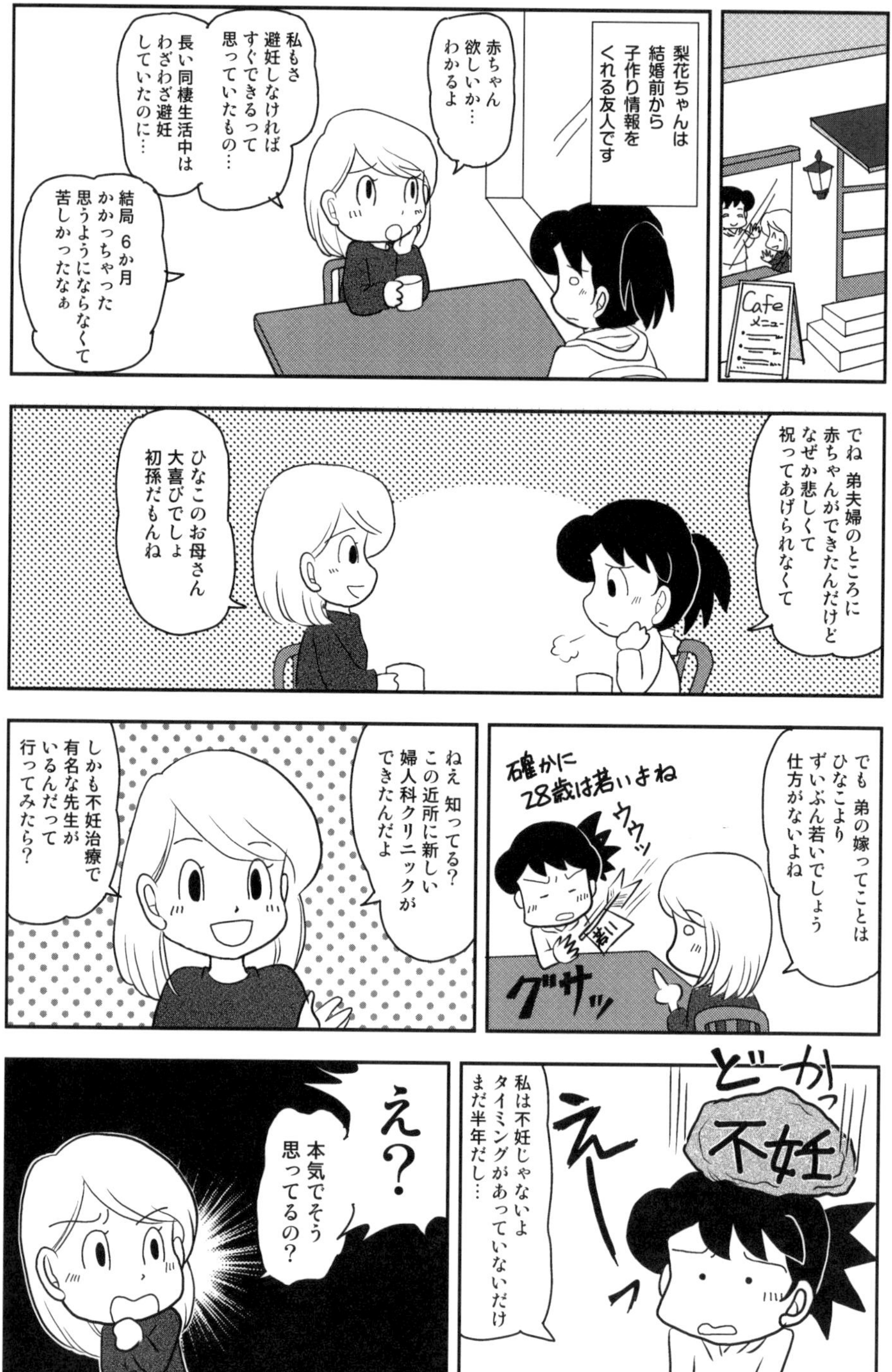

Cafe
メニュー
梨花ちゃんは結婚前から子作り情報をくれる友人です
赤ちゃん欲しいか…わかるよ
私もさ避妊しなければすぐできるって思っていたもの…
長い同棲生活中はわざわざ避妊していたのに…
結局 6か月かかっちゃった思うようにならなくて苦しかったなぁ
でね 弟夫婦のところに赤ちゃんができたんだけどなぜか悲しくて祝ってあげられなくて
ひなこのお母さん大喜びでしょ初孫だもんね
でも 弟の嫁ってことはひなこよりずいぶん若いでしょう仕方がないよね
確かに28歳は若いよね
ウウッ
若い
グサッ
ねえ 知ってる？この近所に新しい婦人科クリニックができたんだよ
しかも不妊治療で有名な先生がいるんだって行ってみたら？
どかっ
不妊
えー
私は不妊じゃないよタイミングがあっていないだけまだ半年だし…
え？
本気でそう思ってるの？

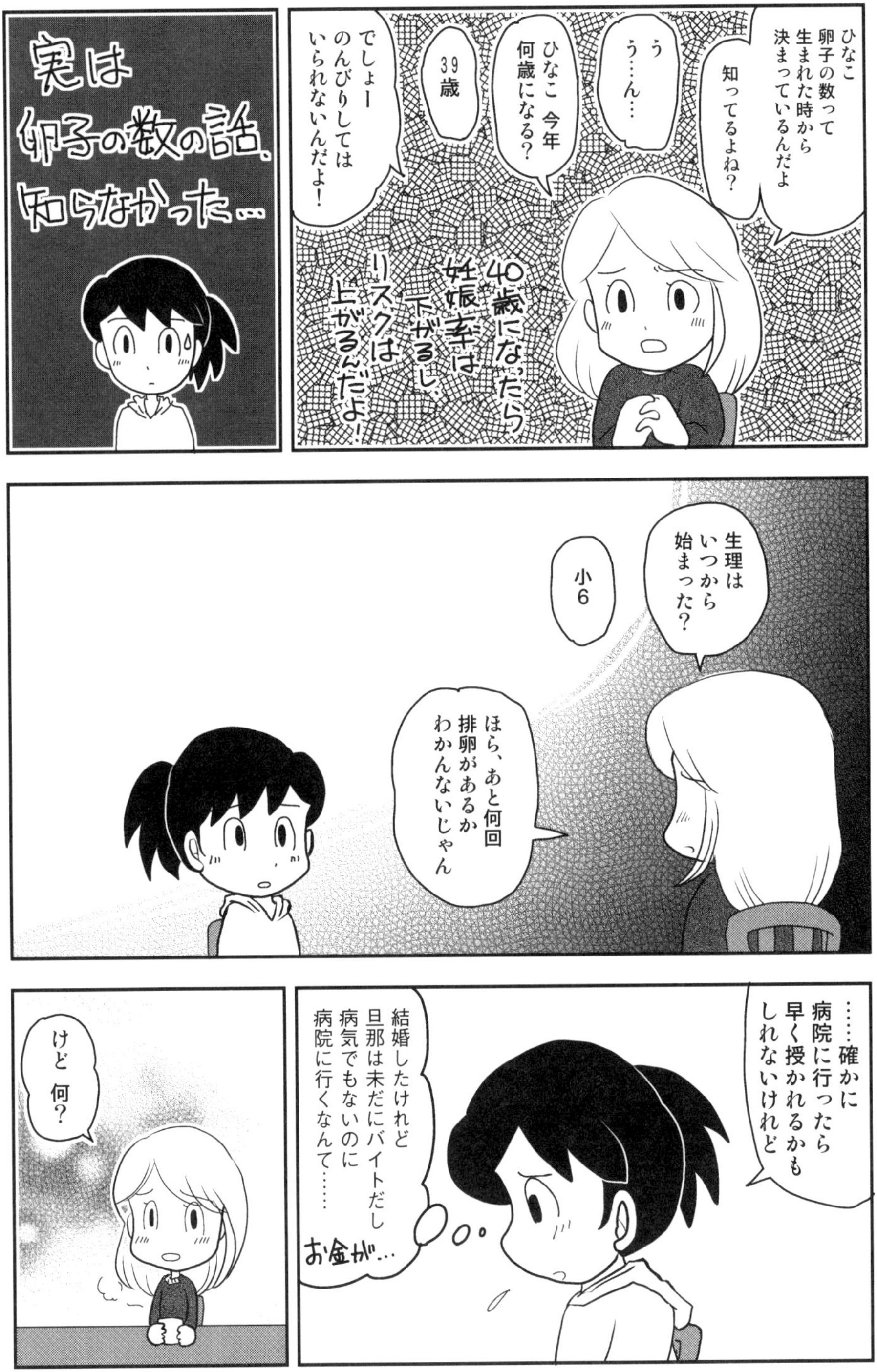
ひなこ 卵子の数って 生まれた時から 決まっているんだよ
知ってるよね？
う う……ん…
ひなこ 今年 何歳になる？
39歳
でしょー のんびりしては いられないんだよ！
40歳になったら 妊娠率は 下がるし、リスクは 上がるんだよ！
実は 卵子の数の話、知らなかった…
生理は いつから 始まった？
小6
ほら、あと何回 排卵があるか わかんないじゃん
……確かに 病院に行ったら 早く授かれるかも しれないけれど
結婚したけれど 旦那は未だにバイトだし 病気でもないのに 病院に行くなんて……
お金が…
けど 何？

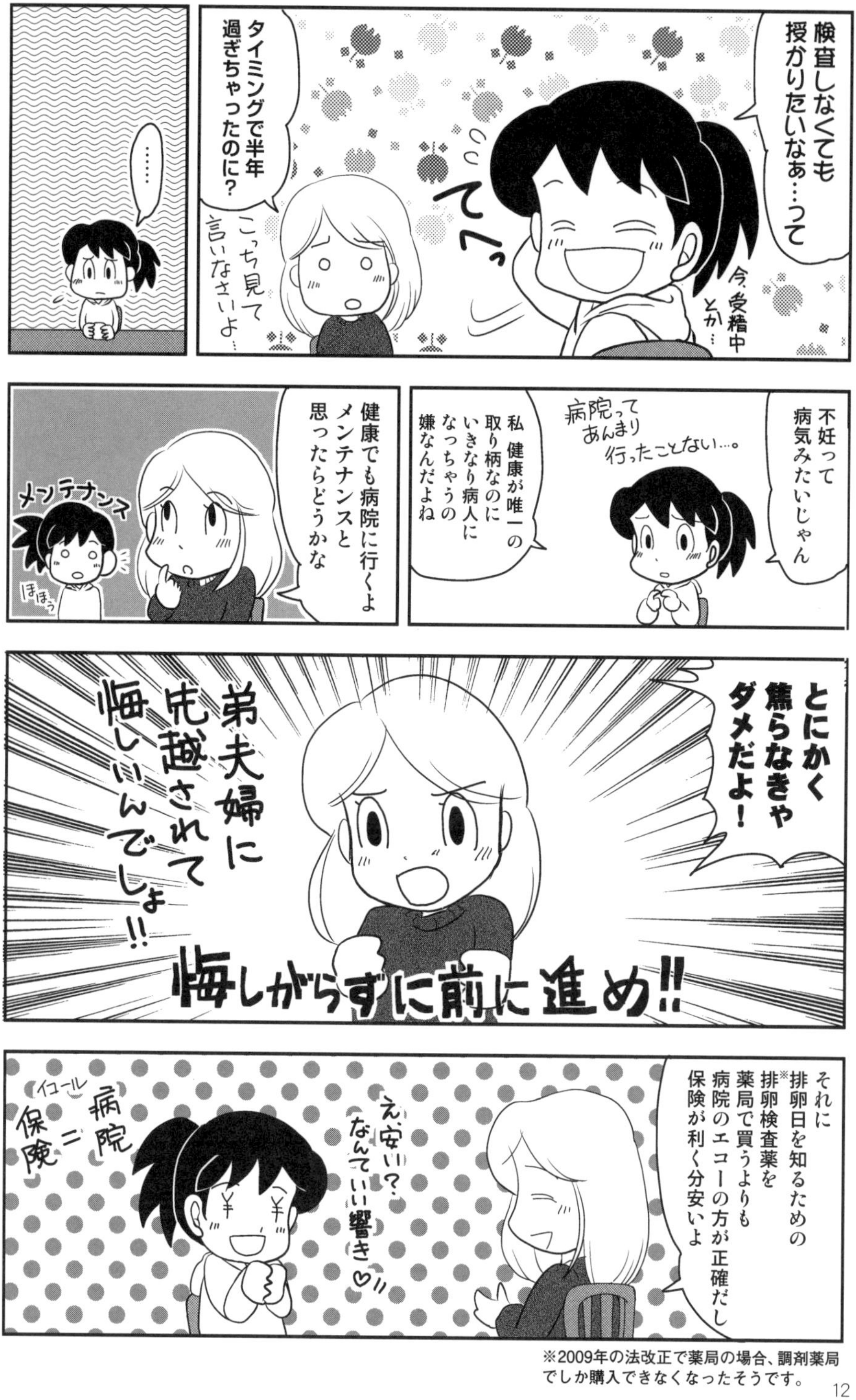
検査しなくても授かりたいなぁ…って
てへっ
今、受精中とか…
タイミングで半年過ぎちゃったのに？
こっち見て言いなさいよ…
……
不妊って病気みたいじゃん
病院ってあんまり行ったことない…。
私 健康が唯一の取り柄なのにいきなり病人になっちゃうの嫌なんだよね
健康でも病院に行くよメンテナンスと思ったらどうかな
メンテナンス
ほほう
とにかく焦らなきゃダメだよ！
弟夫婦に先越されて悔しいんでしょ!!
悔しがらずに前に進め!!
それに排卵日を知るための排卵検査薬※を薬局で買うよりも病院のエコーの方が正確だし保険が利く分安いよ
え、安い？なんていい響き♡!!
保険＝《イコール》病院

※2009年の法改正で薬局の場合、調剤薬局でしか購入できなくなったそうです。

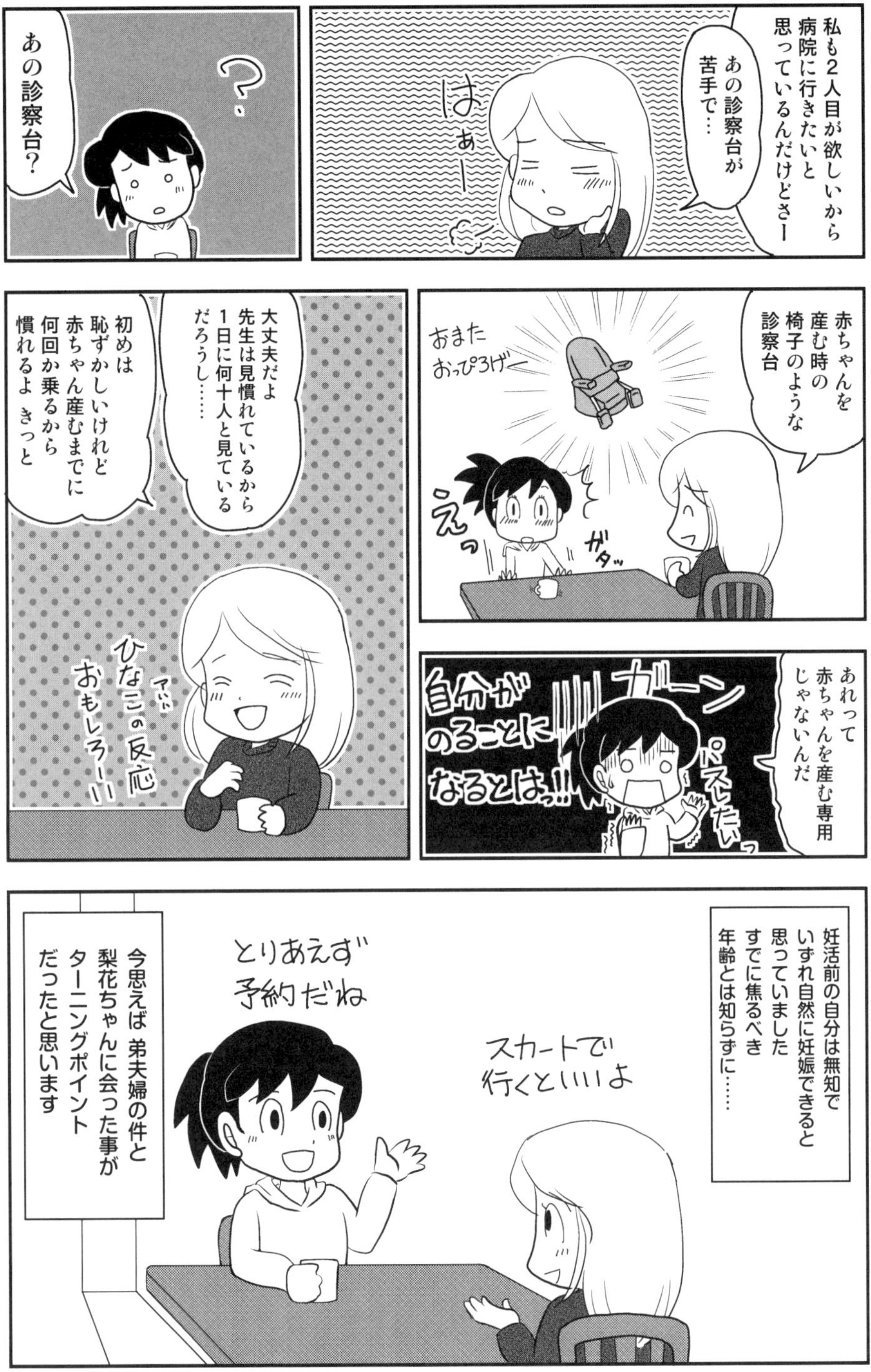
私も2人目が欲しいから病院に行きたいと思っているんだけどさー
あの診察台が苦手で…
はぁー
?、
あの診察台?
赤ちゃんを産む時の椅子のような診察台
おまたおっぴろげー
えっ
ガタッ
あれって赤ちゃんを産む専用じゃないんだ
ガーン
自分がのることになるとはっ!!
パスしたいっ
大丈夫だよ 先生は見慣れているから1日に何十人と見ているだろうし……
初めは恥ずかしいけれど赤ちゃん産むまでに何回か乗るから慣れるよ きっと
ひなこの反応おもしろ〜い
妊活前の自分は無知で いずれ自然に妊娠できると思っていました すでに焦るべき年齢とは知らずに……
スカートで行くといいよ
とりあえず予約だね
今思えば 弟夫婦の件と梨花ちゃんに会った事がターニングポイントだったと思います

第2話 初めての産婦人科病院

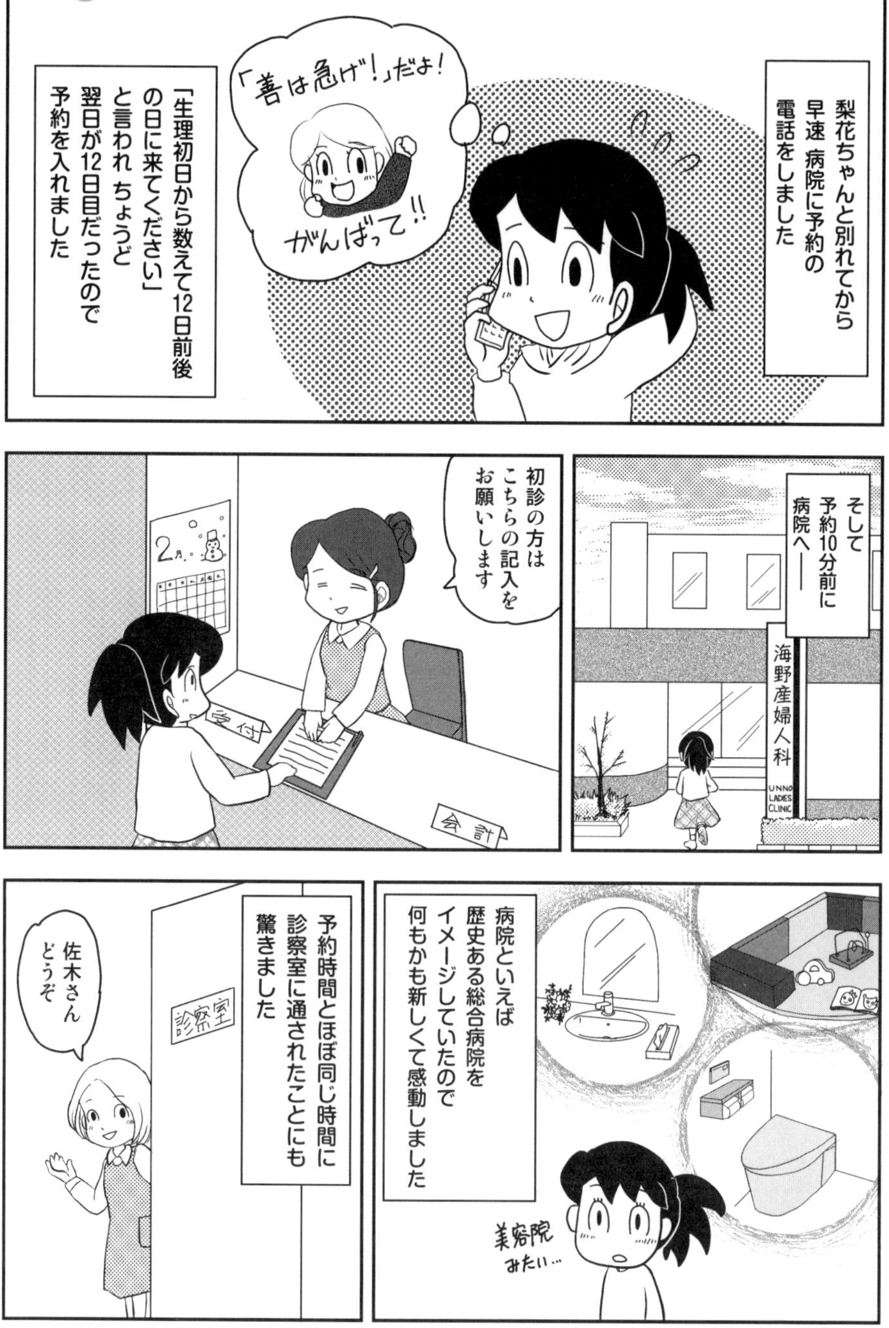

梨花ちゃんと別れてから早速 病院に予約の電話をしました
「善は急げ!」だよ!
がんばって!!
「生理初日から数えて12日前後の日に来てください」と言われ ちょうど翌日が12日目だったので予約を入れました
そして予約10分前に病院へ——
海野産婦人科
UNNO LADIES CLINIC
初診の方はこちらの記入をお願いします
2月
受付
会計
病院といえば歴史ある総合病院をイメージしていたので何もかも新しくて感動しました
美容院みたい…
予約時間とほぼ同じ時間に診察室に通されたことにも驚きました
診察室
佐木さんどうぞ

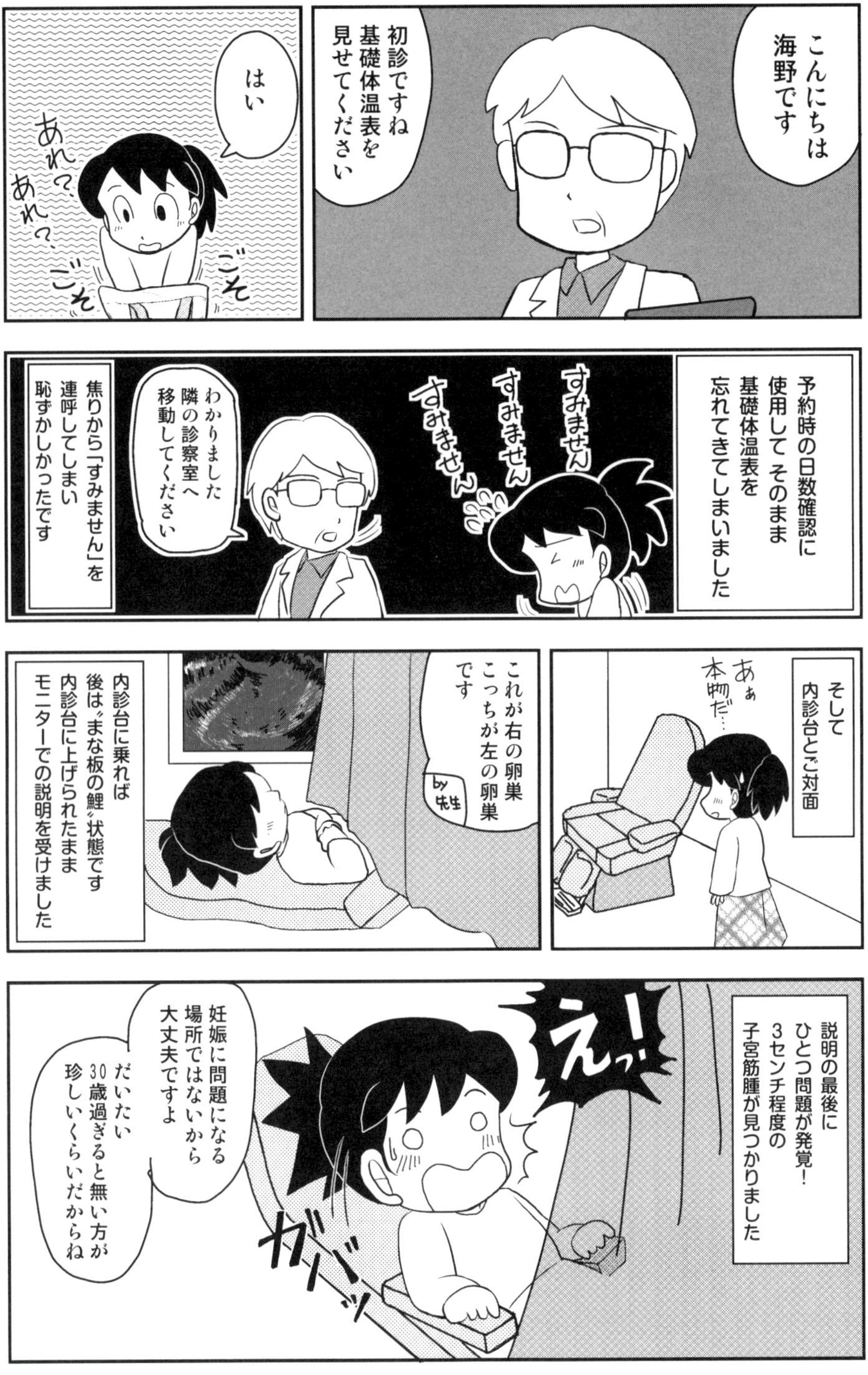
こんにちは 海野です
初診ですね 基礎体温表を 見せてください
はい
あれ? あれ?
ごそ ごそ
予約時の日数確認に 使用して そのまま 基礎体温表を 忘れてきてしまいました
すみません すみません すみません
わかりました 隣の診察室へ 移動してください
焦りから「すみません」を 連呼してしまい 恥ずかしかったです
そして 内診台とご対面
あぁ 本物だ…
これが右の卵巣 こっちが左の卵巣 です
by 先生
内診台に乗れば 後は〝まな板の鯉〟状態です 内診台に上げられたまま モニターでの説明を受けました
説明の最後に ひとつ問題が発覚! 3センチ程度の 子宮筋腫が見つかりました
えっ!
ガバッ
妊娠に問題になる 場所ではないから 大丈夫ですよ
だいたい 30歳過ぎると無い方が 珍しいくらいだからね

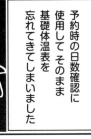

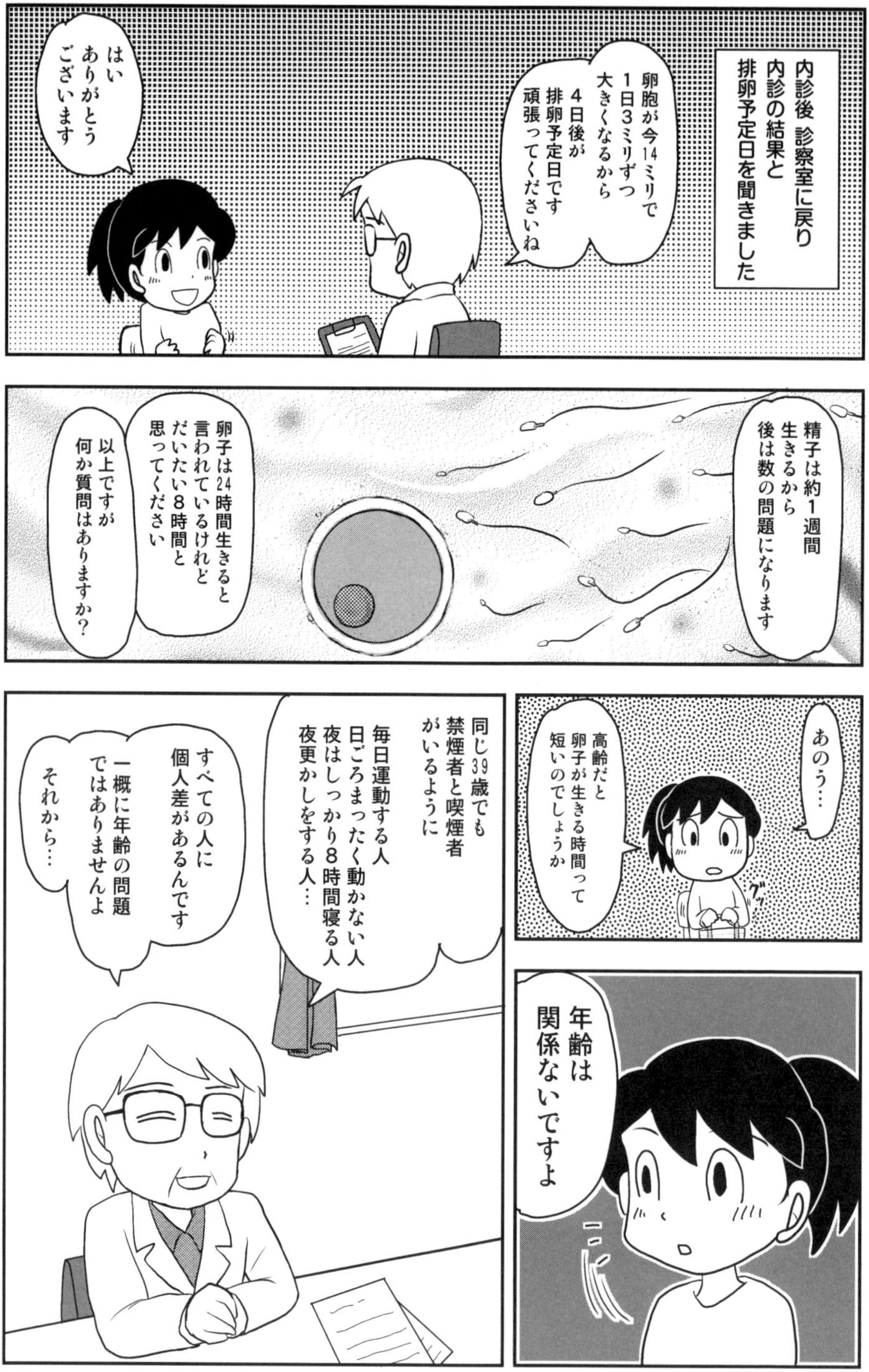

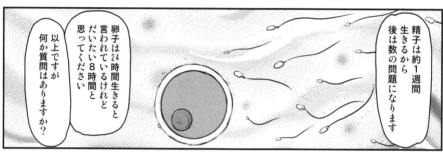

内診後 診察室に戻り 内診の結果と 排卵予定日を聞きました
卵胞が今14ミリで 1日3ミリずつ 大きくなるから 4日後が 排卵予定日です 頑張ってくださいね
はい ありがとう ございます
精子は約1週間 生きるから 後は数の問題になります
卵子は24時間生きると 言われているけれど だいたい8時間と 思ってください
以上ですが 何か質問はありますか?
あのう…
高齢だと 卵子が生きる時間って 短いのでしょうか
グッ
同じ39歳でも 禁煙者と喫煙者 がいるように
毎日運動する人 日ごろまったく動かない人 夜はしっかり8時間寝る人 夜更かしをする人…
すべての人に 個人差があるんです
一概に年齢の問題 ではありませんよ
それから…
年齢は 関係ないですよ

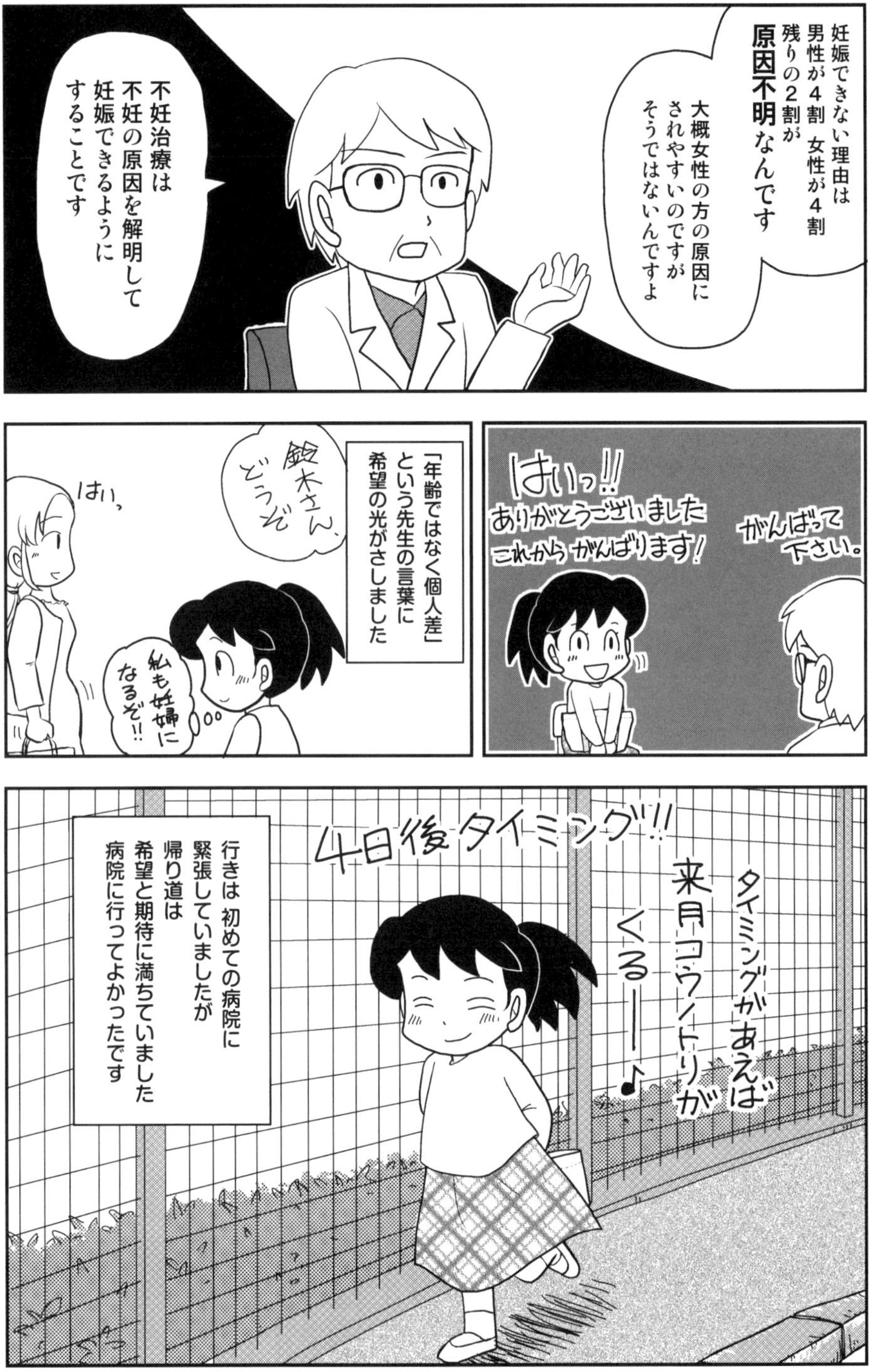
妊娠できない理由は
男性が4割 女性が4割
残りの2割が
原因不明なんです
大概女性の方の原因に
されやすいのですが
そうではないんですよ
不妊治療は
不妊の原因を解明して
妊娠できるように
することです
はいっ!!
ありがとうございました
これからがんばります!
がんばって下さい。
「年齢ではなく個人差」
という先生の言葉に
希望の光がさしました
鈴木さん、どうぞ
はい,
私も妊婦になるぞ!!
4日後タイミング!!!
タイミングがあえば
来月コウノトリがくるーー♪
行きは 初めての病院に
緊張していましたが
帰り道は
希望と期待に満ちていました
病院に行ってよかったです

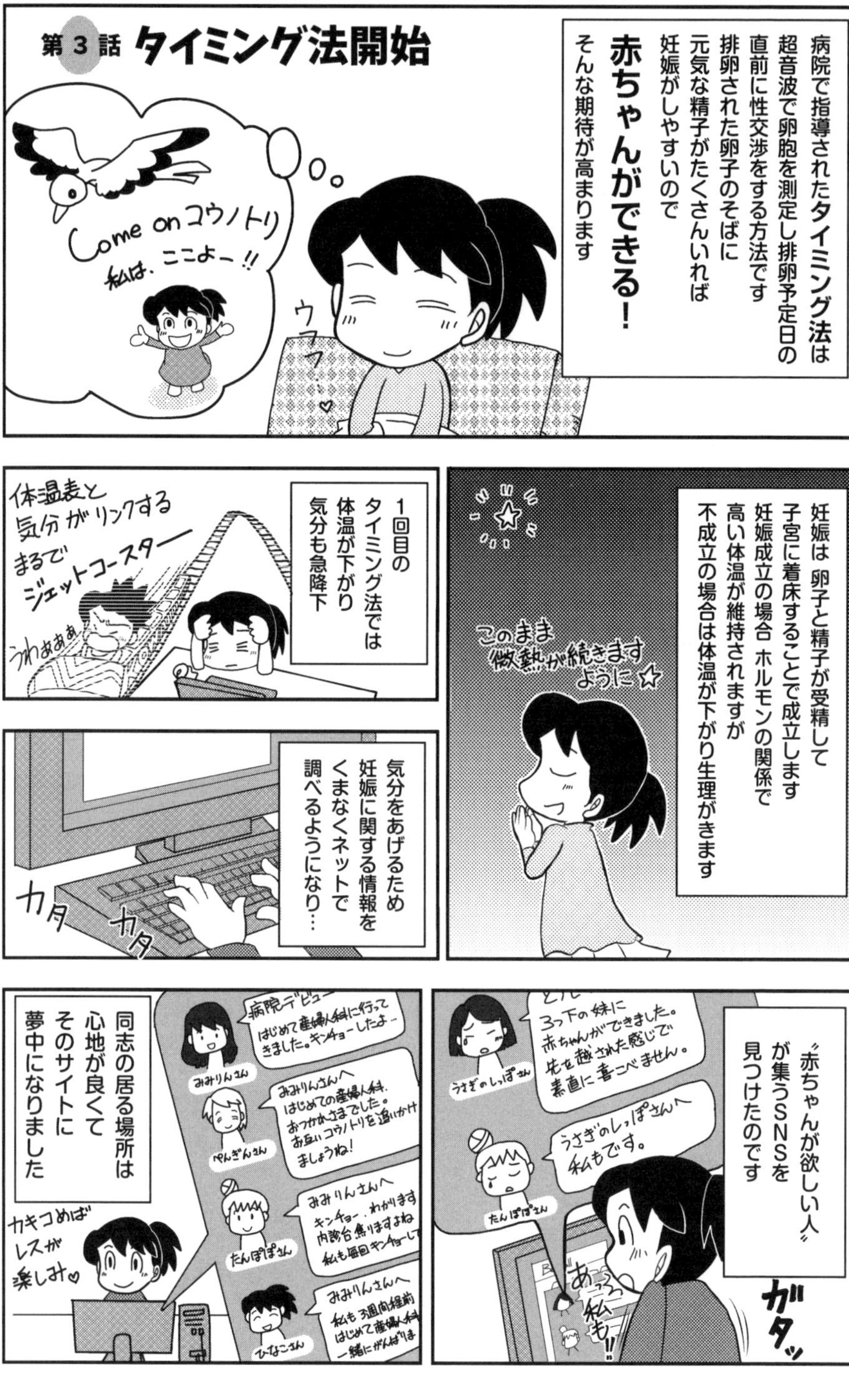
第3話 タイミング法開始
病院で指導されたタイミング法は
超音波で卵胞を測定し排卵予定日の
直前に性交渉をする方法です
排卵された卵子のそばに
元気な精子がたくさんいれば
妊娠がしやすいので
赤ちゃんができる!
そんな期待が高まります
Come on コウノトリ
私は、ここよ～!!
ウフフ♡
妊娠は 卵子と精子が受精して
子宮に着床することで成立します
妊娠成立の場合 ホルモンの関係で
高い体温が維持されますが
不成立の場合は体温が下がり生理がきます
このまま微熱が続きますように☆
1回目の
タイミング法では
体温が下がり
気分も急降下
体温表と気分がリンクする まるでジェットコースター
うわあああ
気分をあげるため
妊娠に関する情報を
くまなくネットで
調べるようになり…
カタ カタ
"赤ちゃんが欲しい人"が集うSNSを
見つけたのです
3つ下の妹に 赤ちゃんができました。 先を越された感じで 素直に喜こべません。
うさぎのしっぽさん
うさぎのしっぽさんへ 私もです。
たんぽぽさん
あっこれ 私も!!
ガタッ
同志の居る場所は
心地が良くて
そのサイトに
夢中になりました
病院デビュー はじめて産婦人科に行ってきました。キンチョーしたよ…
みみりんさん
みみりんさんへ はじめての産婦人科、おつかれさまでした。お互いコウノトリを追いかけましょうね!
ぺんぎんさん
みみりんさんへ キンチョー、わかります 内診台焦りますよね 私も毎回キンチョーし
たんぽぽさん
みみりんさんへ 私も3週間程前 はじめて産婦人科 一緒にがんばりま
ひなこさん
カキコめばレスが楽しみ♡

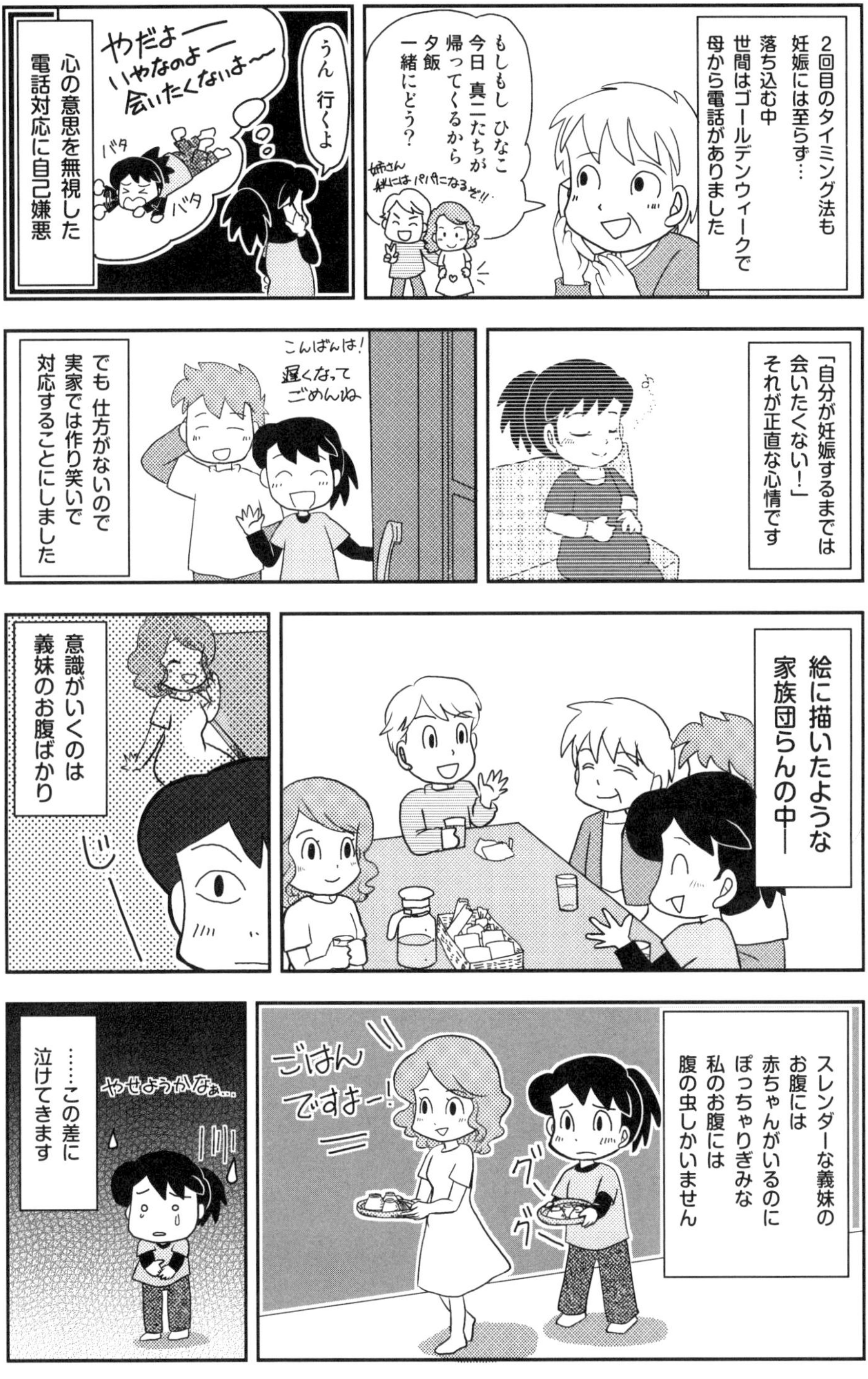
2回目のタイミング法も妊娠には至らず…落ち込む中世間はゴールデンウィークで母から電話がありました
もしもし ひなこ今日 真二たちが帰ってくるから夕飯一緒にどう?
姉さん 私には パパになるぞ!!
うん 行くよ
やだよーー いやなのよーー 会いたくないよ〜〜
バタ
バタ
心の意思を無視した電話対応に自己嫌悪
「自分が妊娠するまでは会いたくない!」それが正直な心情です
こんばんは! 遅くなってごめんね
でも 仕方がないので実家では作り笑いで対応することにしました
絵に描いたような家族団らんの中ーー
意識がいくのは義妹のお腹ばかり
じーー
スレンダーな義妹のお腹には赤ちゃんがいるのにぽっちゃりぎみな私のお腹には腹の虫しかいません
ごはんですよー!
グー
グー
……この差に泣けてきます
やせようかなぁ…

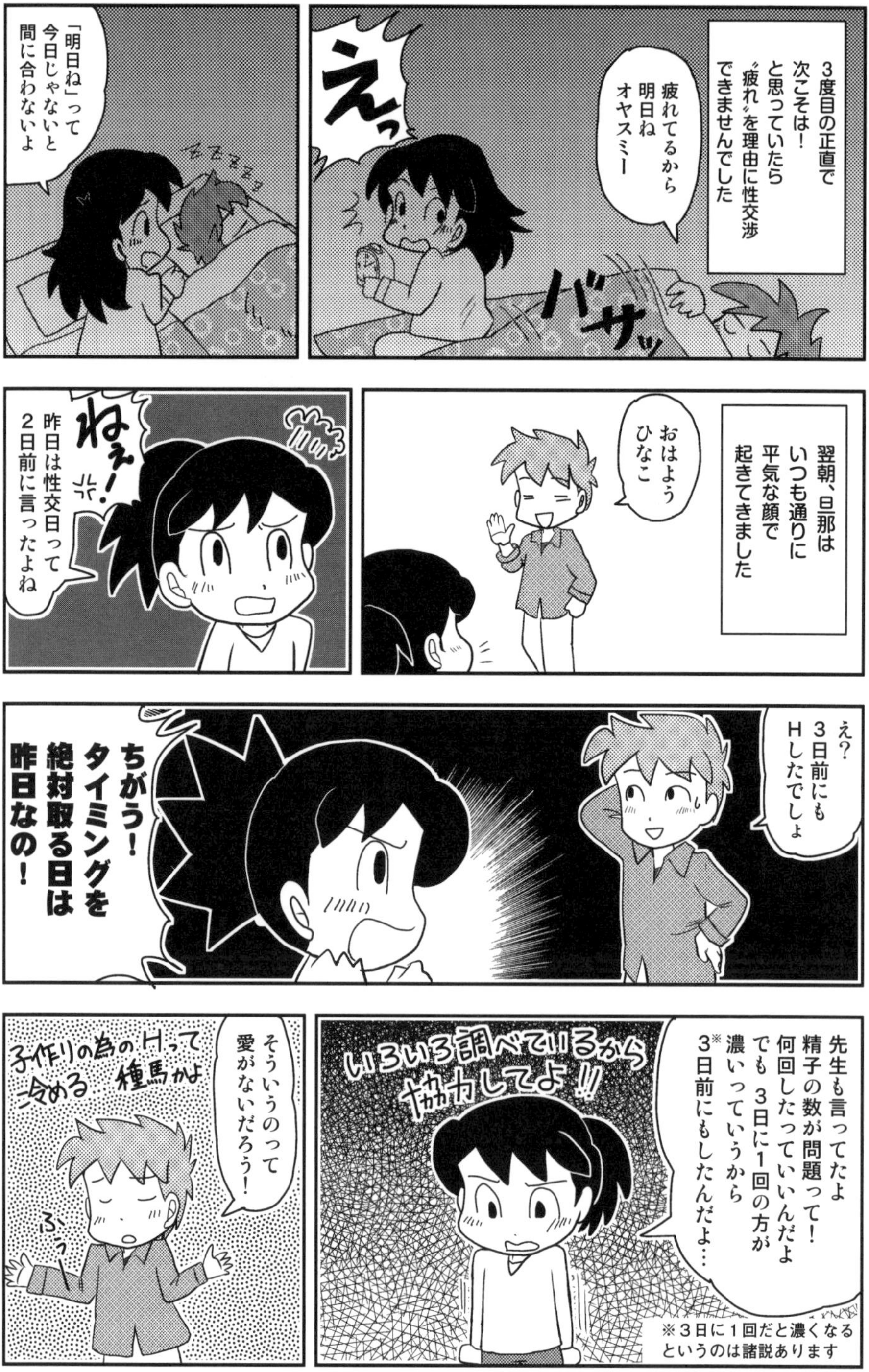

3度目の正直で次こそは！と思っていたら〝疲れ〟を理由に性交渉できませんでした
疲れてるから明日ねオヤスミー
えっ
バサッ
「明日ね」って今日じゃないと間に合わないよ
翌朝、旦那はいつも通りに平気な顔で起きてきました
おはようひなこ
ねぇ！
昨日は性交日って2日前に言ったよね
え？3日前にもHしたでしょ
ちがう！タイミングを絶対取る日は昨日なの！
先生も言ってたよ精子の数が問題って！何回したっていいんだよでも3日に1回の方が濃いっていうから※3日前にもしたんだよ…
いろいろ調べているから協力してよ!!
※3日に1回だと濃くなるというのは諸説あります
そういうのって愛がないだろう！
子作りの為のHって冷める… 種馬かよ
ふぅっ

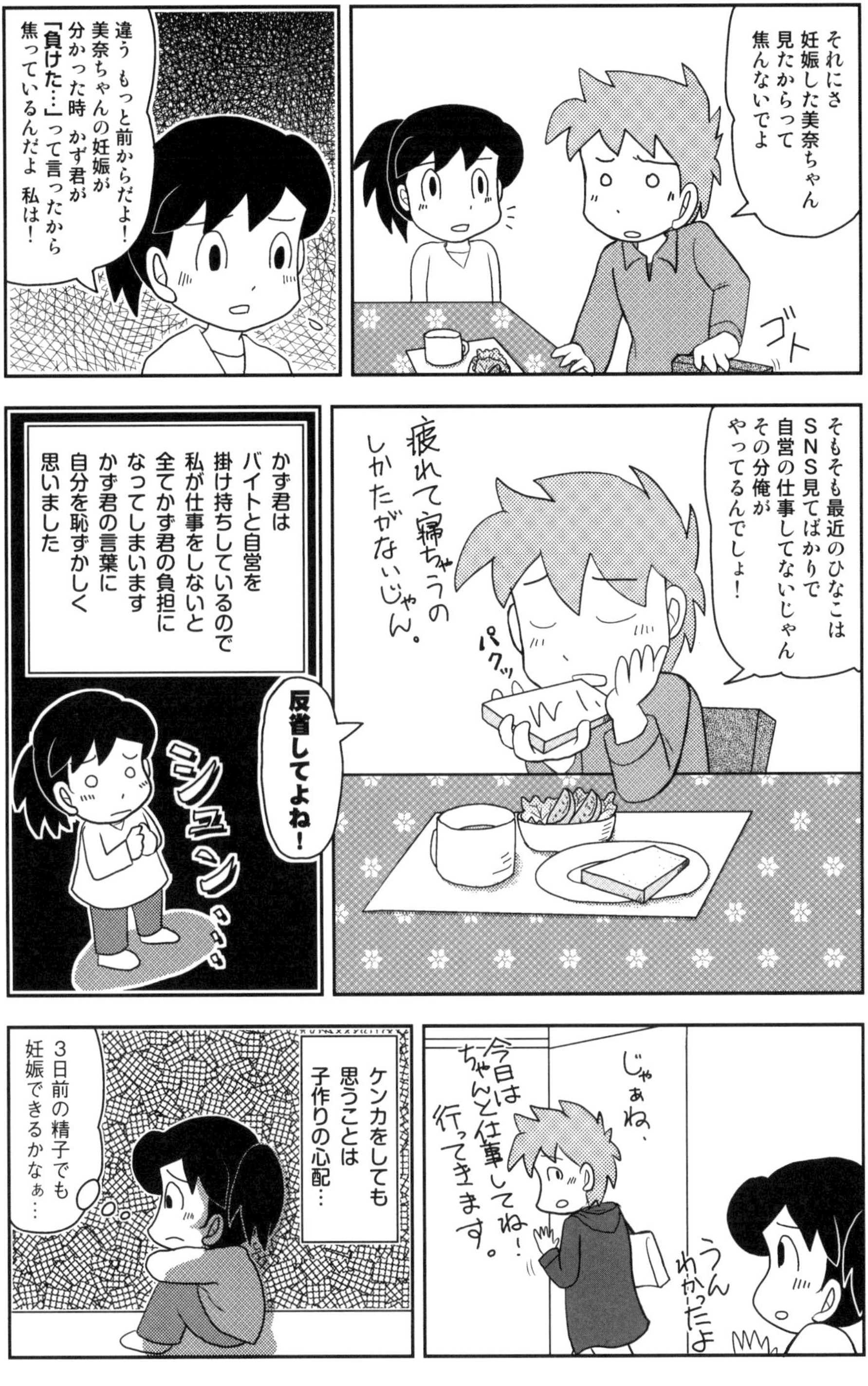
それにさ
妊娠した美奈ちゃん
見たからって
焦んないでよ
ゴト
違う もっと前からだよ!
美奈ちゃんの妊娠が
分かった時 かず君が
「負けた…」って言ったから
焦っているんだよ 私は!
そもそも最近のひなこは
SNS見てばかりで
自営の仕事してないじゃん
その分俺が
やってるんでしょ!
疲れて帰ちゃうの
しかたがないじゃん。
パクッ
かず君は
バイトと自営を
掛け持ちしているので
私が仕事をしないと
全てかず君の負担に
なってしまいます
かず君の言葉に
自分を恥ずかしく
思いました
反省してよね!
シュン…
じゃあね、
今日は
ちゃんと仕事してね!
行ってきます。
うん
わかったよ
ケンカをしても
思うことは
子作りの心配…
3日前の精子でも
妊娠できるかなぁ…

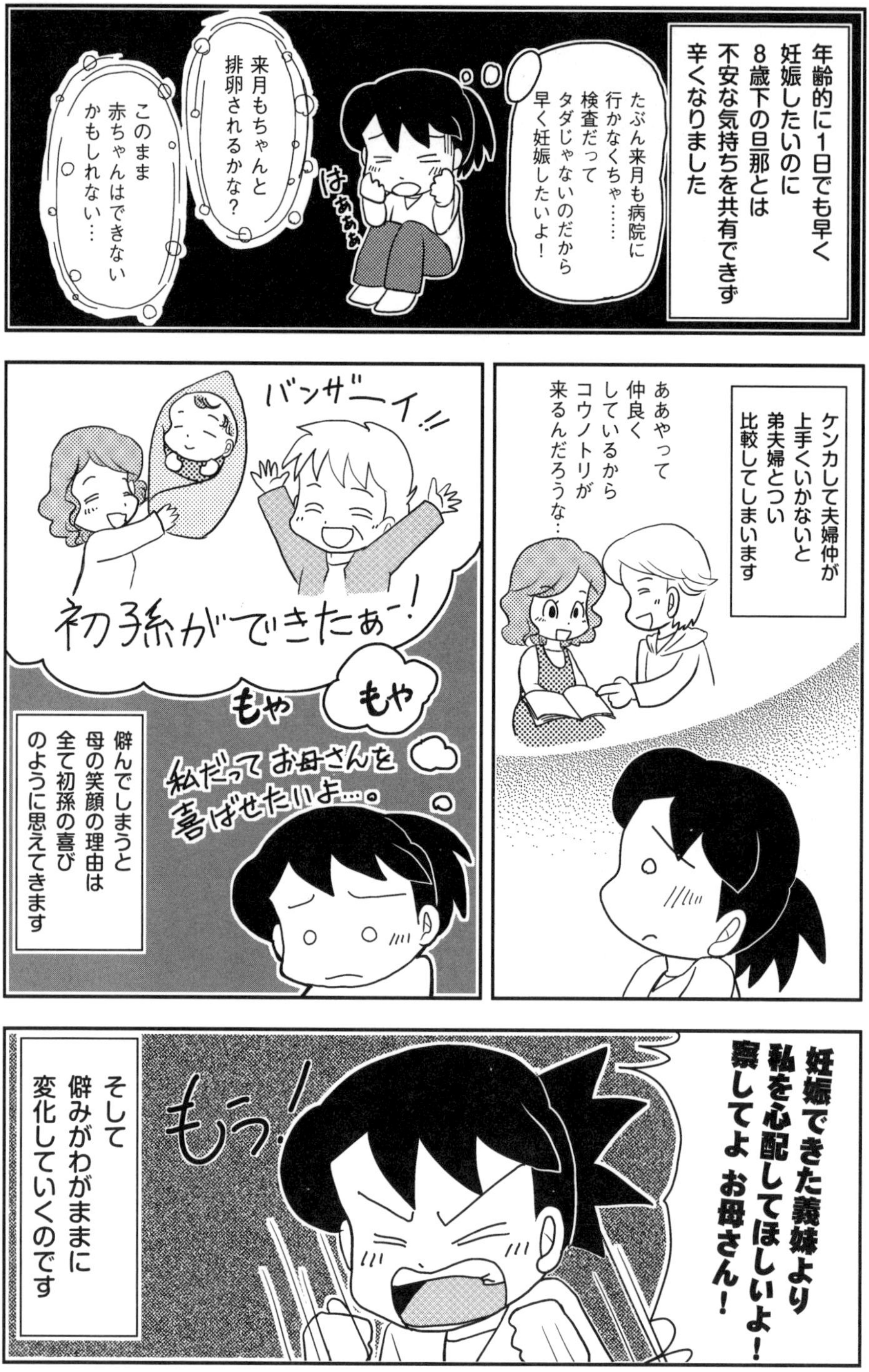

年齢的に1日でも早く妊娠したいのに8歳下の旦那とは不安な気持ちを共有できず辛くなりました
たぶん来月も病院に行かなくちゃ……検査だってタダじゃないのだから早く妊娠したいよ！
はぁぁぁ
来月もちゃんと排卵されるかな？
このまま赤ちゃんはできないかもしれない…
ケンカして夫婦仲が上手くいかないと弟夫婦とつい比較してしまいます
ああやって仲良くしているからコウノトリが来るんだろうな…
バンザーイ!!
初孫ができたぁー！
もや もや
私だってお母さんを喜ばせたいよ…。
僻んでしまうと母の笑顔の理由は全て初孫の喜びのように思えてきます
妊娠できた義妹より私を心配してほしいよ！察してよ お母さん！
もう！
そして僻みがわがままに変化していくのです

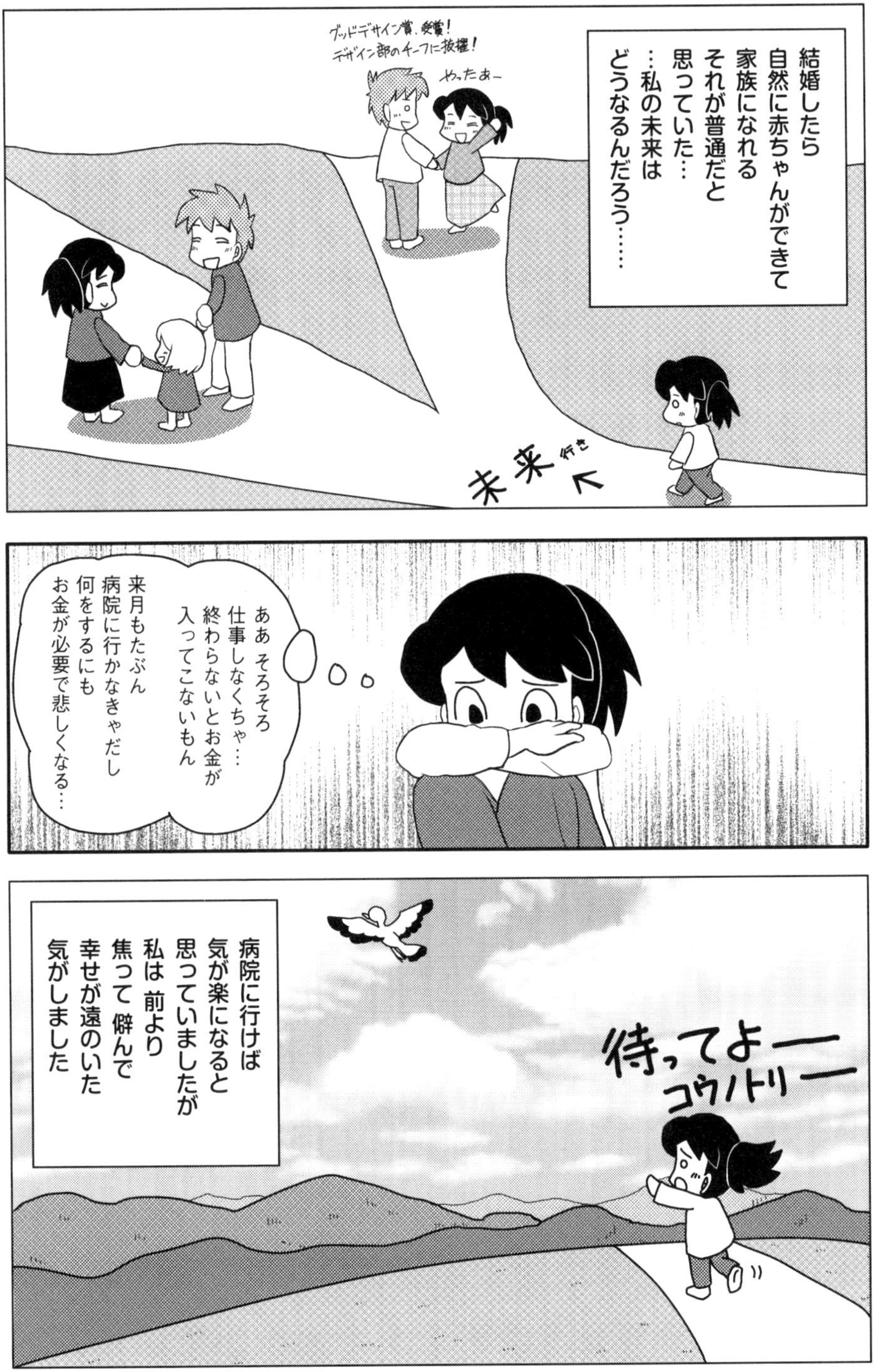
結婚したら
自然に赤ちゃんができて
家族になれる
それが普通だと
思っていた…
…私の未来は
どうなるんだろう……
グッドデザイン賞、受賞！
デザイン部のチーフに抜擢！
やったあー
未来 行き
ああ そろそろ
仕事しなくちゃ…
終わらないとお金が
入ってこないもん
来月もたぶん
病院に行かなきゃだし
何をするにも
お金が必要で悲しくなる…
病院に行けば
気が楽になると
思っていましたが
私は 前より
焦って 僻んで
幸せが遠のいた
気がしました
待ってよー
コウノトリー

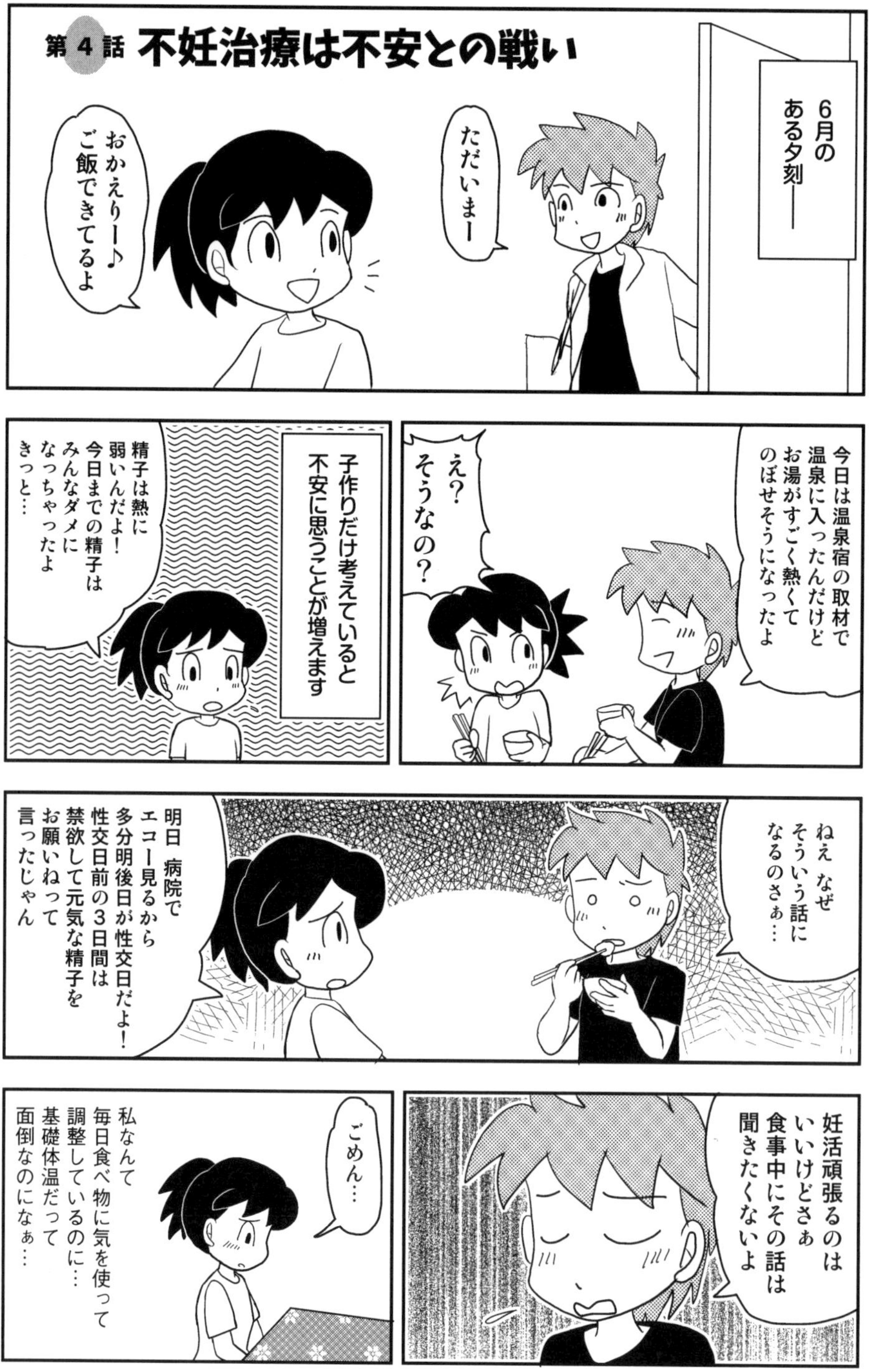
第4話 不妊治療は不安との戦い
6月のある夕刻―――
ただいまー
おかえりー♪ご飯できてるよ
今日は温泉宿の取材で温泉に入ったんだけどお湯がすごく熱くてのぼせそうになったよ
え？そうなの？
子作りだけ考えていると不安に思うことが増えます
精子は熱に弱いんだよ！今日までの精子はみんなダメになっちゃったよきっと…
ねえ なぜそういう話になるのさぁ…
明日 病院でエコー見るから多分明後日が性交日だよ！性交日前の3日間は禁欲して元気な精子をお願いねって言ったじゃん
妊活頑張るのはいいけどさぁ食事中にその話は聞きたくないよ
ごめん…
私なんて毎日食べ物に気を使って調整しているのに…基礎体温だって面倒なのになぁ…

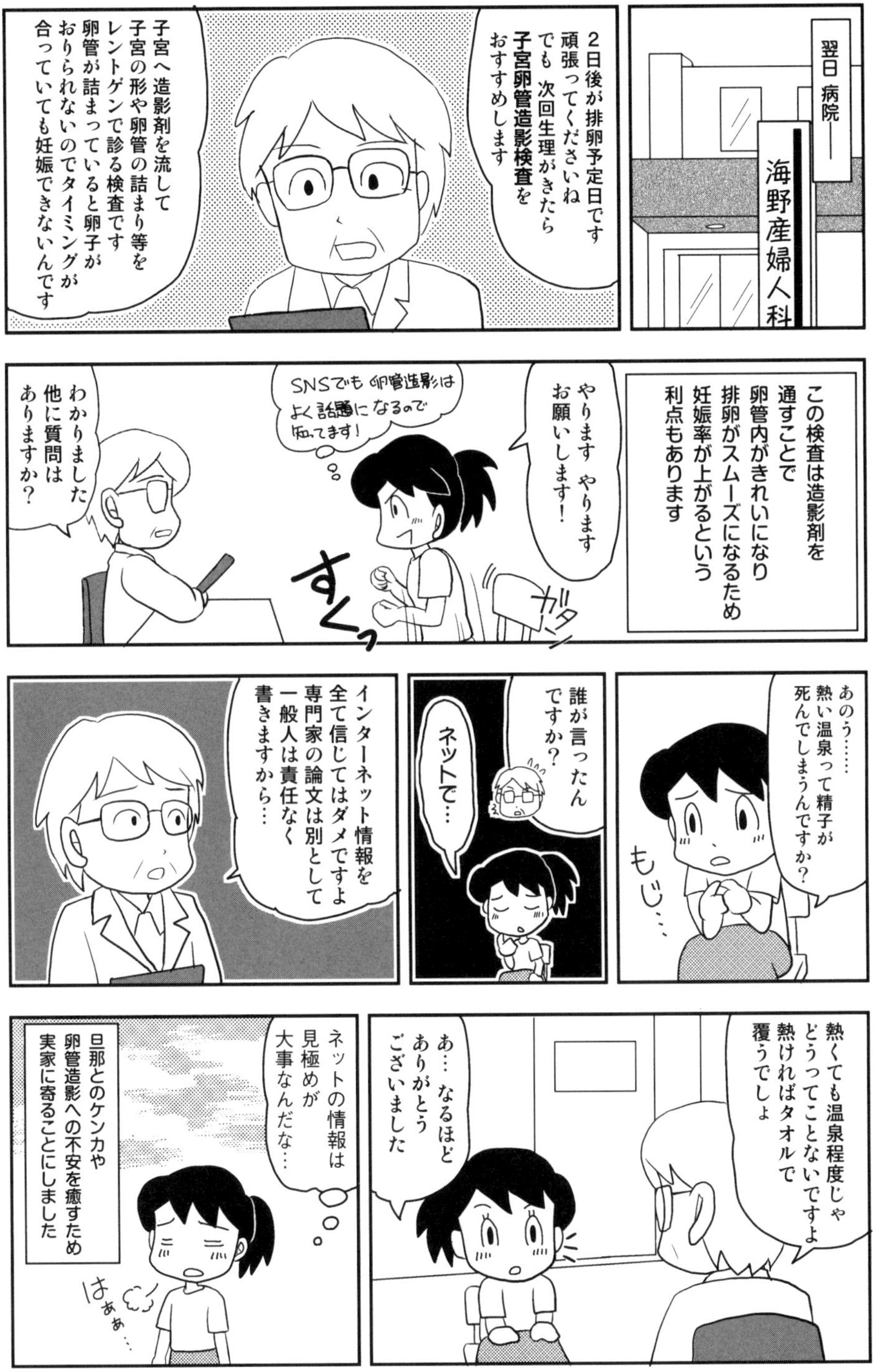
翌日 病院――
海野産婦人科
2日後が排卵予定日です
頑張ってくださいね
でも 次回生理がきたら
子宮卵管造影検査を
おすすめします
子宮へ造影剤を流して
子宮の形や卵管の詰まり等を
レントゲンで診る検査です
卵管が詰まっていると卵子が
おりられないのでタイミングが
合っていても妊娠できないんです
この検査は造影剤を
通すことで
卵管内がきれいになり
排卵がスムーズになるため
妊娠率が上がるという
利点もあります
やります やります
お願いします!
SNSでも 卵管造影は
よく話題になるので
知ってます!
ガタン
すくっ
わかりました
他に質問は
ありますか?
あのう……
熱い温泉って精子が
死んでしまうんですか?
もじ…
誰が言ったん
ですか?
ネットで…
インターネット情報を
全て信じてはダメですよ
専門家の論文は別として
一般人は責任なく
書きますから…
熱くても温泉程度じゃ
どうってことないですよ
熱ければタオルで
覆うでしょ
あ… なるほど
ありがとう
ございました
ネットの情報は
見極めが
大事なんだな…
旦那とのケンカや
卵管造影への不安を癒すため
実家に寄ることにしました
はぁぁ…

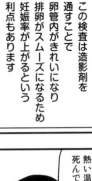

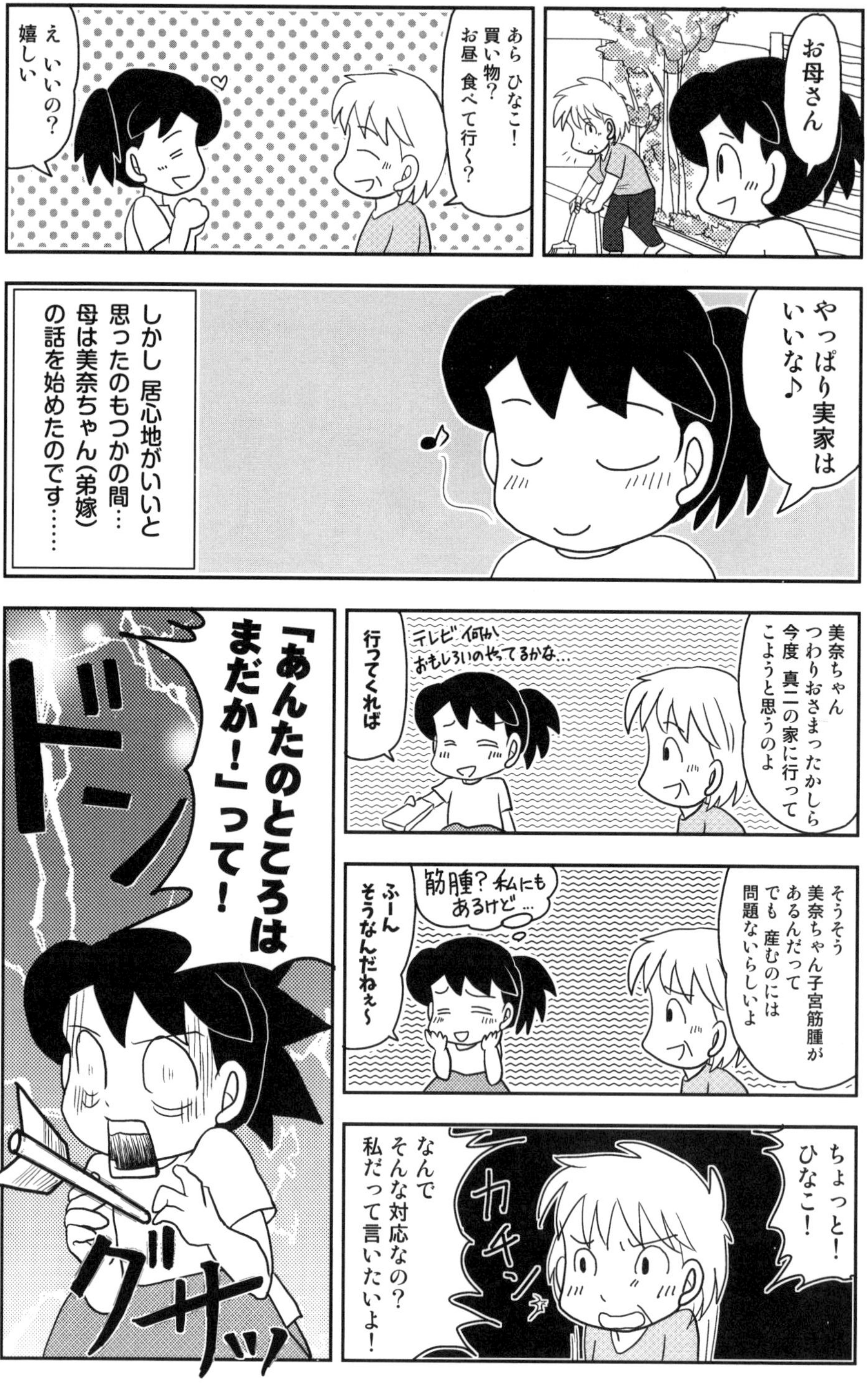
お母さん
あら ひなこ! 買い物? お昼 食べて行く?
え いいの? 嬉しい
やっぱり実家はいいな♪
しかし 居心地がいいと思ったのもつかの間… 母は美奈ちゃん(弟嫁)の話を始めたのです……
美奈ちゃん つわりおさまったかしら 今度 真二の家に行ってこようと思うのよ
テレビ 何か おもしろいのやってるかな…
行ってくれば
そうそう 美奈ちゃん子宮筋腫があるんだって でも 産むのには問題ないらしいよ
筋腫? 私にもあるけど…
ふーん そうなんだねぇ~
ちょっと! ひなこ!
カチン
なんで そんな対応なの? 私だって言いたいよ!
「あんたのところはまだか!」って!
ドン
グサッ

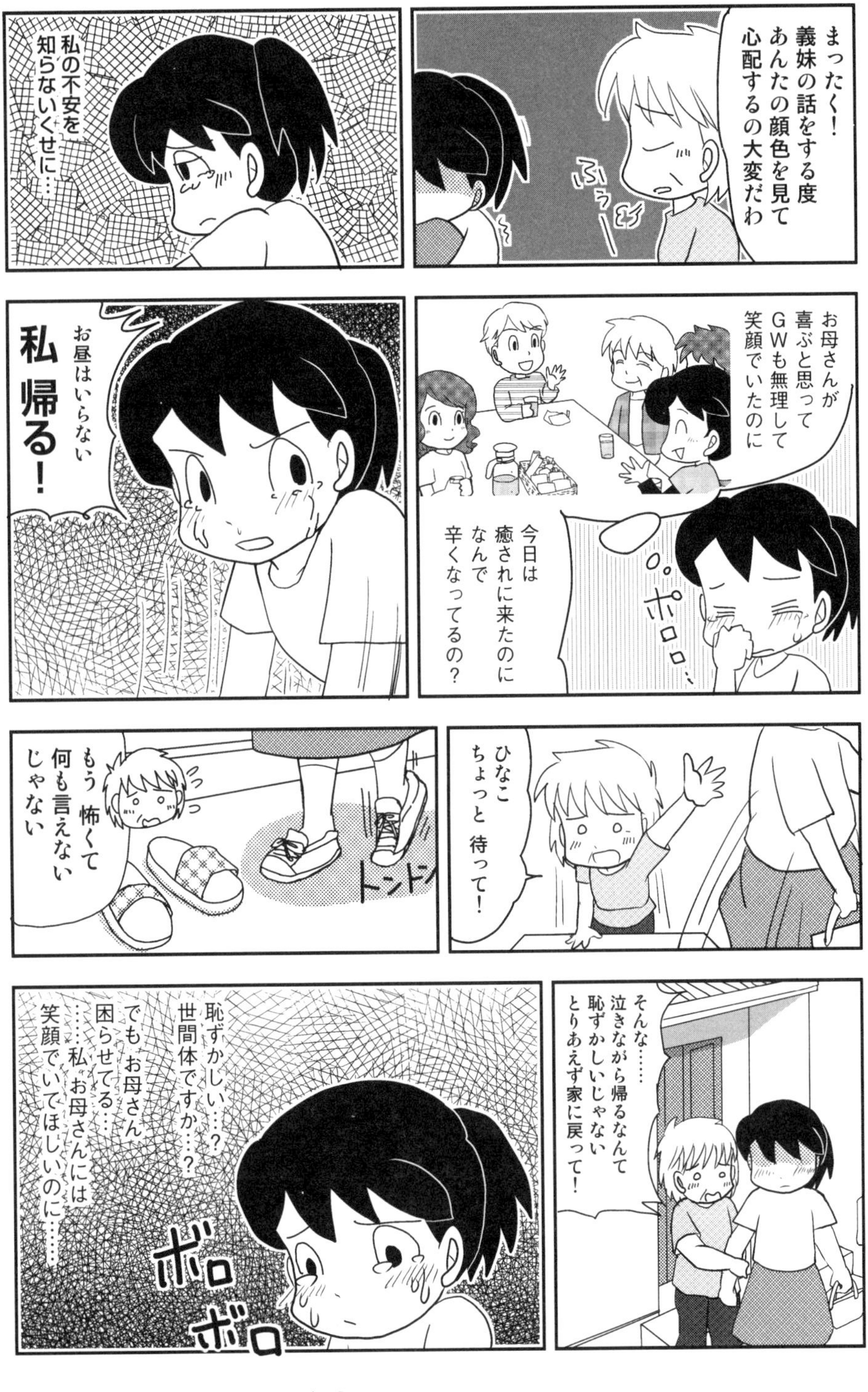
まったく! 義妹の話をする度 あんたの顔色を見て 心配するの大変だわ
私の不安を 知らないくせに…
お母さんが 喜ぶと思って GWも無理して 笑顔でいたのに
今日は 癒されに来たのに なんで 辛くなってるの?
ポロロ…
お昼はいらない
私帰る!
ひなこ ちょっと 待って!
もう 怖くて 何も言えない じゃない
そんな…… 泣きながら帰るなんて 恥ずかしいじゃない とりあえず家に戻って!
恥ずかしい…? 世間体ですか…? でもお母さん 困らせてる… …私お母さんには 笑顔でいてほしいのに……
ボロ
ボロ

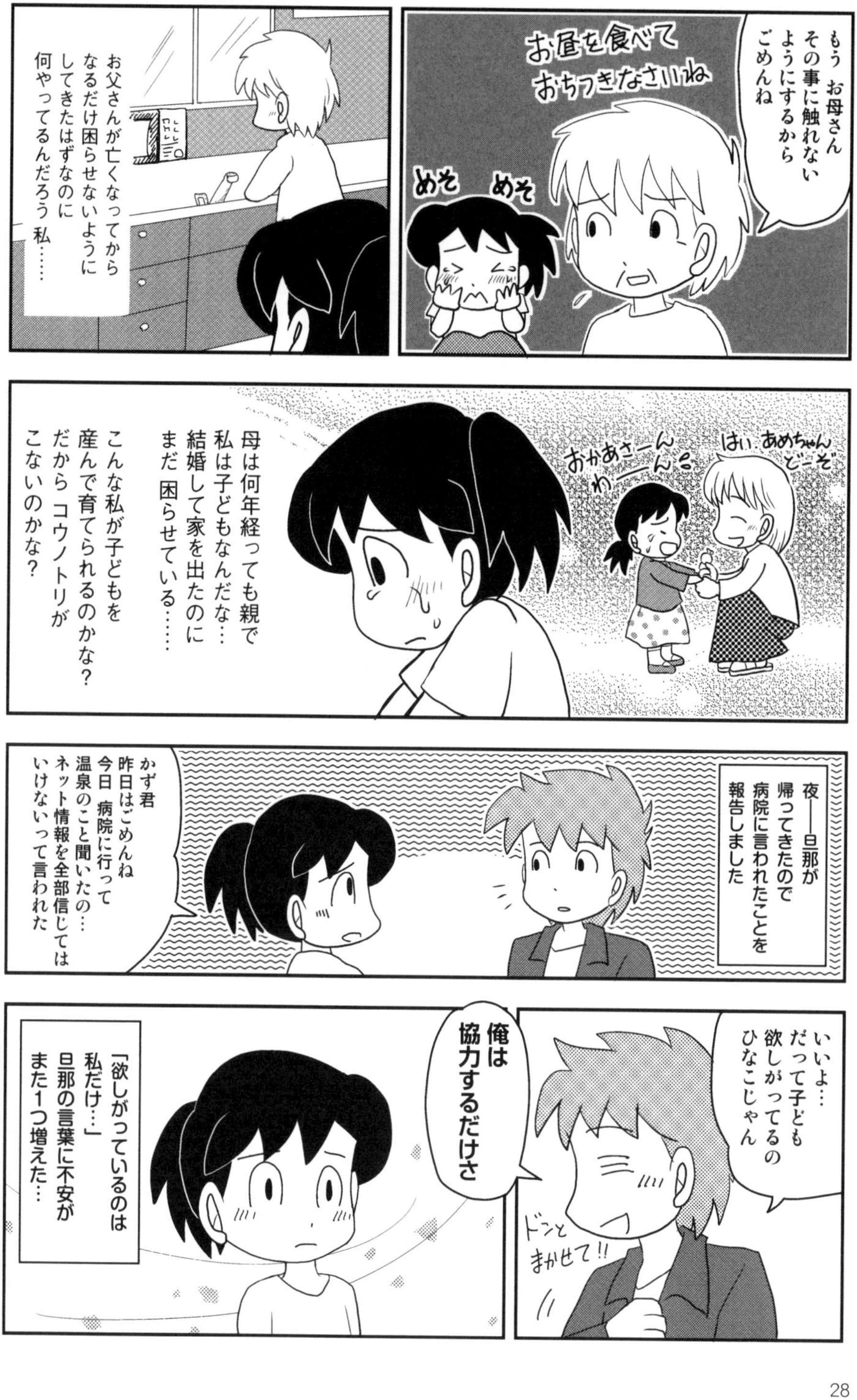
もう お母さん その事に触れない ようにするから ごめんね
お昼を食べて おちつきなさいね
めそ めそ
お父さんが亡くなってから なるだけ困らせないように してきたはずなのに 何やってるんだろう 私……
はい あめちゃん どーぞ
おかあさーん わーん
母は何年経っても親で 私は子どもなんだな… 結婚して家を出たのに まだ困らせている……
こんな私が子どもを 産んで育てられるのかな？ だから コウノトリが こないのかな？
夜――旦那が 帰ってきたので 病院に言われたことを 報告しました
かず君 昨日はごめんね 今日 病院に行って 温泉のこと聞いたの… ネット情報を全部信じては いけないって言われた
いいよ… だって子ども 欲しがってるの ひなこじゃん
ドンと まかせて!!
俺は 協力するだけさ
「欲しがっているのは 私だけ…」 旦那の言葉に不安が また1つ増えた…

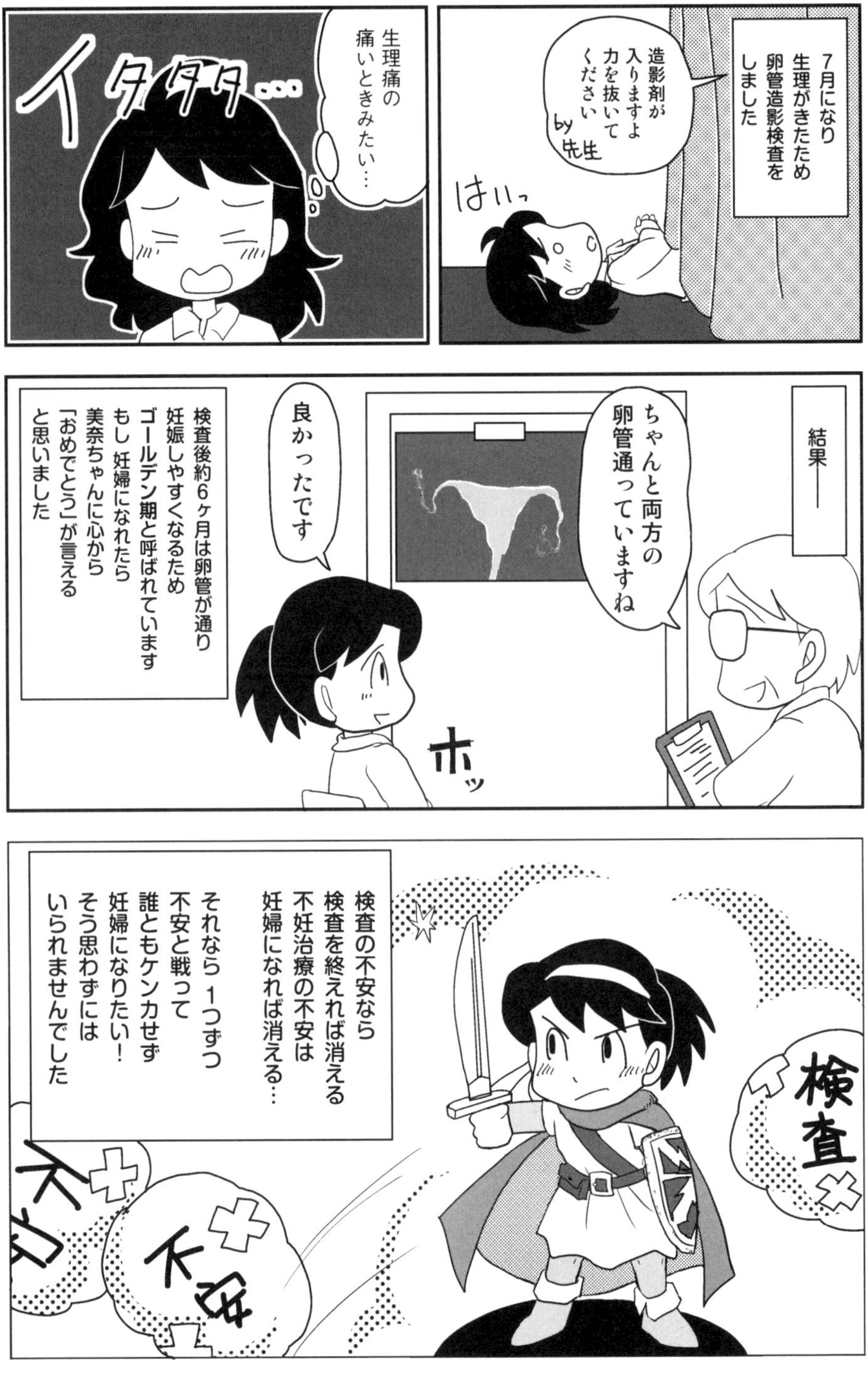
7月になり
生理がきたため
卵管造影検査を
しました
造影剤が
入りますよ
力を抜いて
ください
by先生
はいっ
イタタタ…
生理痛の
痛いときみたい…
結果——
ちゃんと両方の
卵管通っていますね
良かったです
ホッ
検査後約6ヶ月は卵管が通り
妊娠しやすくなるため
ゴールデン期と呼ばれています
もし妊婦になれたら
美奈ちゃんに心から
「おめでとう」が言える
と思いました
検査の不安なら
検査を終えれば消える
不妊治療の不安は
妊婦になれば消える…
それなら 1つずつ
不安と戦って
誰ともケンカせず
妊婦になりたい！
そう思わずには
いられませんでした
検査
不安
不安

第5話 転職して自営業？

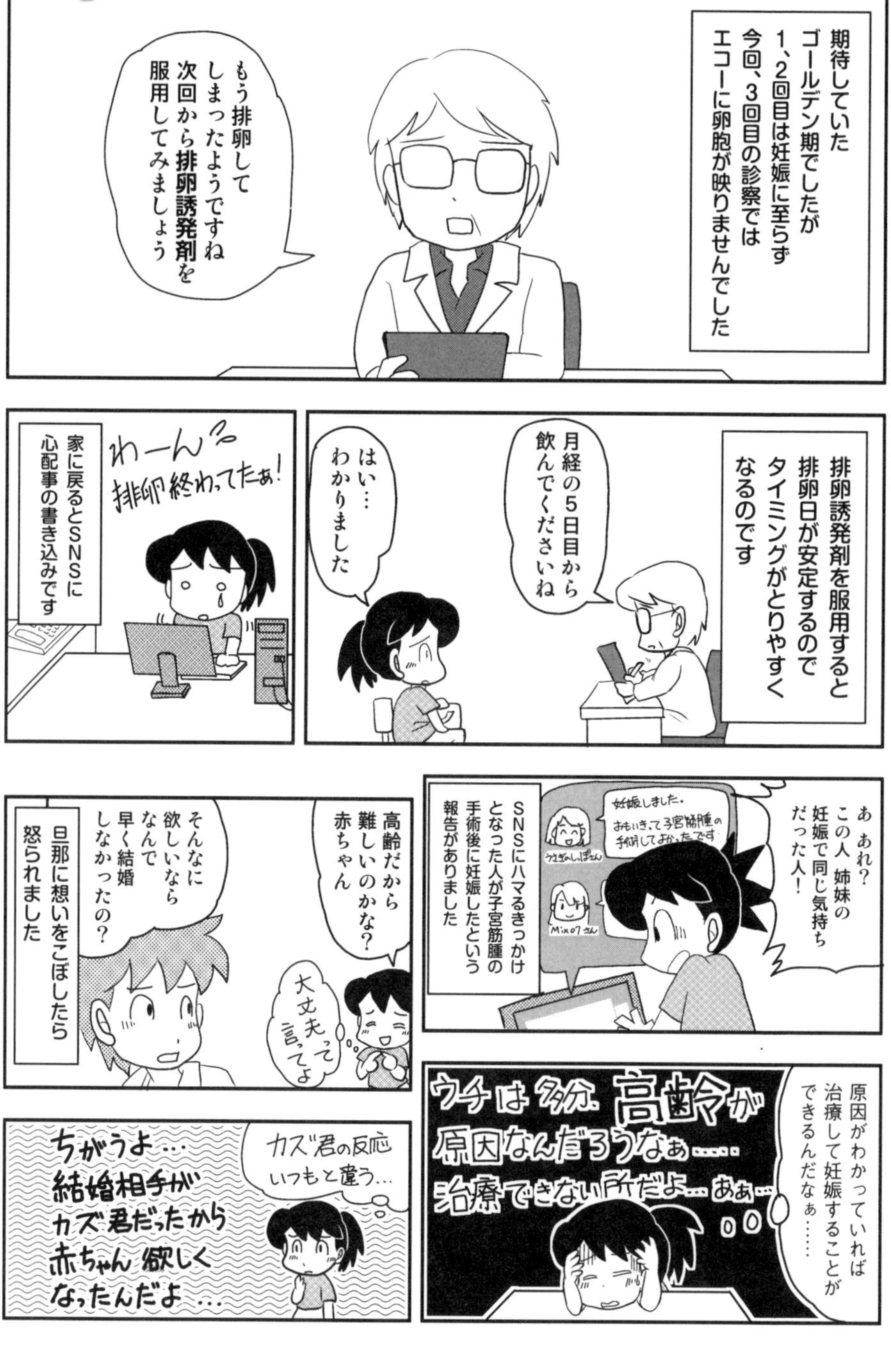
期待していた
ゴールデン期でしたが
1、2回目は妊娠に至らず
今回、3回目の診察では
エコーに卵胞が映りませんでした
もう排卵してしまったようですね 次回から排卵誘発剤を服用してみましょう
排卵誘発剤を服用すると排卵日が安定するのでタイミングがとりやすくなるのです
月経の5日目から飲んでくださいね
はい…わかりました
家に戻るとSNSに心配事の書き込みです
わーん 排卵終わってたぁ!
あ あれ? この人 姉妹の妊娠で同じ気持ちだった人!
SNSにハマるきっかけとなった人が子宮筋腫の手術後に妊娠したという報告がありました
妊娠しました。
おもいきって子宮筋腫の
うさぎのしっぽさん
Mix07さん
高齢だから難しいのかな? 赤ちゃん
大丈夫って言ってよ
そんなに欲しいならなんで早く結婚しなかったの?
旦那に想いをこぼしたら怒られました
原因がわかっていれば治療して妊娠することができるんだなぁ……
ウチは多分、高齢が原因なんだろうなぁ……。治療できない所だよ…あぁ…
カズ君の反応いつもと違う…
ちがうよ… 結婚相手がカズ君だったから赤ちゃん欲しくなったんだよ…

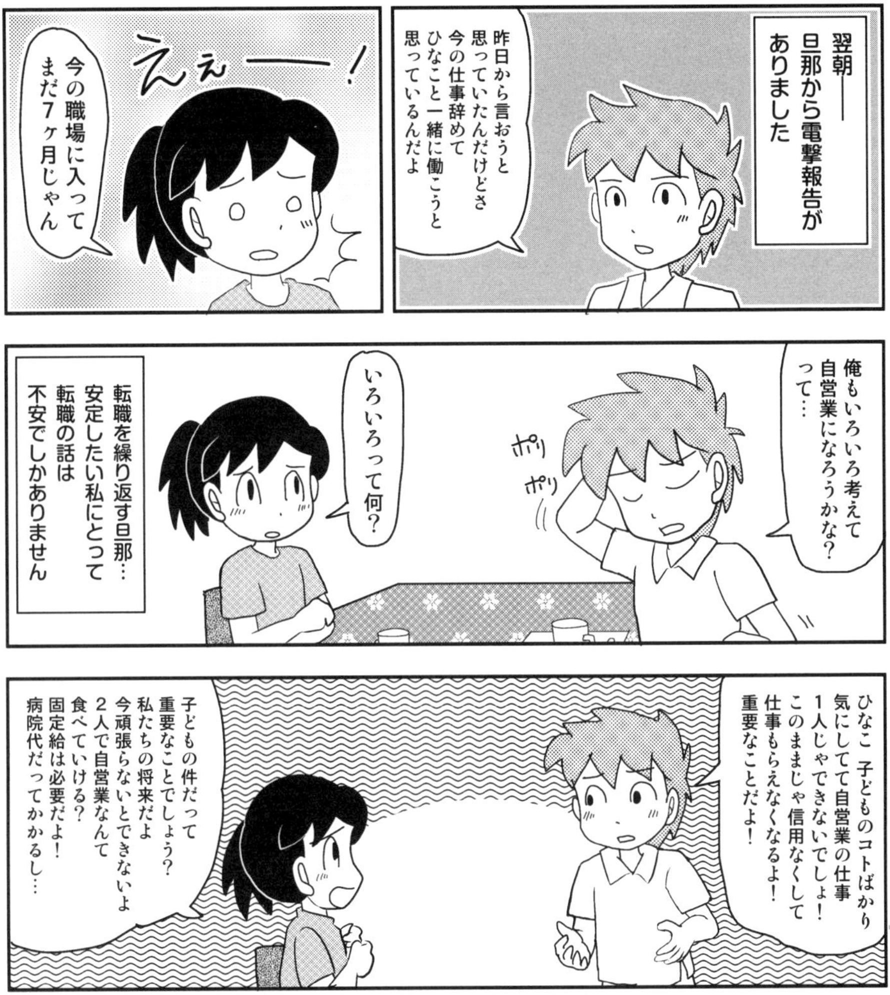
翌朝――
旦那から電撃報告がありました
昨日から言おうと思っていたんだけどさ
今の仕事辞めて
ひなこと一緒に働こうと思っているんだよ
えぇーーー!
今の職場に入ってまだ7ヶ月じゃん
俺もいろいろ考えて自営業になろうかな?って…
ポリ
ポリ
いろいろって何?
転職を繰り返す旦那…
安定したい私にとって
転職の話は
不安でしかありません
ひなこ 子どものコトばかり気にして自営業の仕事1人じゃできないでしょ!
このままじゃ信用なくして仕事もらえなくなるよ!
重要なことだよ!
子どもの件だって重要なことでしょう?
私たちの将来だよ
今頑張らないとできないよ
2人で自営業なんて食べていける?
固定給は必要だよ!
病院代だってかかるし…
今すぐじゃないから考えといて
あ、カズ君…
お弁当忘れてった…。
転職……
固定給のない未来……
受け入れることができませんでした

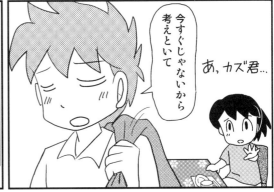

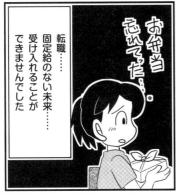

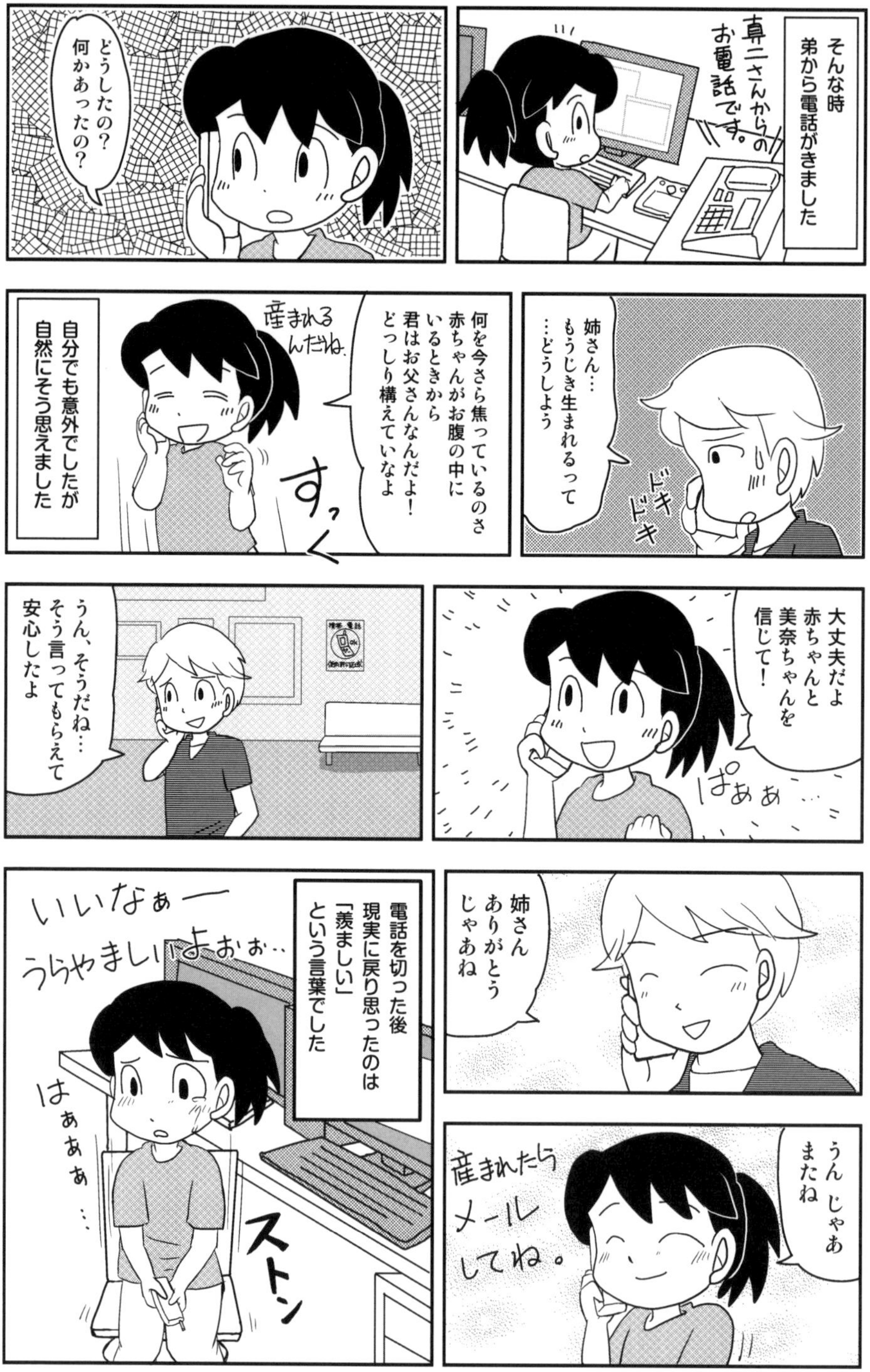
そんな時 弟から電話がきました
真二さんからのお電話です。
どうしたの？ 何かあったの？
姉さん… もうじき生まれるって …どうしよう
ドキドキ
何を今さら焦っているのさ 赤ちゃんがお腹の中にいるときから 君はお父さんなんだよ！ どっしり構えていなよ
産まれるんだね。
自分でも意外でしたが 自然にそう思えました
すっく
大丈夫だよ 赤ちゃんと 美奈ちゃんを 信じて！
ぱぁぁ…
うん、そうだね… そう言ってもらえて 安心したよ
姉さん ありがとう じゃあね
うん じゃぁ またね
産まれたら メール してね。
電話を切った後 現実に戻り思ったのは 「羨ましい」 という言葉でした
いいなぁー うらやましいよぉぉ…
はぁぁぁ…
ストン

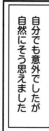

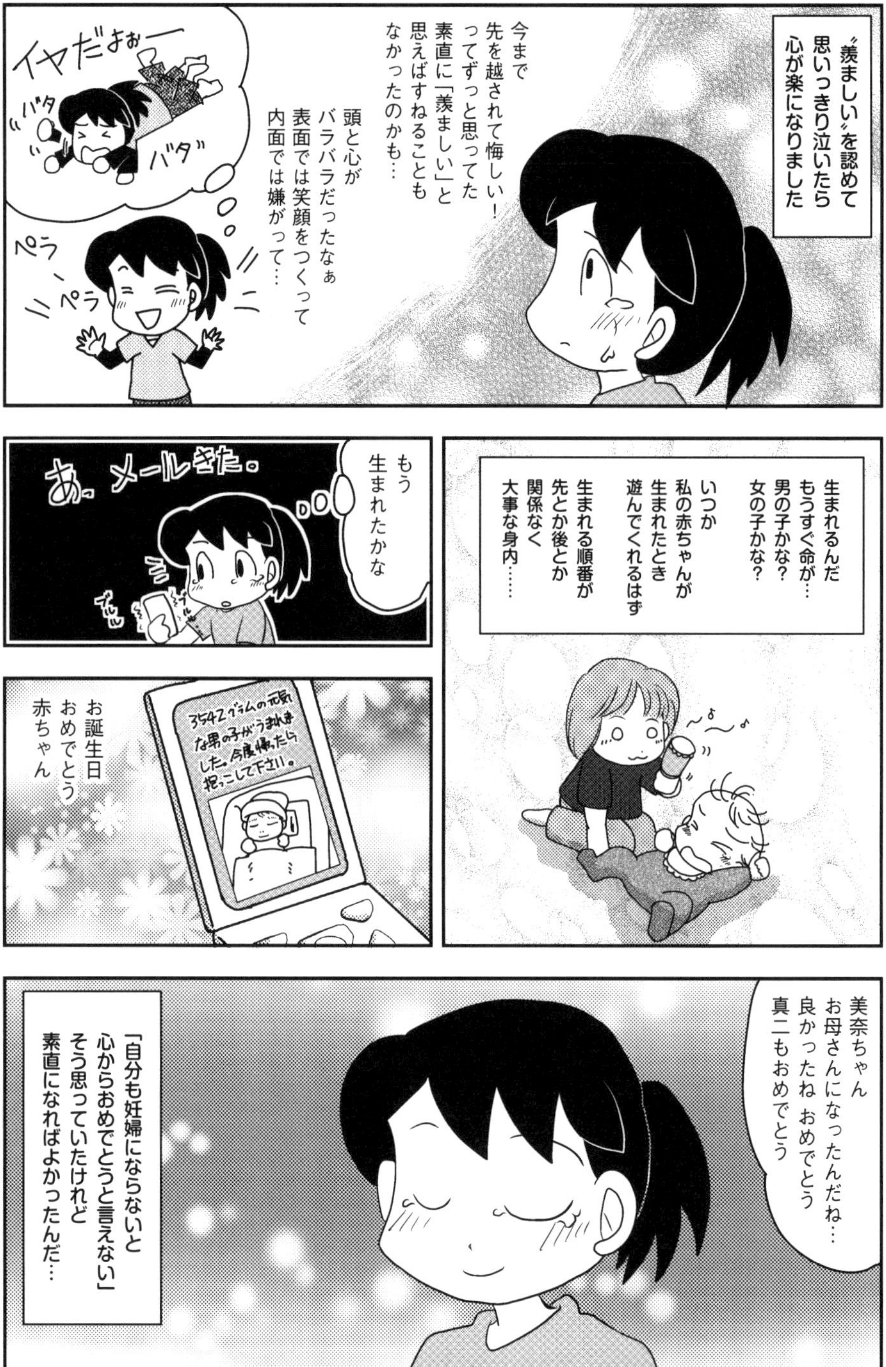
“羨ましい”を認めて思いっきり泣いたら心が楽になりました
今まで先を越されて悔しい！ってずっと思ってた素直に「羨ましい」と思えばすねることもなかったのかも…
頭と心がバラバラだったなぁ表面では笑顔をつくって内面では嫌がって…
イヤだよぉー
バタ
バタ
ペラ
ペラ
生まれるんだもうすぐ命が…男の子かな？女の子かな？
いつか私の赤ちゃんが生まれたとき遊んでくれるはず
生まれる順番が先とか後とか関係なく大事な身内……
もう生まれたかな
あっメールきた。
3542グラムの元気な男の子がうまれました。今度帰ったら抱っこして下さい。
お誕生日おめでとう赤ちゃん
美奈ちゃんお母さんになったんだね…良かったね おめでとう真二もおめでとう
「自分も妊婦にならないと心からおめでとうと言えない」そう思っていたけれど素直になればよかったんだ…

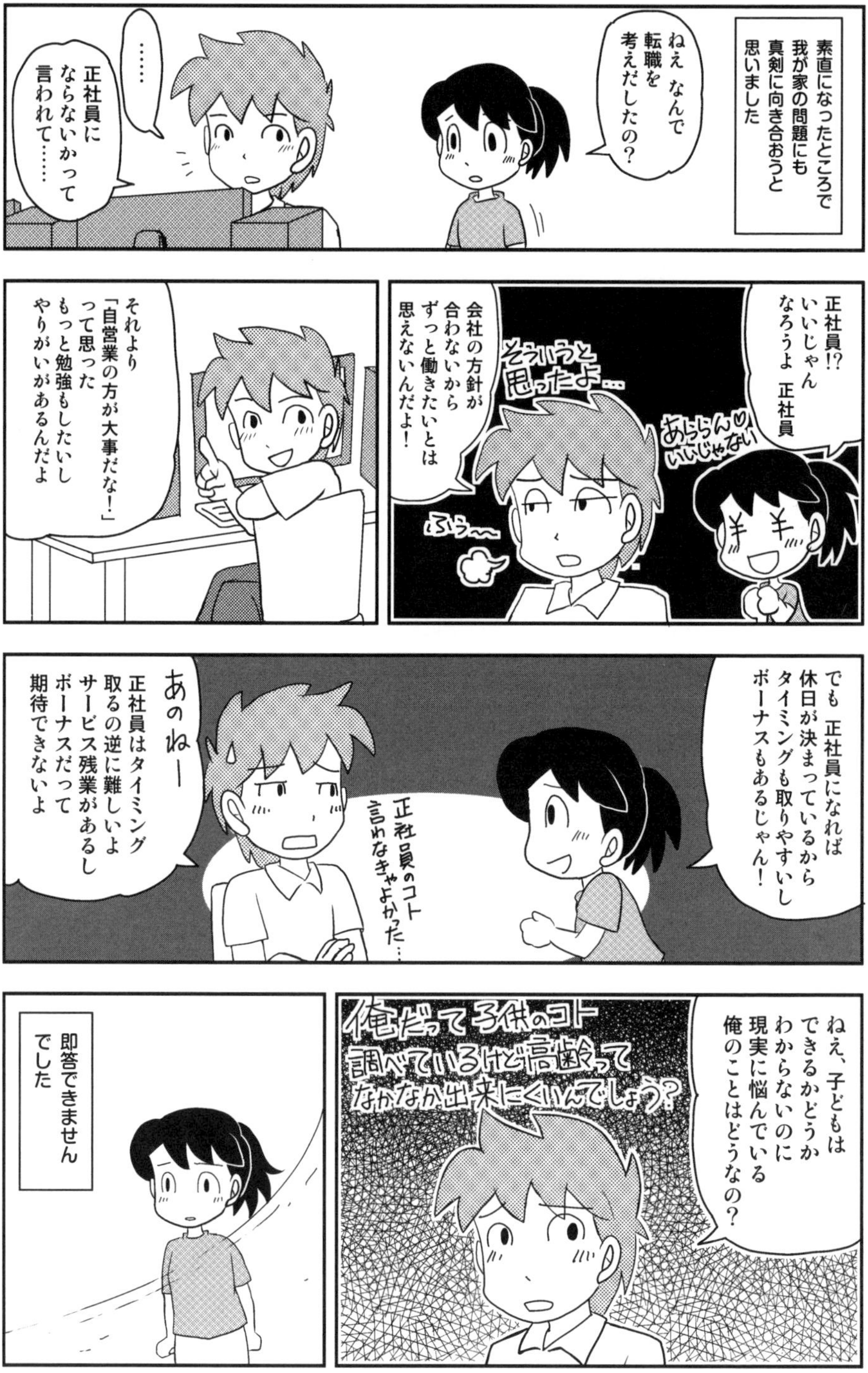
素直になったところで我が家の問題にも真剣に向き合おうと思いました
ねえ なんで転職を考えだしたの？
……
正社員にならないかって言われて……
正社員!? いいじゃん なろうよ 正社員
あららん♡ いいじゃない
そういうと思ったよ…
会社の方針が合わないからずっと働きたいとは思えないんだよ！
ふぅ〜〜
それより「自営業の方が大事だな！」って思ったもっと勉強もしたいしやりがいがあるんだよ
でも 正社員になれば休日が決まっているからタイミングも取りやすいしボーナスもあるじゃん！
正社員のコト言わなきゃよかった…
あのねー
正社員はタイミング取るの逆に難しいよサービス残業があるしボーナスだって期待できないよ
ねえ、子どもはできるかどうかわからないのに現実に悩んでいる俺のことはどうなの？
俺だって子供のコト調べているけど高齢ってなかなか出来にくいんでしょう？
即答できませんでした

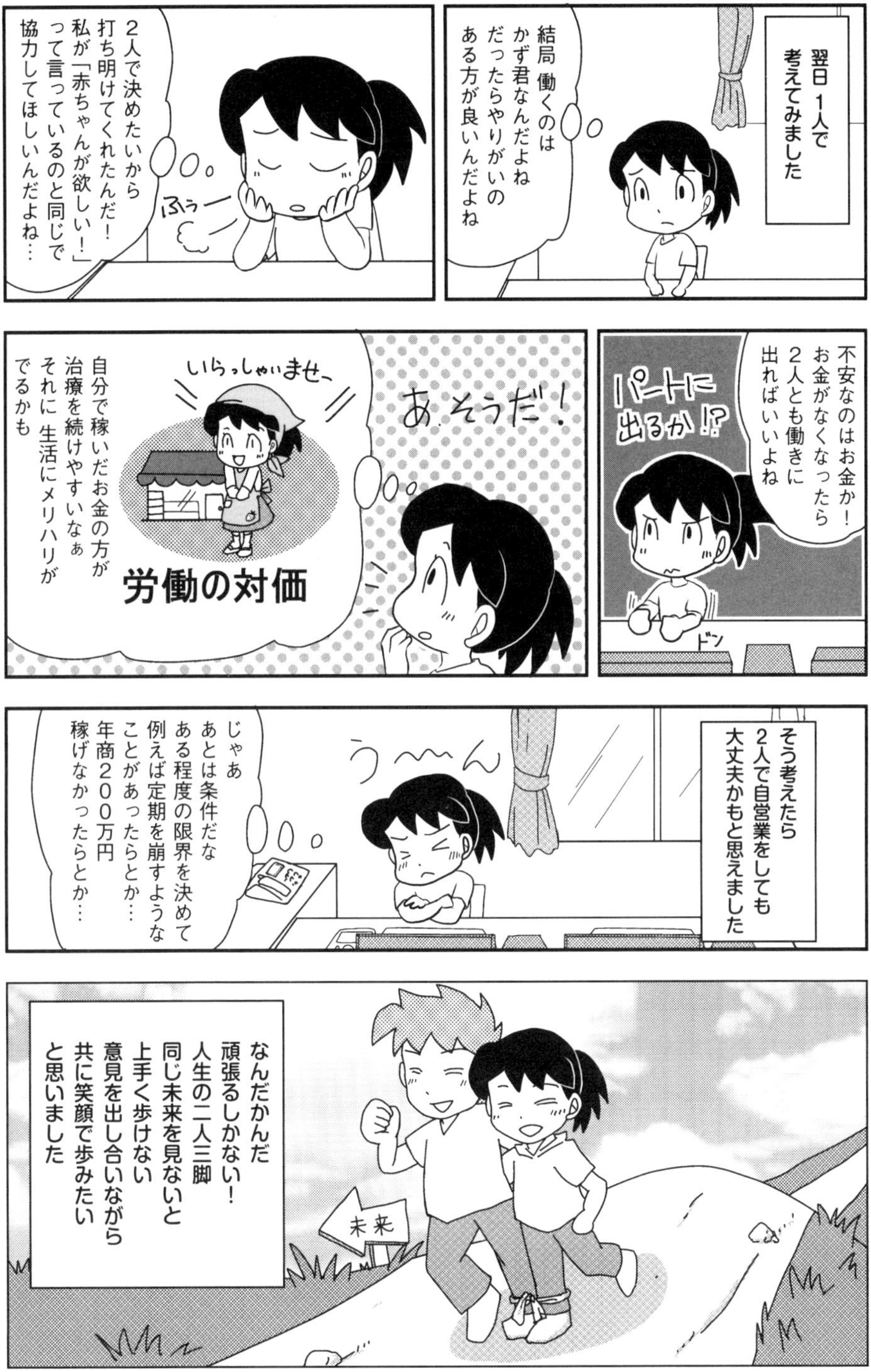
翌日 1人で
考えてみました
結局 働くのは
かず君なんだよね
だったらやりがいの
ある方が良いんだよね
2人で決めたいから
打ち明けてくれたんだ！
私が「赤ちゃんが欲しい！」
って言っているのと同じで
協力してほしいんだよね…
ふぅー
不安なのはお金か！
お金がなくなったら
2人とも働きに
出ればいいよね
パートに出るか!?
ドン
あ そうだ！
いらっしゃいませー
労働の対価
自分で稼いだお金の方が
治療を続けやすいなぁ
それに 生活にメリハリが
でるかも
そう考えたら
2人で自営業をしても
大丈夫かもと思えました
うーん
じゃあ
あとは条件だな
ある程度の限界を決めて
例えば定期を崩すような
ことがあったらとか…
年商200万円
稼げなかったらとか…
なんだかんだ
頑張るしかない！
人生の二人三脚
同じ未来を見ないと
上手く歩けない
意見を出し合いながら
共に笑顔で歩みたい
と思いました
未来

第6話 自然妊娠と人工授精

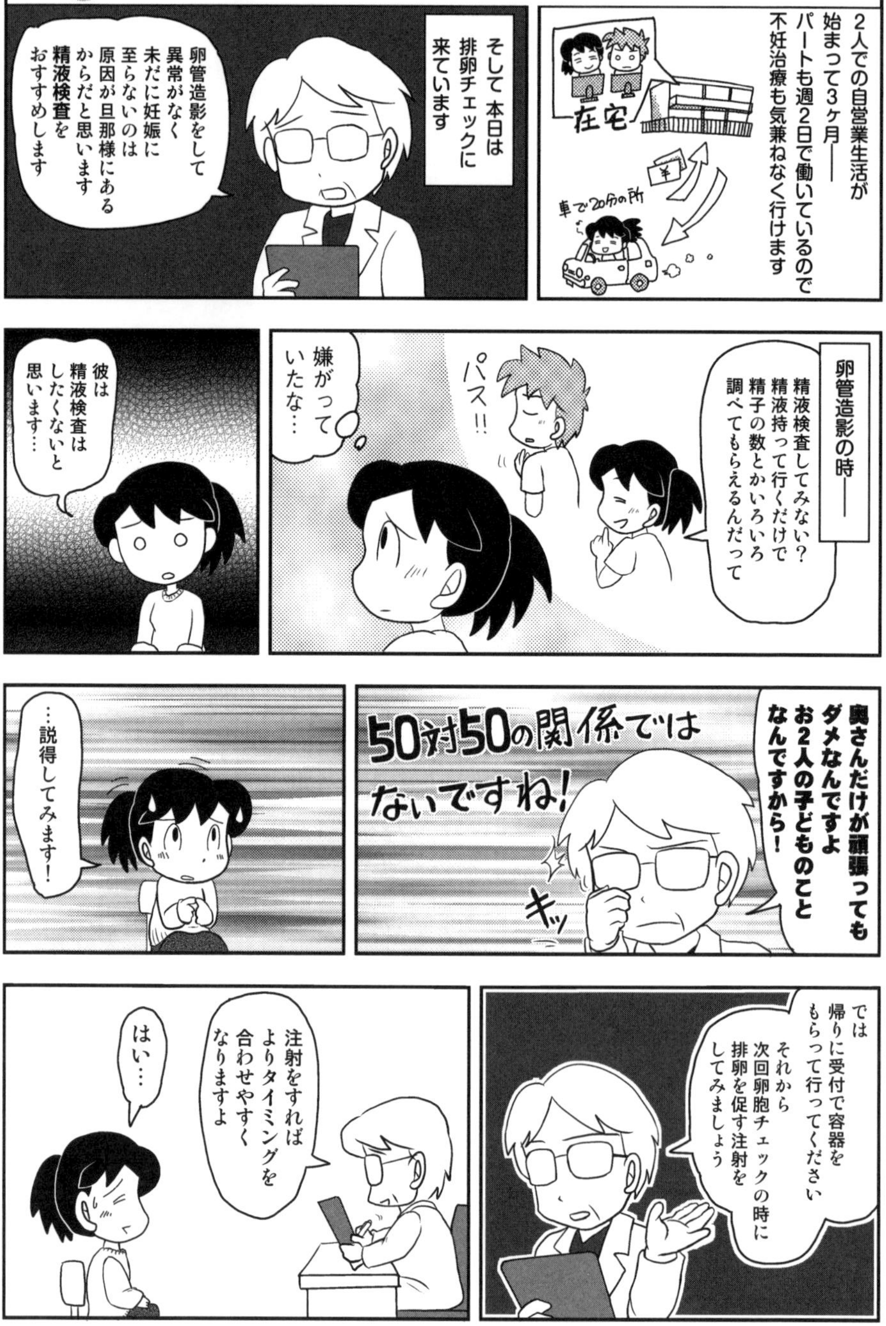
2人での自営業生活が始まって3ヶ月――
パートも週2日で働いているので不妊治療も気兼ねなく行けます
在宅
¥
車で20分の所
そして本日は排卵チェックに来ています
卵管造影をして異常がなく未だに妊娠に至らないのは原因が旦那様にあるからだと思います 精液検査をおすすめします
卵管造影の時――
精液検査してみない？精液持って行くだけで精子の数とかいろいろ調べてもらえるんだって
パス!!
嫌がっていたな…
彼は精液検査はしたくないと思います…
奥さんだけが頑張ってもダメなんですよ お2人の子どものことなんですから!
50対50の関係ではないですね!
キッ
…説得してみます!
では帰りに受付で容器をもらって行ってください
それから次回卵胞チェックの時に排卵を促す注射をしてみましょう
注射をすればよりタイミングを合わせやすくなりますよ
はい…

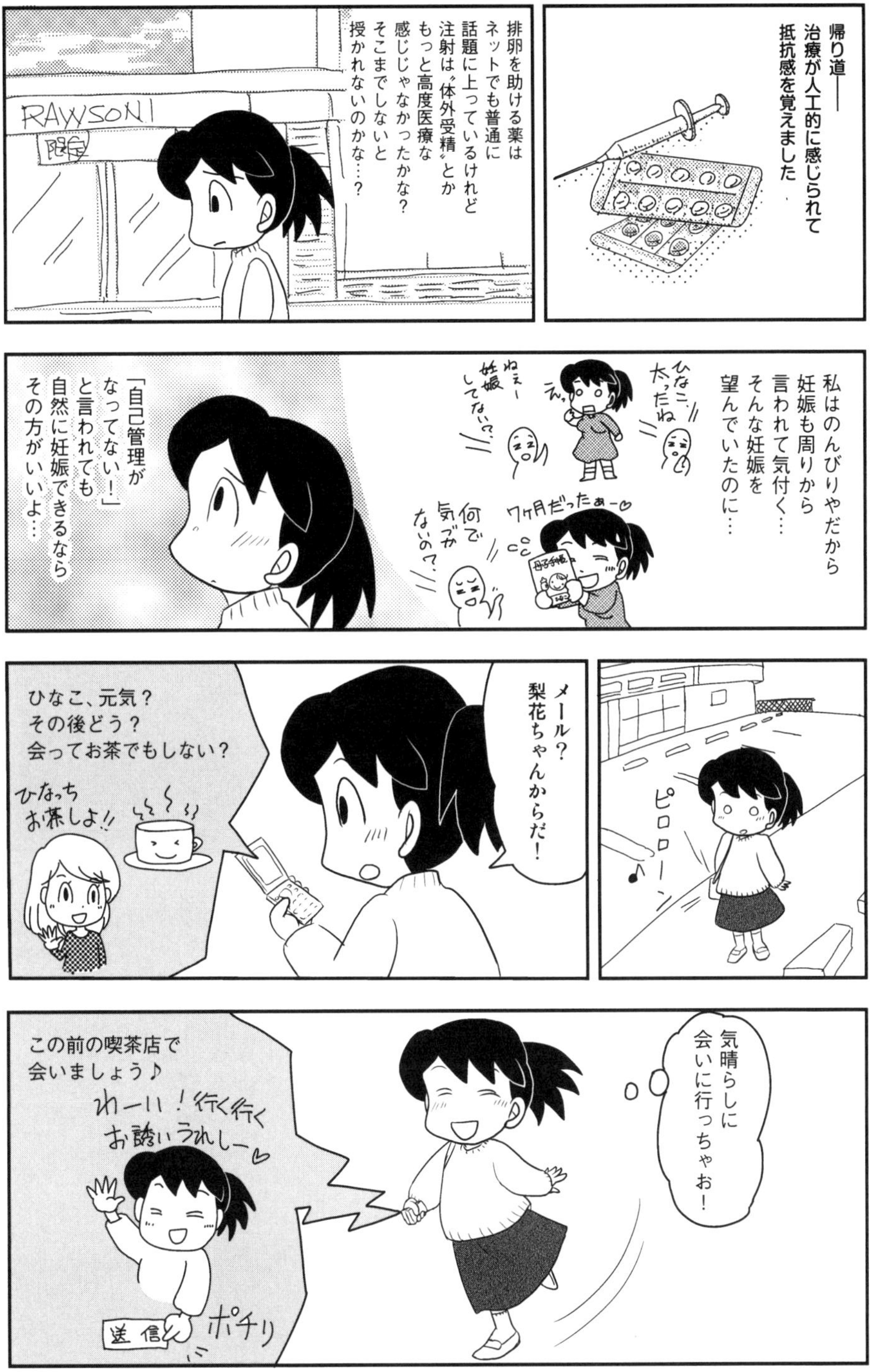
帰り道――
治療が人工的に感じられて
抵抗感を覚えました
排卵を助ける薬は
ネットでも普通に
話題に上っているけれど
注射は〝体外受精〟とか
もっと高度医療な
感じじゃなかったかな？
そこまでしないと
授かれないのかな…？
私はのんびりやだから
妊娠も周りから
言われて気付く…
そんな妊娠を
望んでいたのに…
ねぇー 妊娠してない？
えっ
7ヶ月だったぁー♡
母子手帳
「自己管理が
なってない！」
と言われても
自然に妊娠できるなら
その方がいいよ…
ピロローン
メール？
梨花ちゃんからだ！
ひなこ、元気？
その後どう？
会ってお茶でもしない？
ひなっち
お茶しよ!!
気晴らしに
会いに行っちゃお！
この前の喫茶店で
会いましょう♪
わーい！行く行く
お誘いうれしー♡
送信
ポチリ

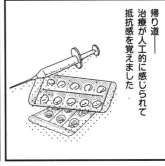

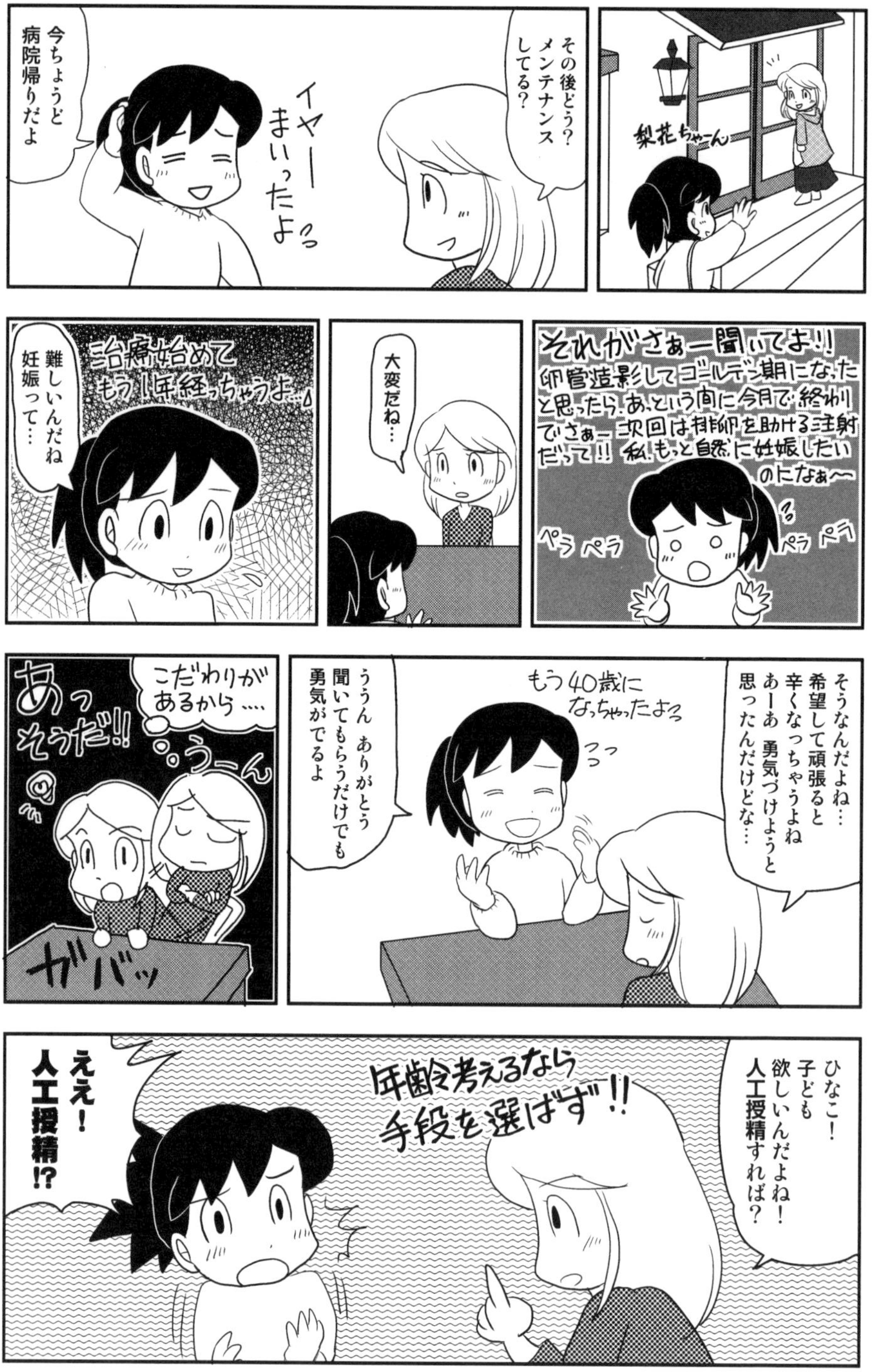
梨花ちゃーん
その後どう？メンテナンスしてる？
イヤーまいったよ〜
今ちょうど病院帰りだよ
それがさぁー聞いてよ!! 卵管造影してゴールデン期になったと思ったら、あっという間に今月で終わりでさぁー 次回は排卵を助ける注射だって!! 私、もっと自然に妊娠したいのになぁ〜
ペラ ペラ
ペラ ペラ
大変だね…
治療始めてもう1年経っちゃうよ…
難しいんだね妊娠って…
そうなんだよね…希望して頑張ると辛くなっちゃうよね あーあ 勇気づけようと思ったんだけどな…
もう40歳になっちゃったよ〜
ううん ありがとう聞いてもらうだけでも勇気がでるよ
こだわりがあるから…
うーん
あっそうだ!!
ガバッ
ひなこ！子ども欲しいんだよね！人工授精すれば？
年齢考えるなら手段を選ばず!!
ええ！人工授精!?

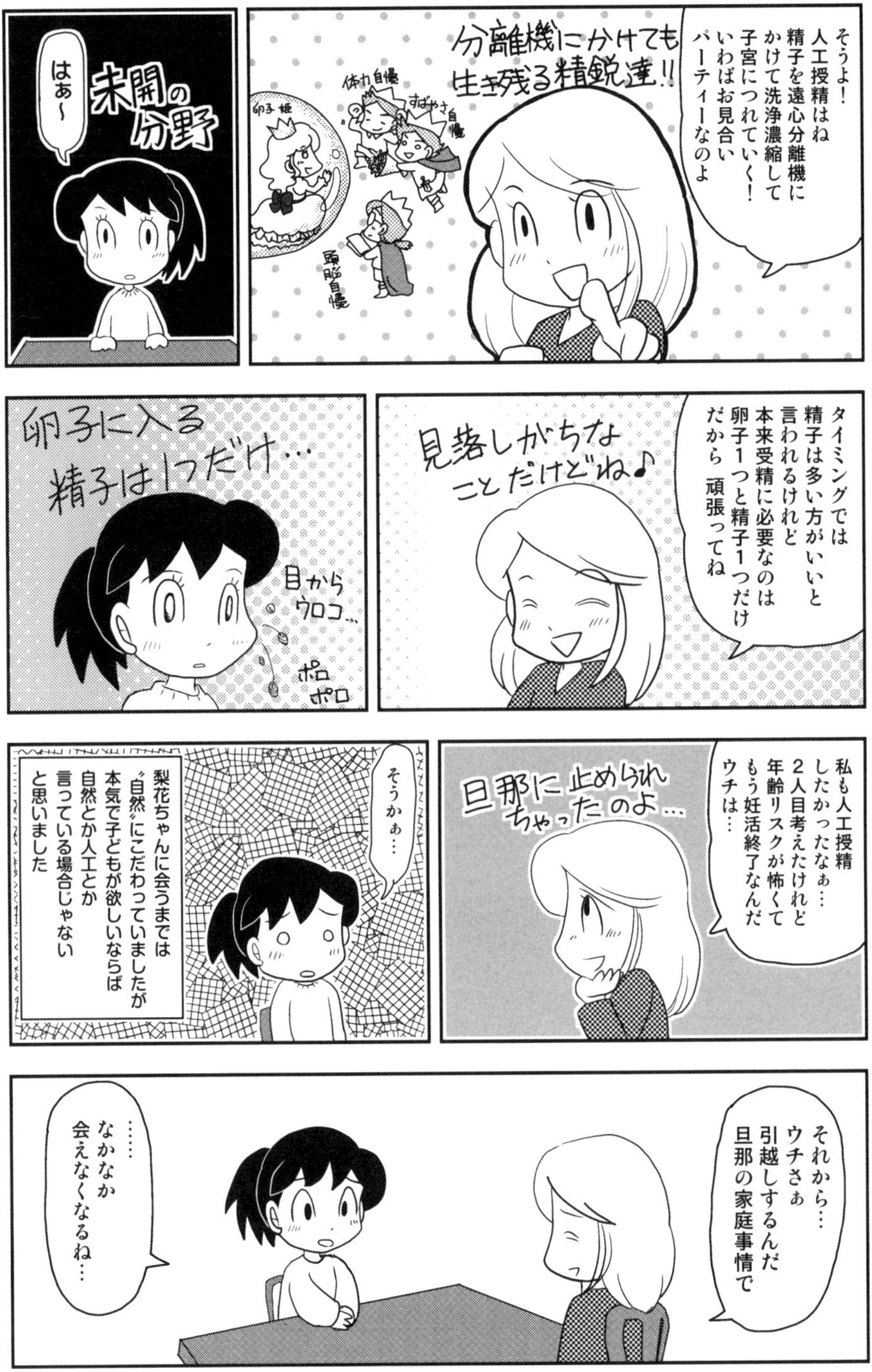
そうよ！
人工授精はね
精子を遠心分離機に
かけて洗浄濃縮して
子宮につれていく！
いわばお見合い
パーティーなのよ
分離機にかけても
生き残る精鋭達!!
体力自慢
すばやさ自慢
卵子姫
頭脳自慢
未開の分野
はぁ～
タイミングでは
精子は多い方がいいと
言われるけれど
本来受精に必要なのは
卵子1つと精子1つだけ
だから 頑張ってね
見落しがちなことだけどね♪
卵子に入る精子は1つだけ…
目からウロコ…
ポロポロ
私も人工授精
したかったなぁ…
2人目考えたけれど
年齢リスクが怖くて
もう妊活終了なんだ
ウチは…
旦那に止められちゃったのよ…
そうかぁ…
梨花ちゃんに会うまでは
〝自然〟にこだわっていましたが
本気で子どもが欲しいならば
自然とか人工とか
言っている場合じゃない
と思いました
それから…
ウチさぁ
引越しするんだ
旦那の家庭事情で
……
なかなか
会えなくなるね…

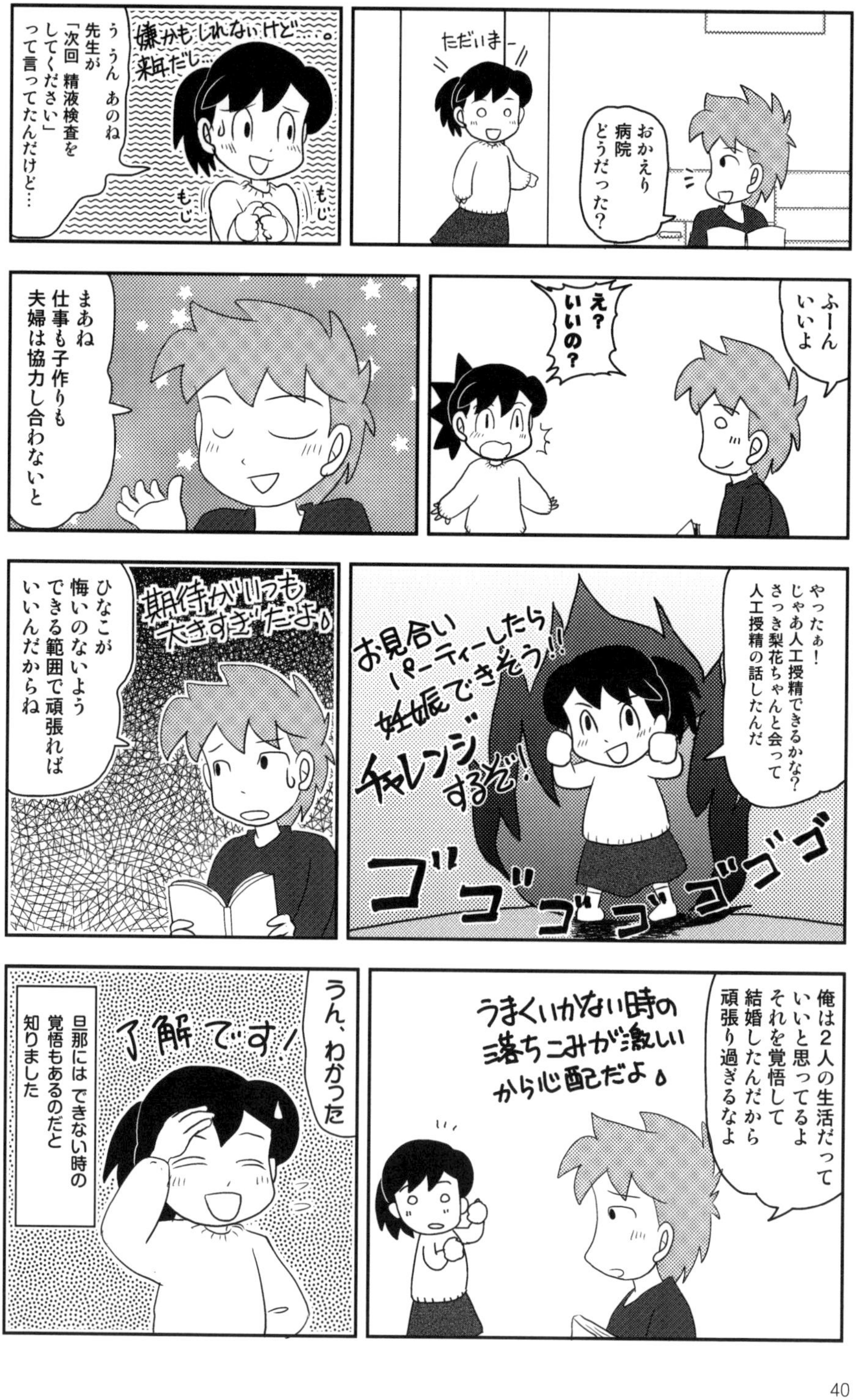
ただいまー
おかえり
病院
どうだった？
うーん あのね
先生が
「次回 精液検査を
してください」
って言ってたんだけど…
嫌かもしれないけど…。
もじ
もじ
ふーん
いいよ
え？
いいの？
まあね
仕事も子作りも
夫婦は協力し合わないと
やったぁ！
じゃあ人工授精できるかな？
さっき梨花ちゃんと会って
人工授精の話したんだ
お見合いパーティーしたら
妊娠できそう!!
チャレンジするぞ！
ゴゴゴゴゴゴ
ひなこが
悔いのないよう
できる範囲で頑張れば
いいんだからね
期待がいつも大きすぎだよ。
俺は2人の生活だって
いいと思ってるよ
それを覚悟して
結婚したんだから
頑張り過ぎるなよ
うまくいかない時の
落ちこみが激しい
から心配だよ。
うん、わかった
了解です！
旦那には できない時の
覚悟もあるのだと
知りました

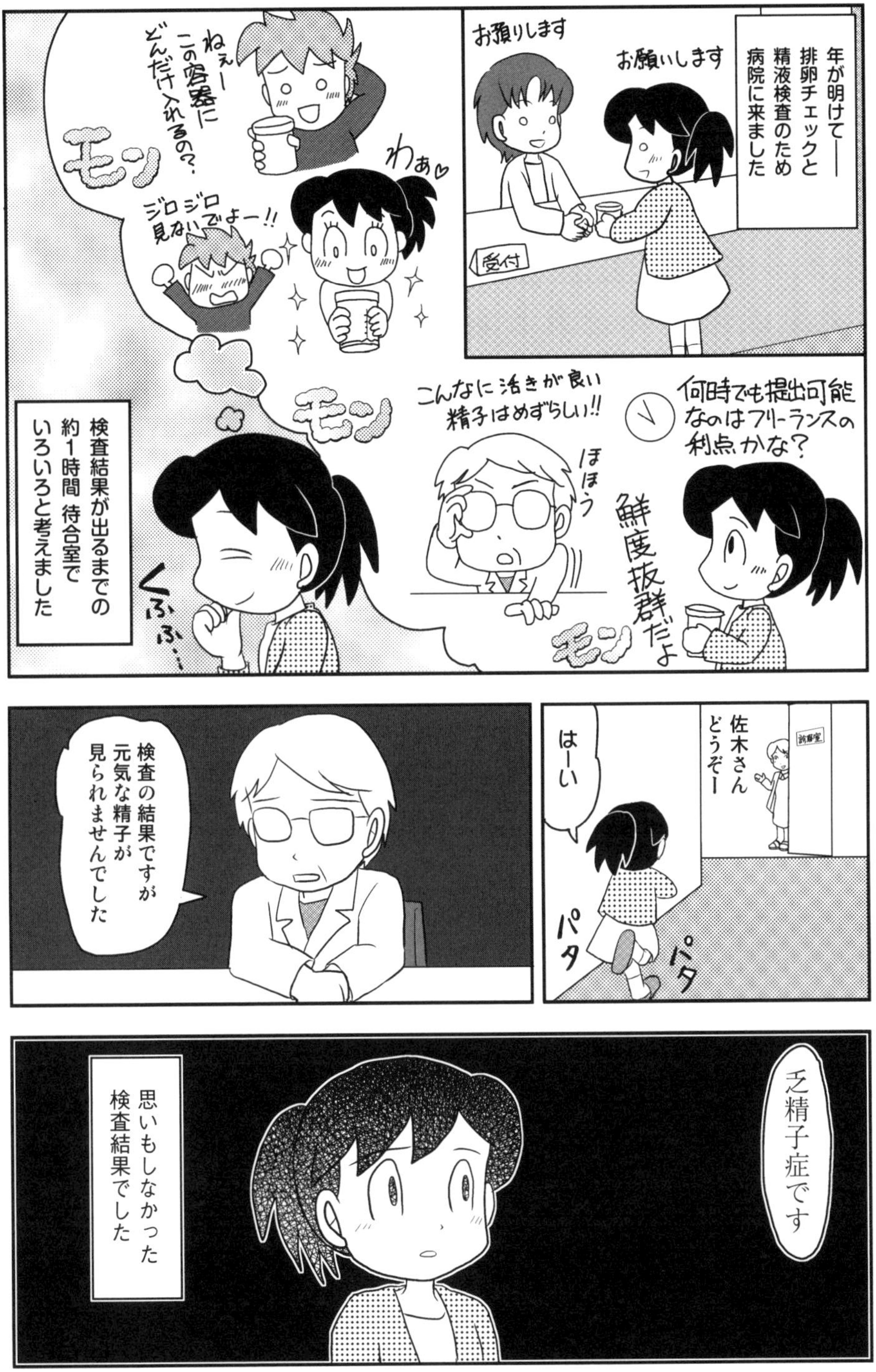

年が明けて――
排卵チェックと
精液検査のため
病院に来ました
お願いします
お預りします
受付
ねぇー
この容器に
どんだけ入れるの?
モン
わぁ♡
ジロジロ
見ないでよー!!
何時でも提出可能
なのはフリーランスの
利点かな?
鮮度抜群だよ
モン
こんなに活きが良い
精子はめずらしい!!
ほほう
モン
検査結果が出るまでの
約1時間 待合室で
いろいろと考えました
くふふ…
佐木さん
どうぞー
はーい
パタ
パタ
検査の結果ですが
元気な精子が
見られませんでした
乏精子症です
思いもしなかった
検査結果でした

第７話 精液検査の結果

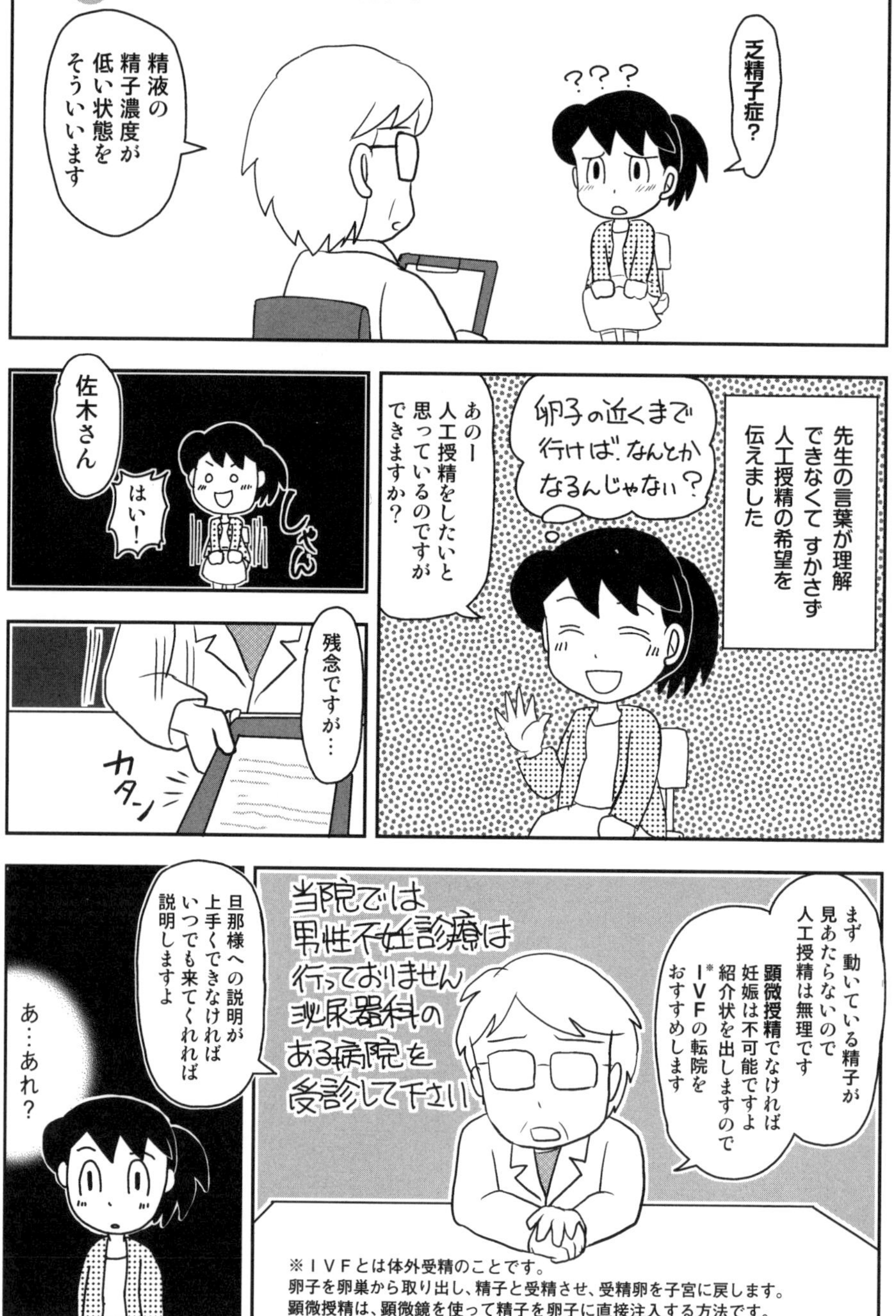
乏精子症？
？？？
精液の精子濃度が低い状態をそういいます
先生の言葉が理解できなくて すかさず人工授精の希望を伝えました
卵子の近くまで行けば、なんとかなるんじゃない？
あのー人工授精をしたいと思っているのですができますか？
佐木さん
はい！
しゃん
残念ですが…
カタン
まず 動いている精子が見あたらないので人工授精は無理です
顕微授精でなければ妊娠は不可能ですよ
紹介状を出しますので※IVFの転院をおすすめします
当院では男性不妊診療は行っておりません 泌尿器科のある病院を受診して下さい
旦那様への説明が上手くできなければいつでも来てくれれば説明しますよ
あ…あれ？

※ＩＶＦとは体外受精のことです。
卵子を卵巣から取り出し、精子と受精させ、受精卵を子宮に戻します。
顕微授精は、顕微鏡を使って精子を卵子に直接注入する方法です。

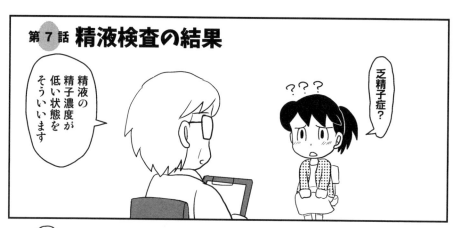

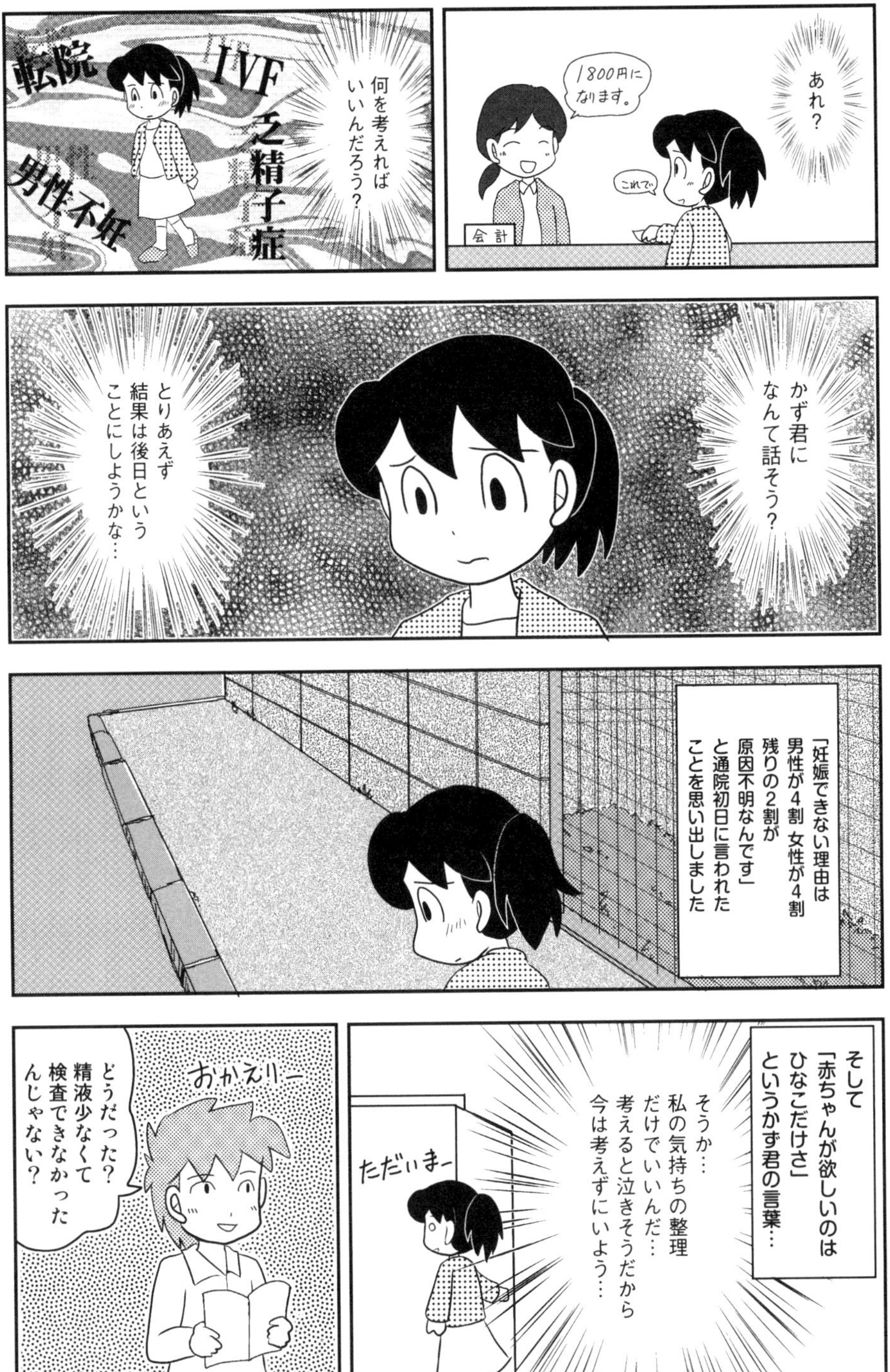
あれ？
1800円になります。
これで
会計
何を考えればいいんだろう？
転院
IVF
乏精子症
男性不妊
かず君になんて話そう？
とりあえず結果は後日ということにしようかな…
「妊娠できない理由は男性が4割 女性が4割 残りの2割が原因不明なんです」と通院初日に言われたことを思い出しました
そして「赤ちゃんが欲しいのはひなこだけさ」というかず君の言葉…
そうか… 私の気持ちの整理だけでいいんだ… 考えると泣きそうだから今は考えずにいよう…
ただいまー
おかえりー
どうだった？ 精液少なくて検査できなかったんじゃない？

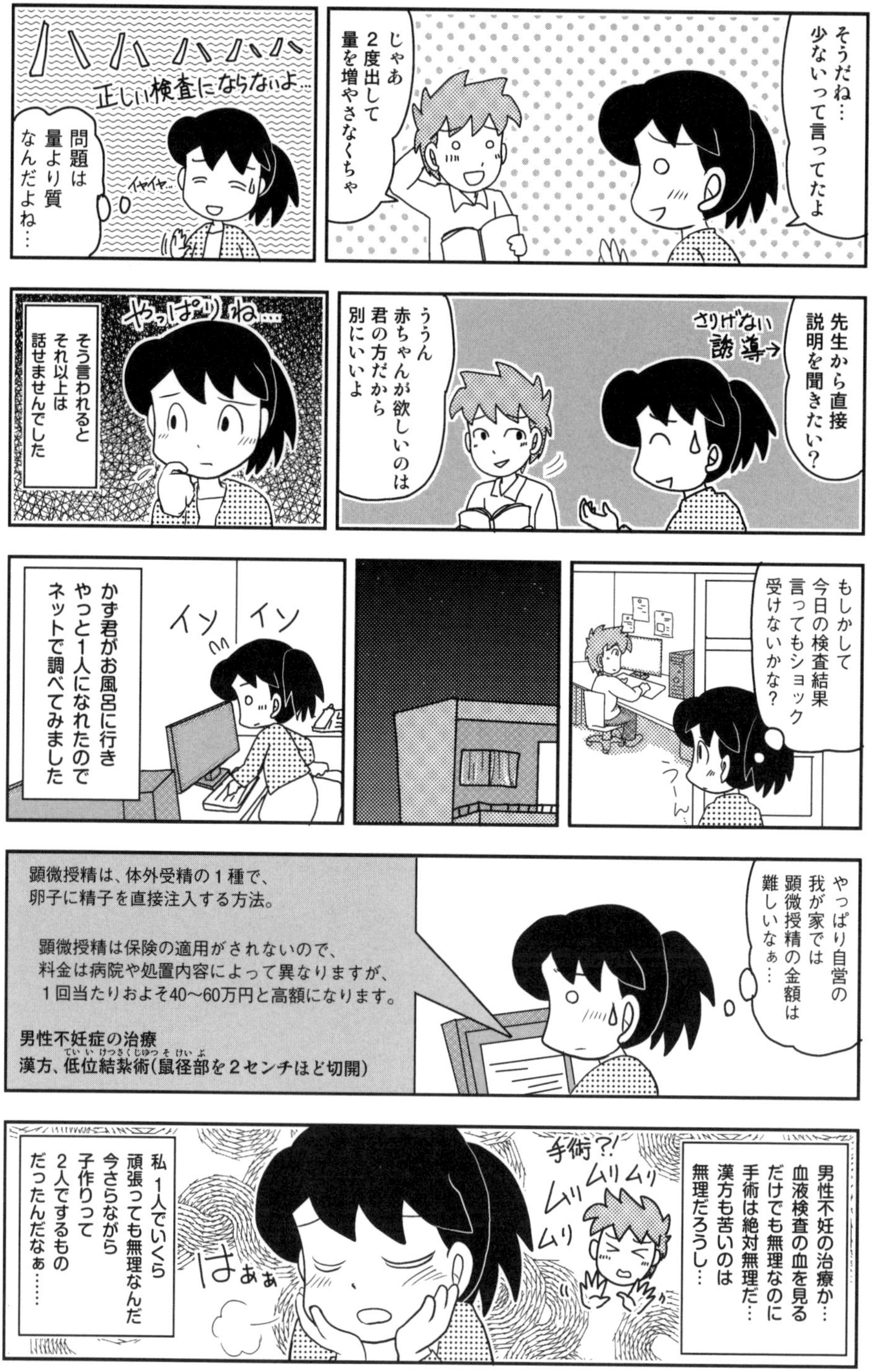
そうだね… 少ないって言ってたよ
じゃあ 2度出して 量を増やさなくちゃ
ハハハハハ
正しい検査にならないよ…
イヤイヤ…
問題は 量より質 なんだよね…
先生から直接 説明を聞きたい?
さりげない 誘導→
ううん 赤ちゃんが欲しいのは 君の方だから 別にいいよ
やっぱりね…
そう言われると それ以上は 話せませんでした
もしかして 今日の検査結果 言ってもショック 受けないかな?
う〜ん…
イソ イソ
かず君がお風呂に行き やっと1人になれたので ネットで調べてみました
やっぱり自営の 我が家では 顕微授精の金額は 難しいなぁ…
顕微授精は、体外受精の１種で、
卵子に精子を直接注入する方法。
顕微授精は保険の適用がされないので、
料金は病院や処置内容によって異なりますが、
１回当たりおよそ40〜60万円と高額になります。
男性不妊症の治療
漢方、低位結紮術《ていいけっさくじゅつ》(鼠径部《そけいぶ》を２センチほど切開)
男性不妊の治療か… 血液検査の血を見る だけでも無理なのに 手術は絶対無理だ… 漢方も苦いのは 無理だろうし…
手術?!
ムリムリムリ ムリ ムリ
はぁぁ
私 1人でいくら 頑張っても無理なんだ 今さらながら 子作りって 2人でするもの だったんだなぁ……

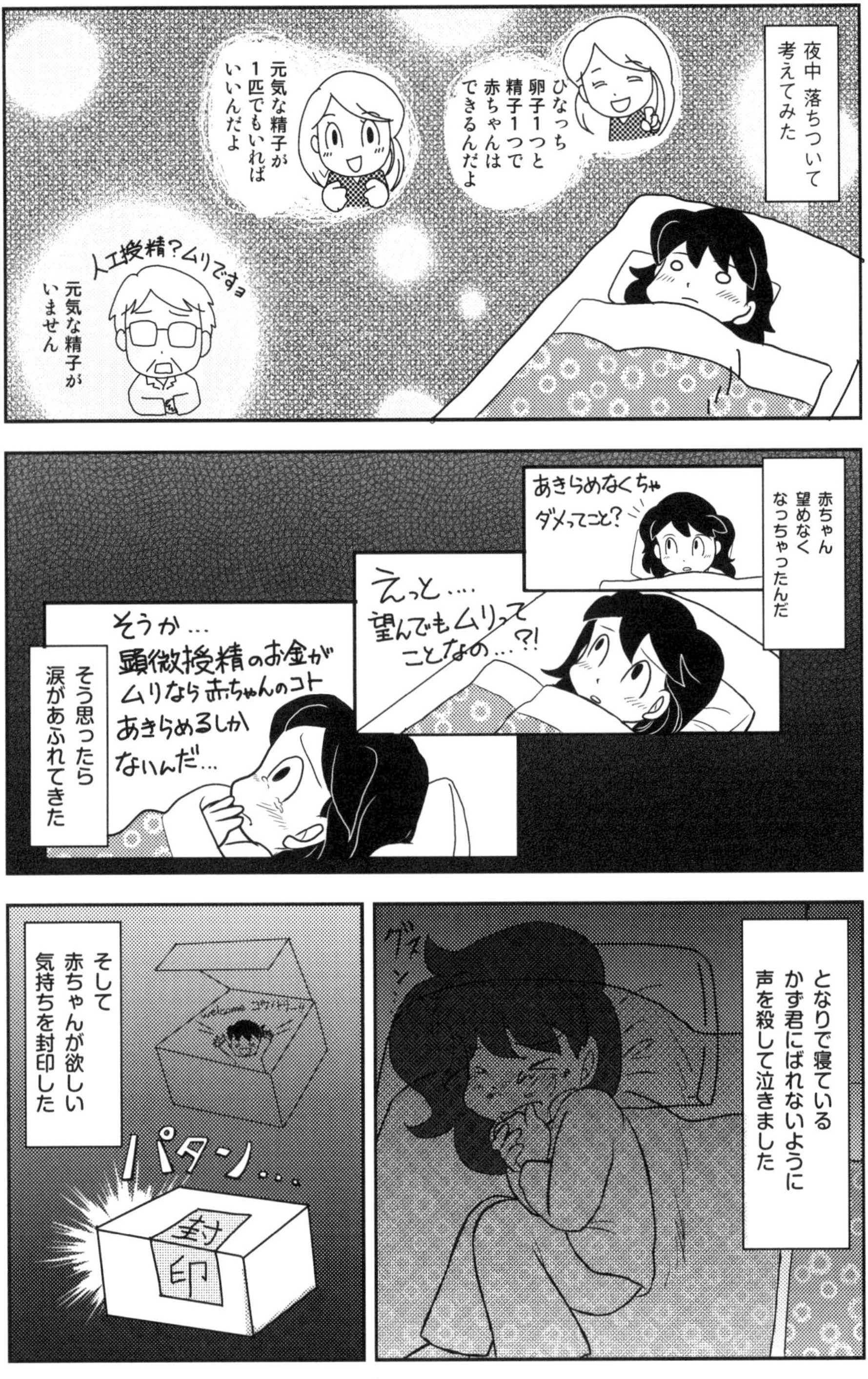
夜中 落ちついて考えてみた
ひなっち 卵子1つと精子1つで赤ちゃんはできるんだよ
元気な精子が1匹でもいればいいんだよ
人工授精?ムリですョ
元気な精子がいません
赤ちゃん望めなくなっちゃったんだ
あきらめなくちゃダメってこと?
えっと…. 望んでもムリってことなの…?!
そうか… 顕微授精のお金がムリなら赤ちゃんのコトあきらめるしかないんだ…
そう思ったら涙があふれてきた
となりで寝ているかず君にばれないように声を殺して泣きました
グスン
そして赤ちゃんが欲しい気持ちを封印した
パターン…
封印

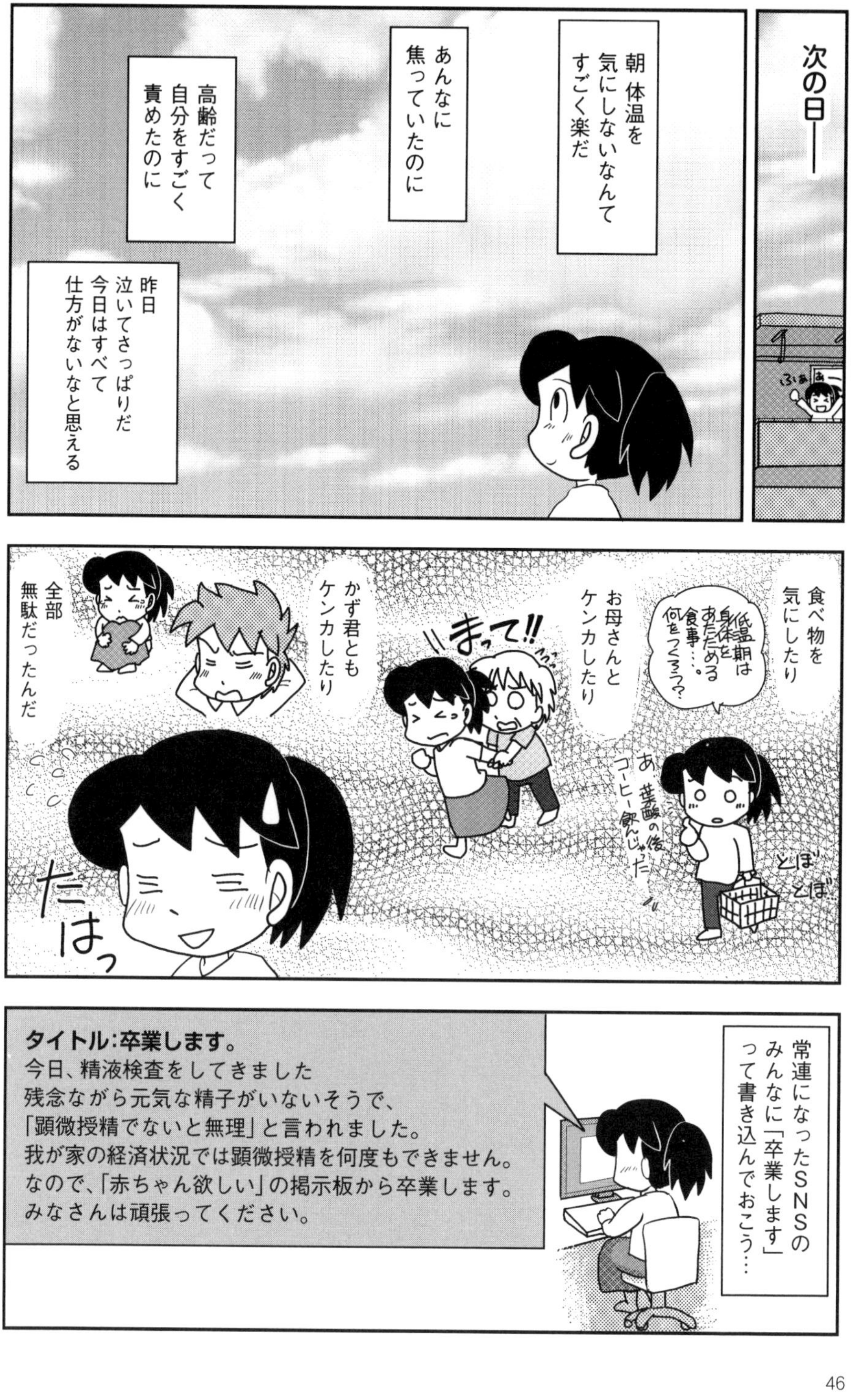
次の日――
朝体温を気にしないなんてすごく楽だ
あんなに焦っていたのに
高齢だって自分をすごく責めたのに
昨日泣いてさっぱりだ今日はすべて仕方がないなと思える
食べ物を気にしたり
低温期は身体をあたためる食事…。何をつくろう？
あ、葉酸の後コーヒー飲んじゃった
とぼとぼ…
お母さんとケンカしたり
まって!!
かず君ともケンカしたり
全部無駄だったんだ
たはっ
常連になったSNSのみんなに「卒業します」って書き込んでおこう…
タイトル:卒業します。
今日、精液検査をしてきました
残念ながら元気な精子がいないそうで、
「顕微授精でないと無理」と言われました。
我が家の経済状況では顕微授精を何度もできません。
なので、「赤ちゃん欲しい」の掲示板から卒業します。
みなさんは頑張ってください。

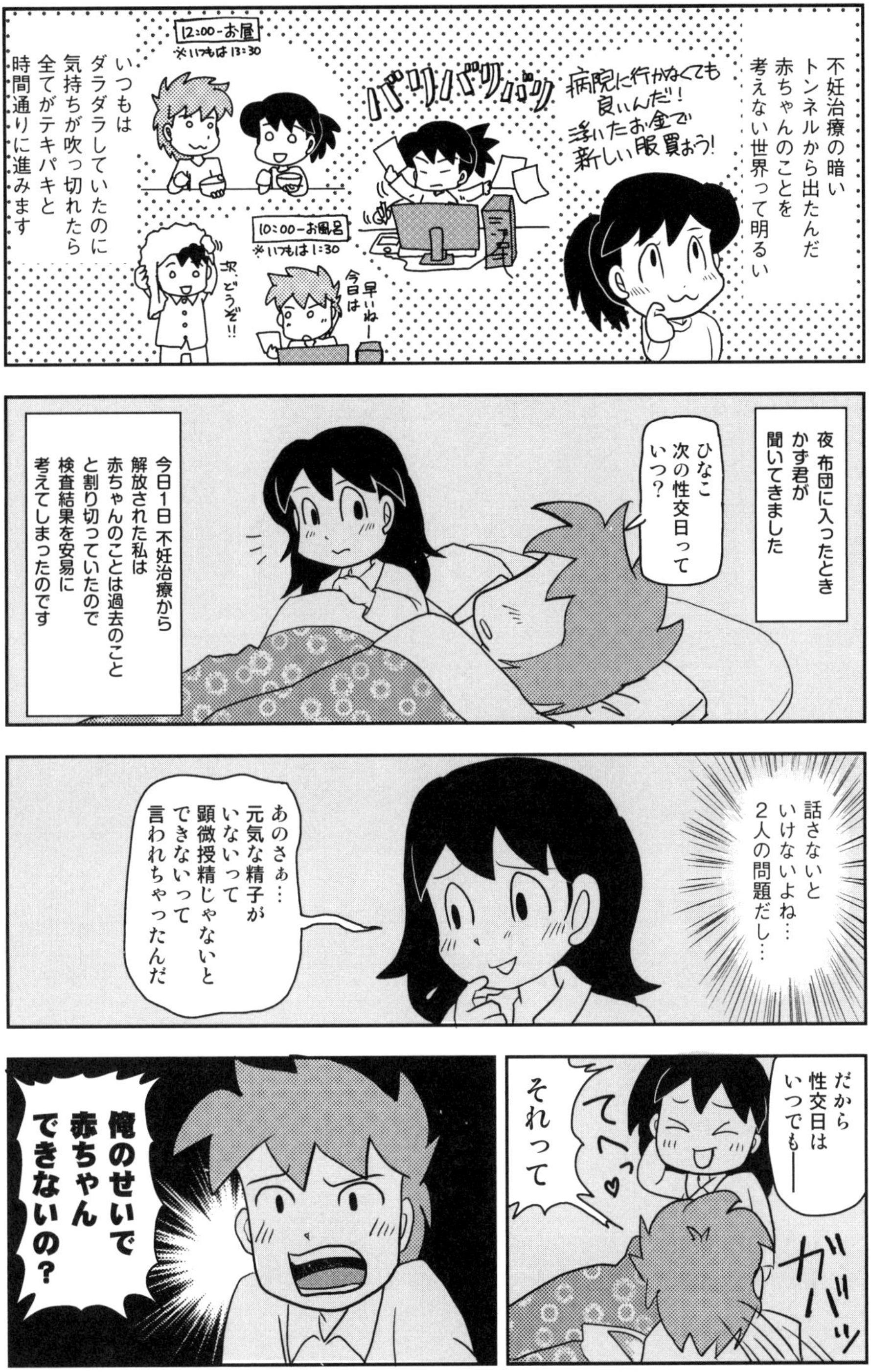
不妊治療の暗い
トンネルから出たんだ
赤ちゃんのことを
考えない世界って明るい
病院に行かなくても良いんだ!
浮いたお金で新しい服買おう!
バリバリバリ
12:00-お昼
※いつもは13:30
10:00-お風呂
※いつもは1:30
次、どうぞ!!
今日は早いねー
いつもは
ダラダラしていたのに
気持ちが吹っ切れたら
全てがテキパキと
時間通りに進みます
夜 布団に入ったとき
かず君が
聞いてきました
ひなこ
次の性交日って
いつ?
今日1日 不妊治療から
解放された私は
赤ちゃんのことは過去のこと
と割り切っていたので
検査結果を安易に
考えてしまったのです
話さないと
いけないよね…
2人の問題だし…
あのさぁ…
元気な精子が
いないって
顕微授精じゃないと
できないって
言われちゃったんだ
だから
性交日は
いつでも——
てへっ♡
それって
ガバッ
俺のせいで
赤ちゃん
できないの?

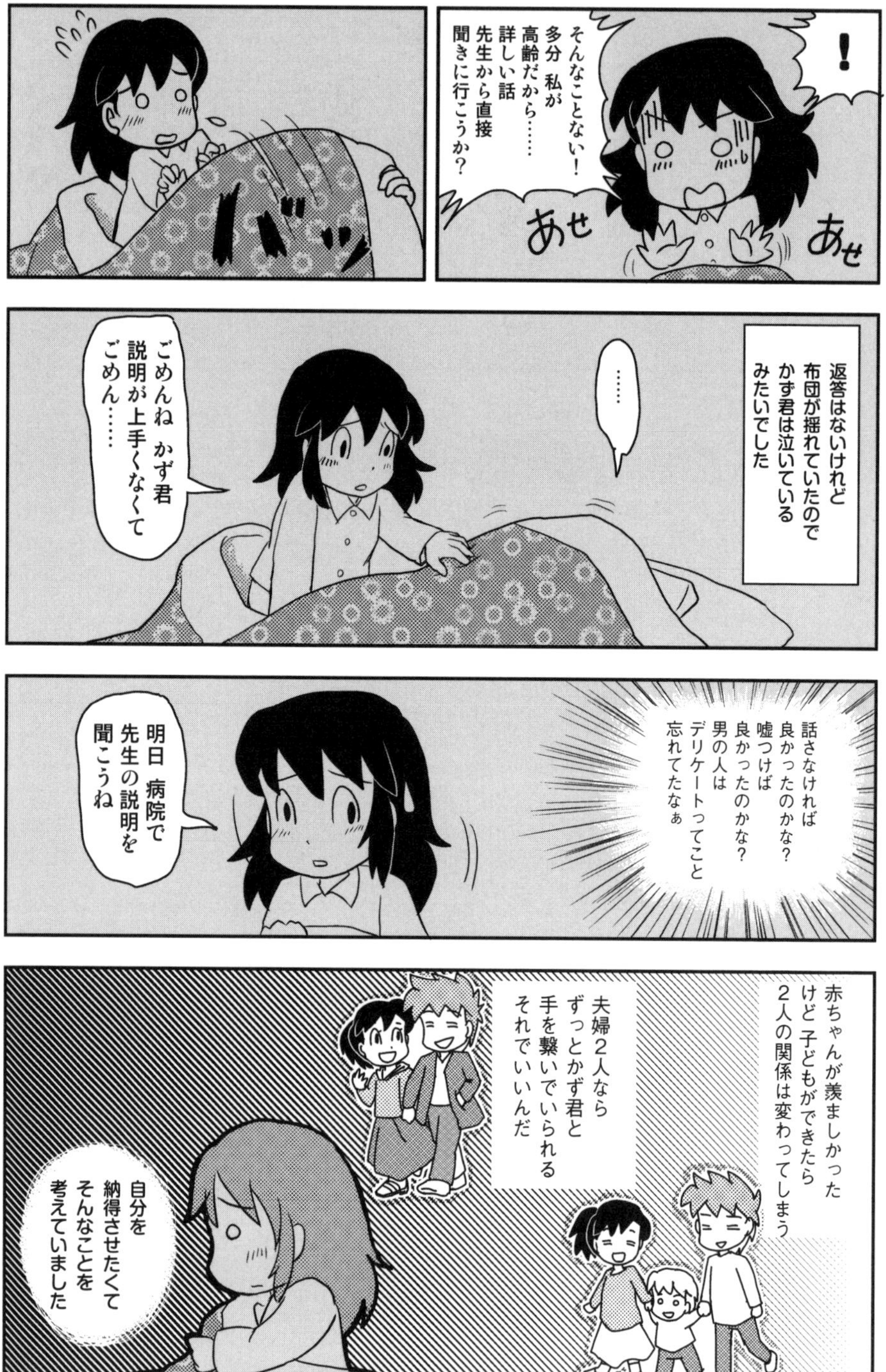
!
そんなことない！多分 私が高齢だから……詳しい話先生から直接聞きに行こうか？
あせ
あせ
ガバッ
返答はないけれど布団が揺れていたのでかず君は泣いているみたいでした
……
ごめんね かず君説明が上手くなくてごめん……
話さなければ良かったのかな？嘘つけば良かったのかな？男の人はデリケートってこと忘れてたなぁ
明日 病院で先生の説明を聞こうね
赤ちゃんが羨ましかったけど 子どもができたら2人の関係は変わってしまう
夫婦2人ならずっとかず君と手を繋いでいられるそれでいいんだ
自分を納得させたくてそんなことを考えていました

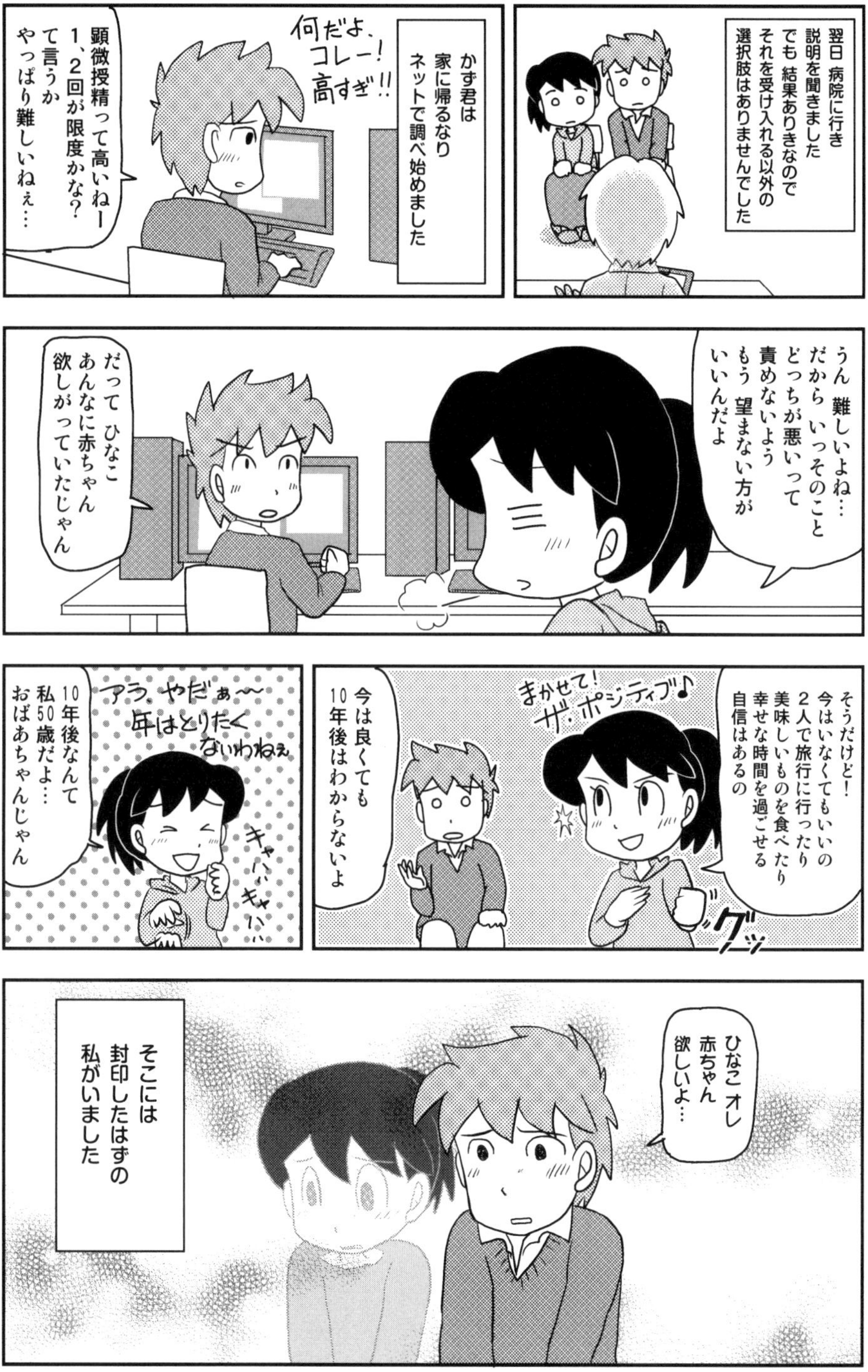
翌日 病院に行き説明を聞きましたでも 結果ありきなのでそれを受け入れる以外の選択肢はありませんでした
かず君は家に帰るなりネットで調べ始めました
何だよ、コレー! 高すぎ!!
顕微授精って高いねー 1、2回が限度かな? て言うか やっぱり難しいねぇ…
うん 難しいよね… だから いっそのこと どっちが悪いって 責めないよう もう 望まない方が いいんだよ
だって ひなこ あんなに赤ちゃん 欲しがっていたじゃん
まかせて! ザ・ポジティブ♪
そうだけど! 今はいなくてもいいの 2人で旅行に行ったり 美味しいものを食べたり 幸せな時間を過ごせる 自信はあるの
グッ
今は良くても 10年後はわからないよ
アラ、やだぁ~ 年はとりたくないわねぇ
10年後なんて 私50歳だよ… おばあちゃんじゃん
キャハハ キャハハ
ひなこ オレ 赤ちゃん 欲しいよ…
そこには 封印したはずの 私がいました

第8話 本当はどうしたい？

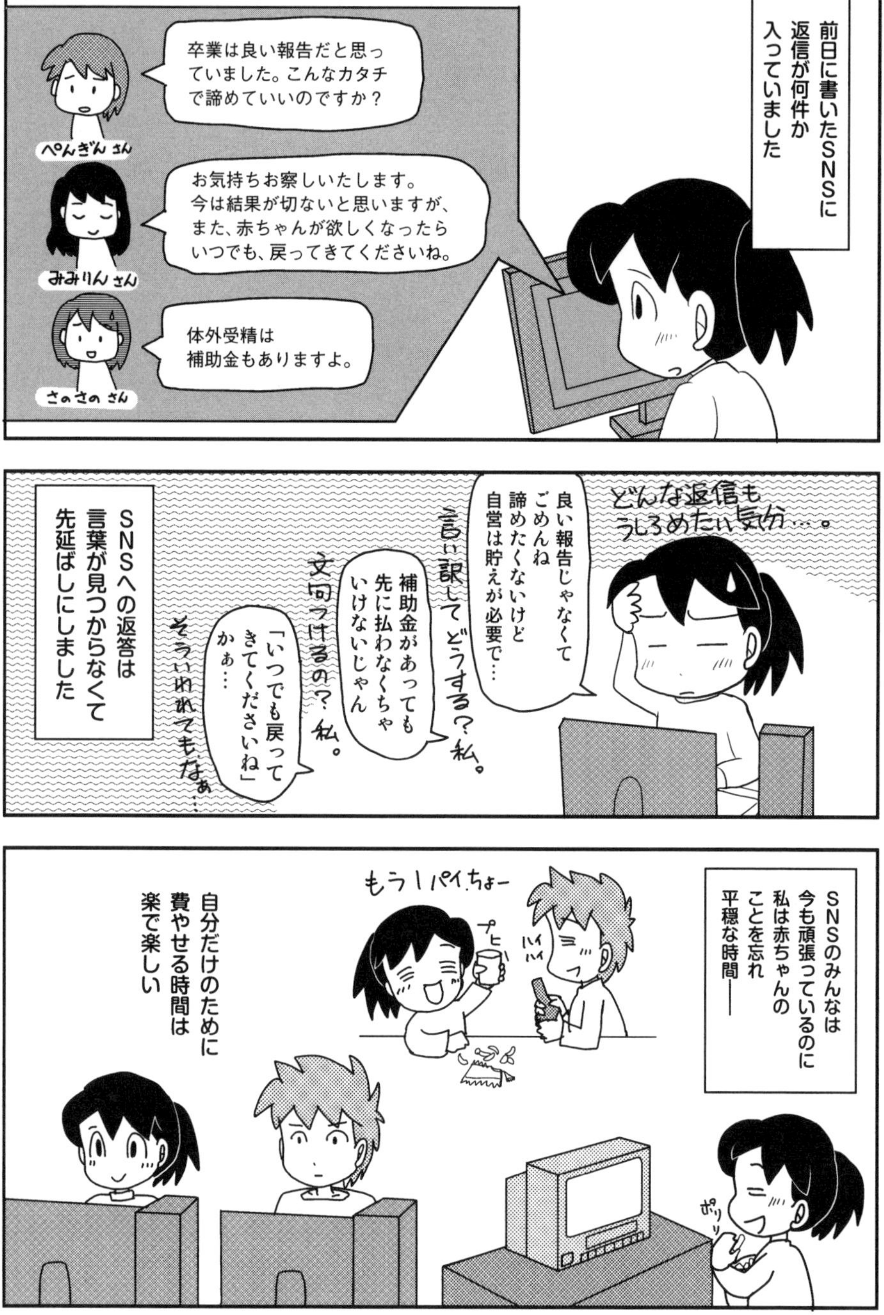
前日に書いたSNSに返信が何件か入っていました
ぺんぎんさん
卒業は良い報告だと思っていました。こんなカタチで諦めていいのですか？
みみりんさん
お気持ちお察しいたします。今は結果が切ないと思いますが、また、赤ちゃんが欲しくなったらいつでも、戻ってきてくださいね。
さのさのさん
体外受精は補助金もありますよ。
どんな返信もうしろめたい気分…。
良い報告じゃなくてごめんね 諦めたくないけど 自営は貯えが必要で…
言い訳してどうする？私。
補助金があっても先に払わなくちゃいけないじゃん
文句つけるの？私。
「いつでも戻ってきてくださいね」かぁ…
そういわれてもなぁ…
SNSへの返答は言葉が見つからなくて先延ばしにしました
SNSのみんなは今も頑張っているのに私は赤ちゃんのことを忘れ平穏な時間——
もう1パイちょー
プヒ
ハイハイ
ポリッ
自分だけのために費やせる時間は楽で楽しい

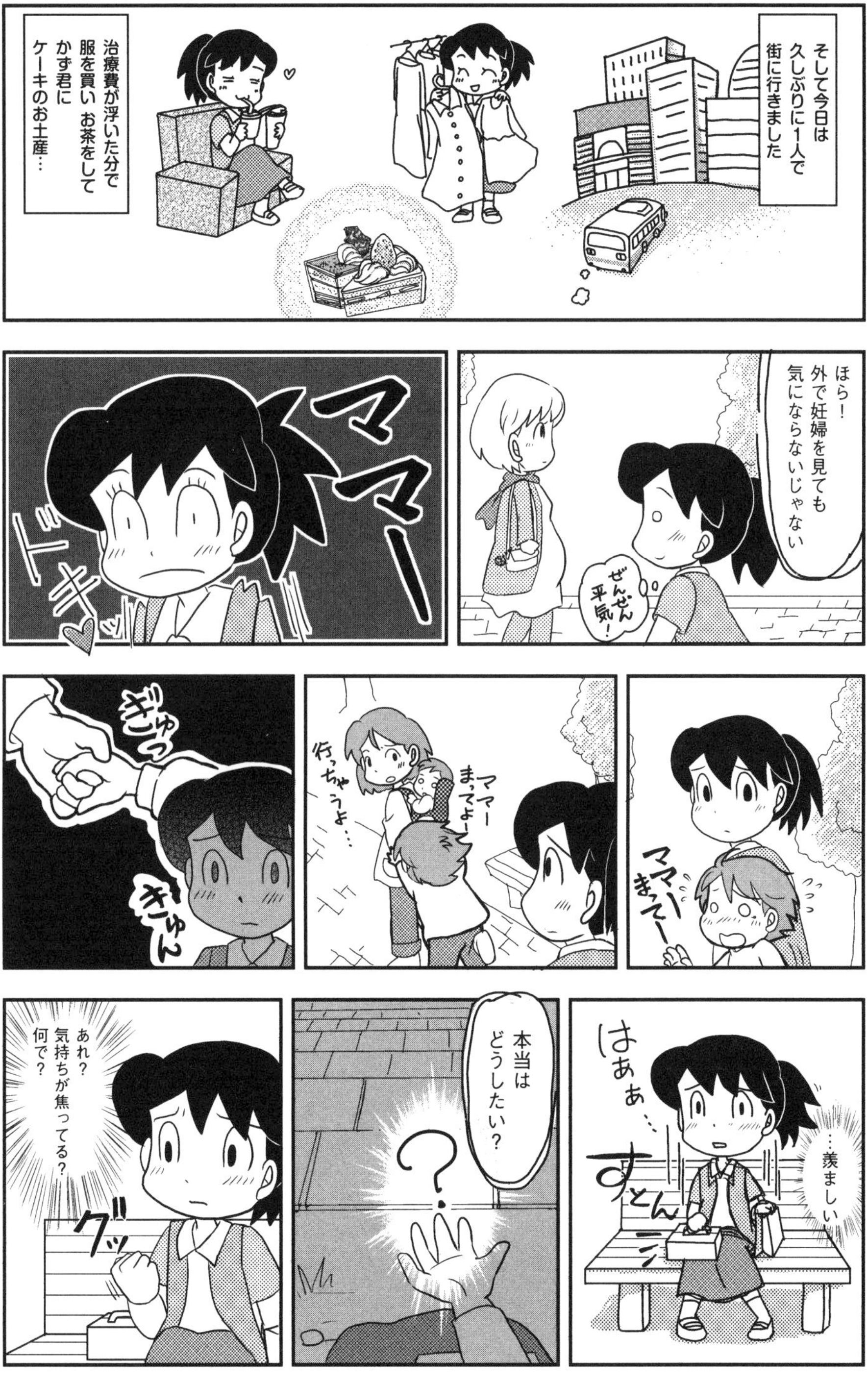
そして今日は久しぶりに1人で街に行きました
治療費が浮いた分で服を買い お茶をして かず君に ケーキのお土産…
ほら！外で妊婦を見ても気にならないじゃない
ぜんぜん平気！
ママー
ドキッ
ママーまってー
ママーまってよー
行っちゃうよ…
ぎゅっ
きゅん
はぁぁ…
すとん
…羨ましい
本当はどうしたい？
？
あれ？気持ちが焦ってる？何で？
グッ

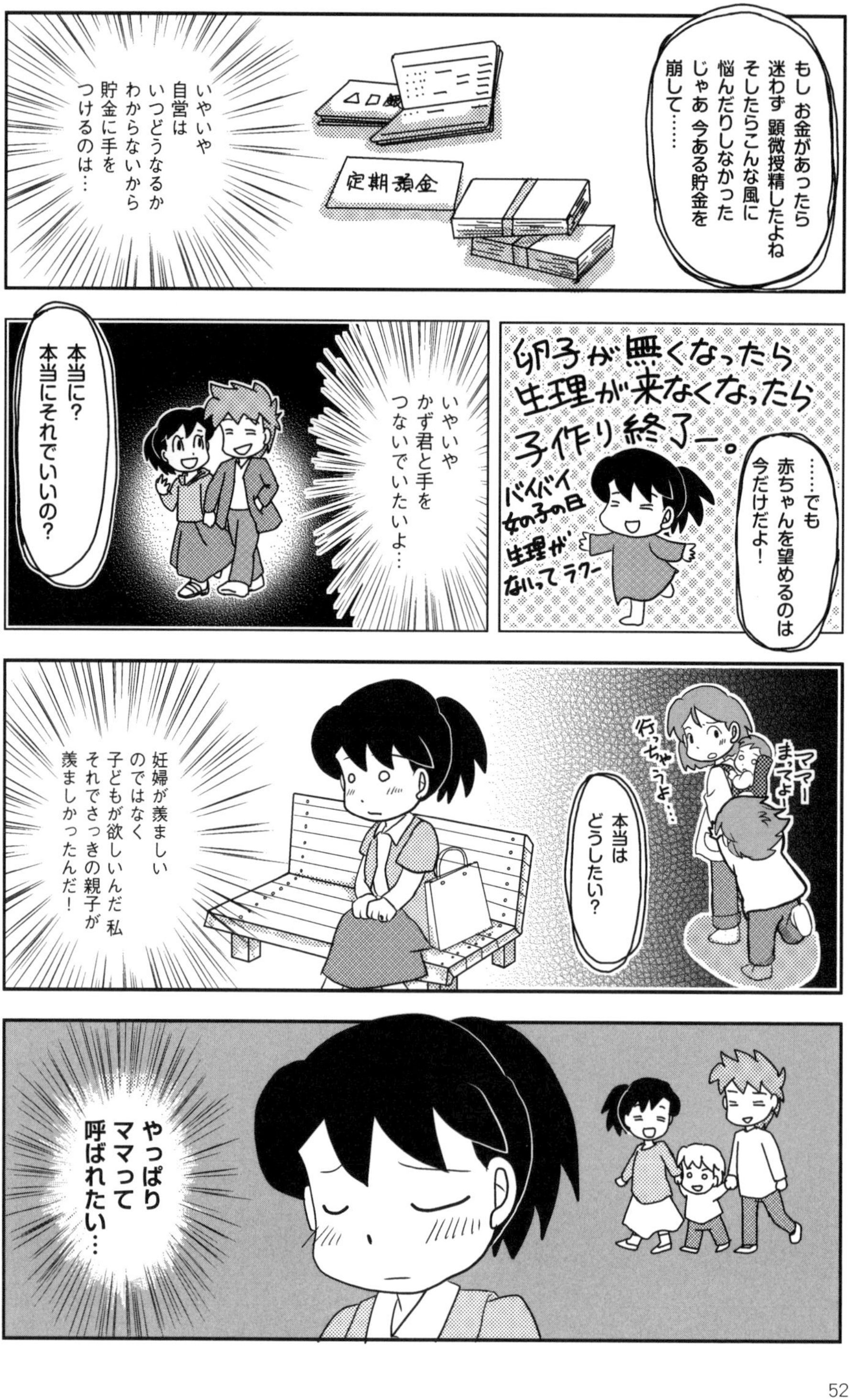
もし お金があったら
迷わず 顕微授精したよね
そしたらこんな風に
悩んだりしなかった
じゃあ 今ある貯金を
崩して……
定期預金
いやいや
自営は
いつどうなるか
わからないから
貯金に手を
つけるのは…
卵子が無くなったら
生理が来なくなったら
子作り終了ー。
バイバイ
女の子の日
生理がないってラクー
……でも
赤ちゃんを望めるのは
今だけだよ！
いやいや
かず君と手を
つないでいたいよ…
本当に？
本当にそれでいいの？
ママー
まってよー
行っちゃうよ…
本当は
どうしたい？
妊婦が羨ましい
のではなく
子どもが欲しいんだ私
それでさっきの親子が
羨ましかったんだ！
やっぱり
ママって
呼ばれたい…

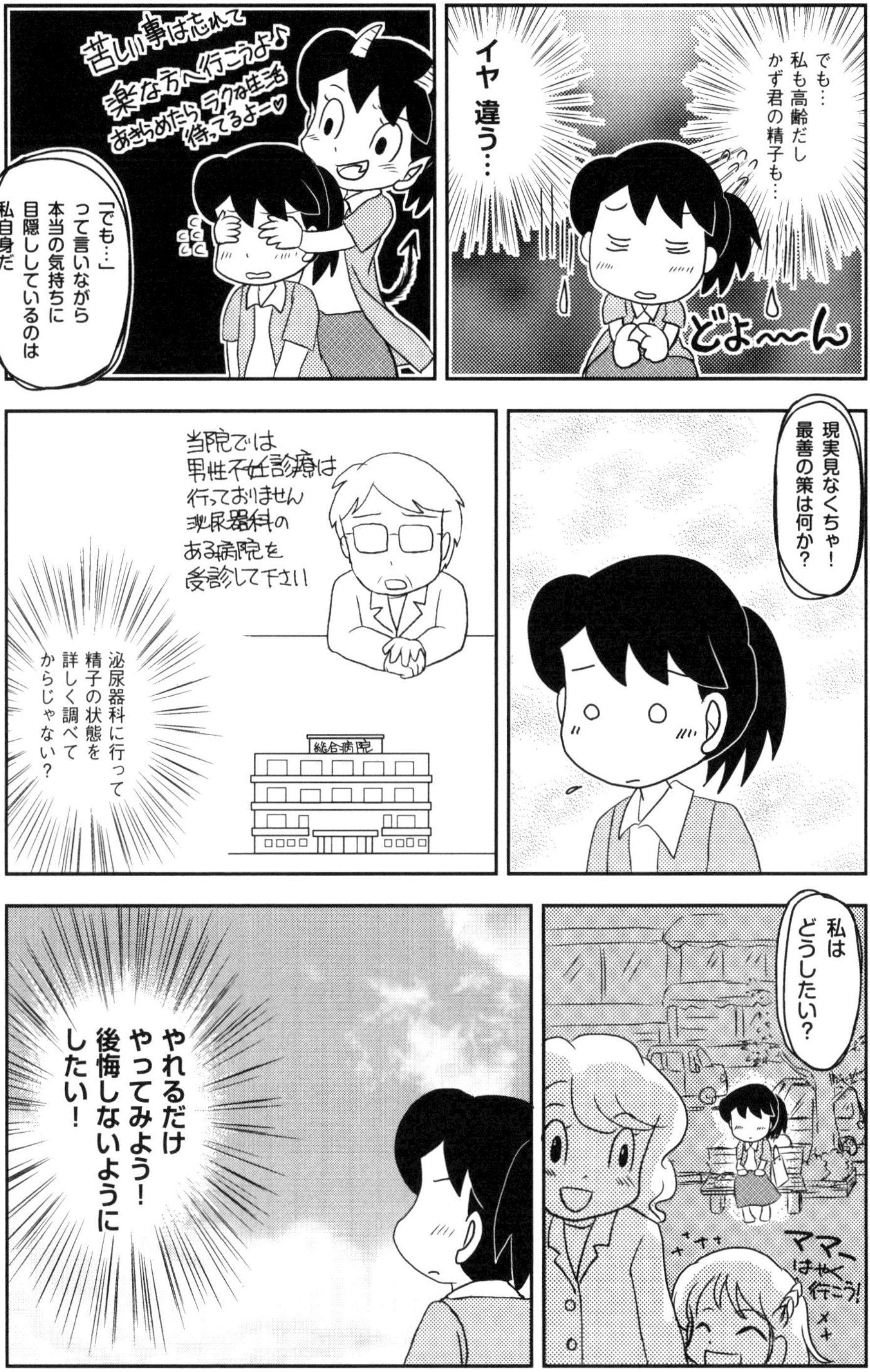

でも…
私も高齢だし
かず君の精子も…
イヤ 違う…
どよ〜〜ん
苦い事は忘れて
楽な方へ行こうよ♪
あきらめたら ラクな生活 待ってるよ〜♡
「でも…」って言いながら
本当の気持ちに
目隠ししているのは
私自身だ
現実見なくちゃ!
最善の策は何か?
当院では
男性不妊診療は
行っておりません
泌尿器科の
ある病院を
受診して下さい
泌尿器科に行って
精子の状態を
詳しく調べて
からじゃない?
総合病院
私は
どうしたい?
ママ〜
はやく行こう!
やれるだけ
やってみよう!
後悔しないように
したい!

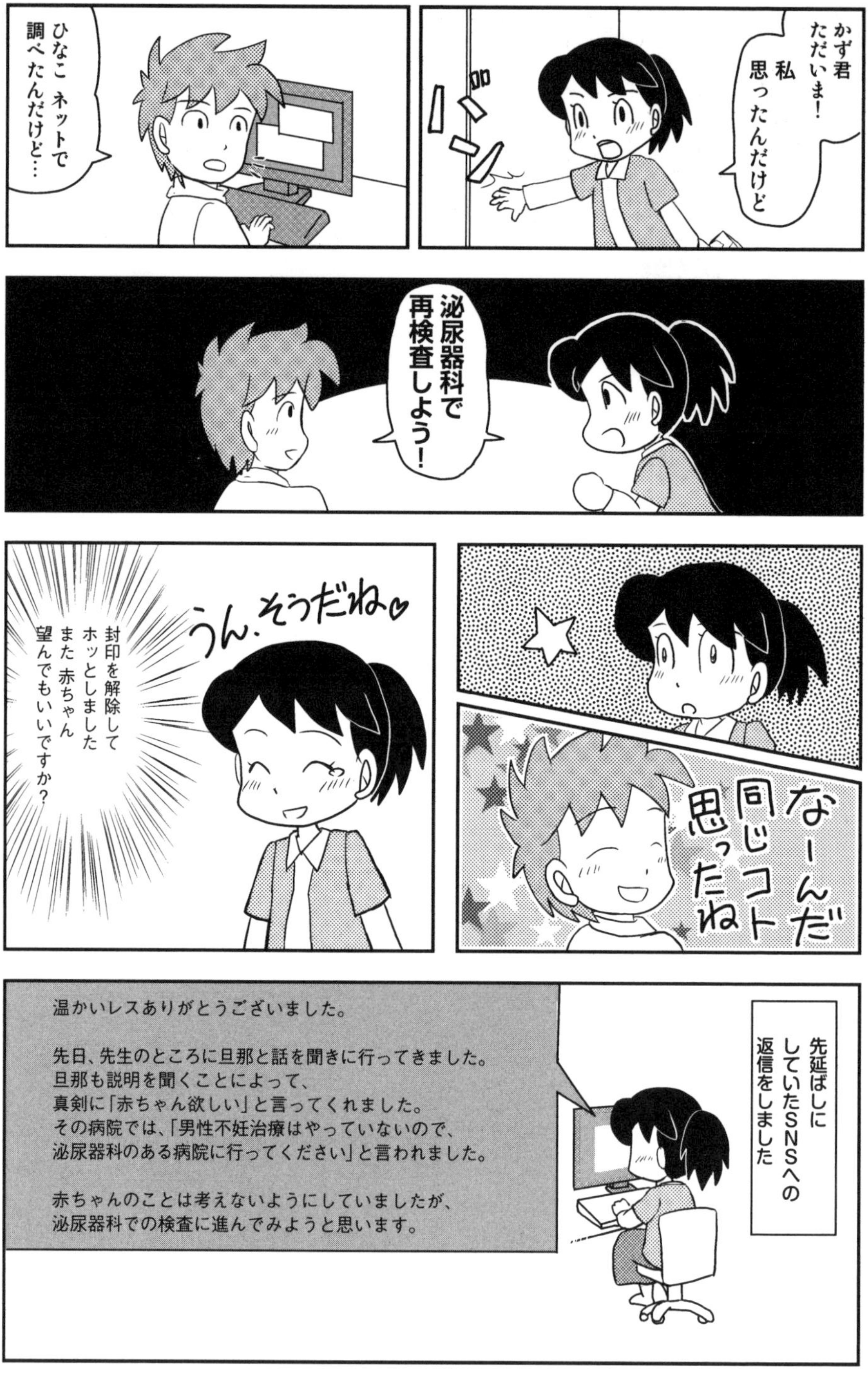
かず君 ただいま! 私 思ったんだけど
ひなこ ネットで 調べたんだけど…
泌尿器科で 再検査しよう!
なーんだ 同じコト 思ったね
うん、そうだね♡
封印を解除して ホッとしました また 赤ちゃん 望んでもいいですか?
先延ばしに していたSNSへの 返信をしました
温かいレスありがとうございました。
先日、先生のところに旦那と話を聞きに行ってきました。
旦那も説明を聞くことによって、
真剣に「赤ちゃん欲しい」と言ってくれました。
その病院では、「男性不妊治療はやっていないので、
泌尿器科のある病院に行ってください」と言われました。
赤ちゃんのことは考えないようにしていましたが、
泌尿器科での検査に進んでみようと思います。

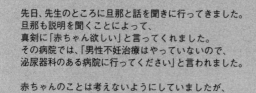

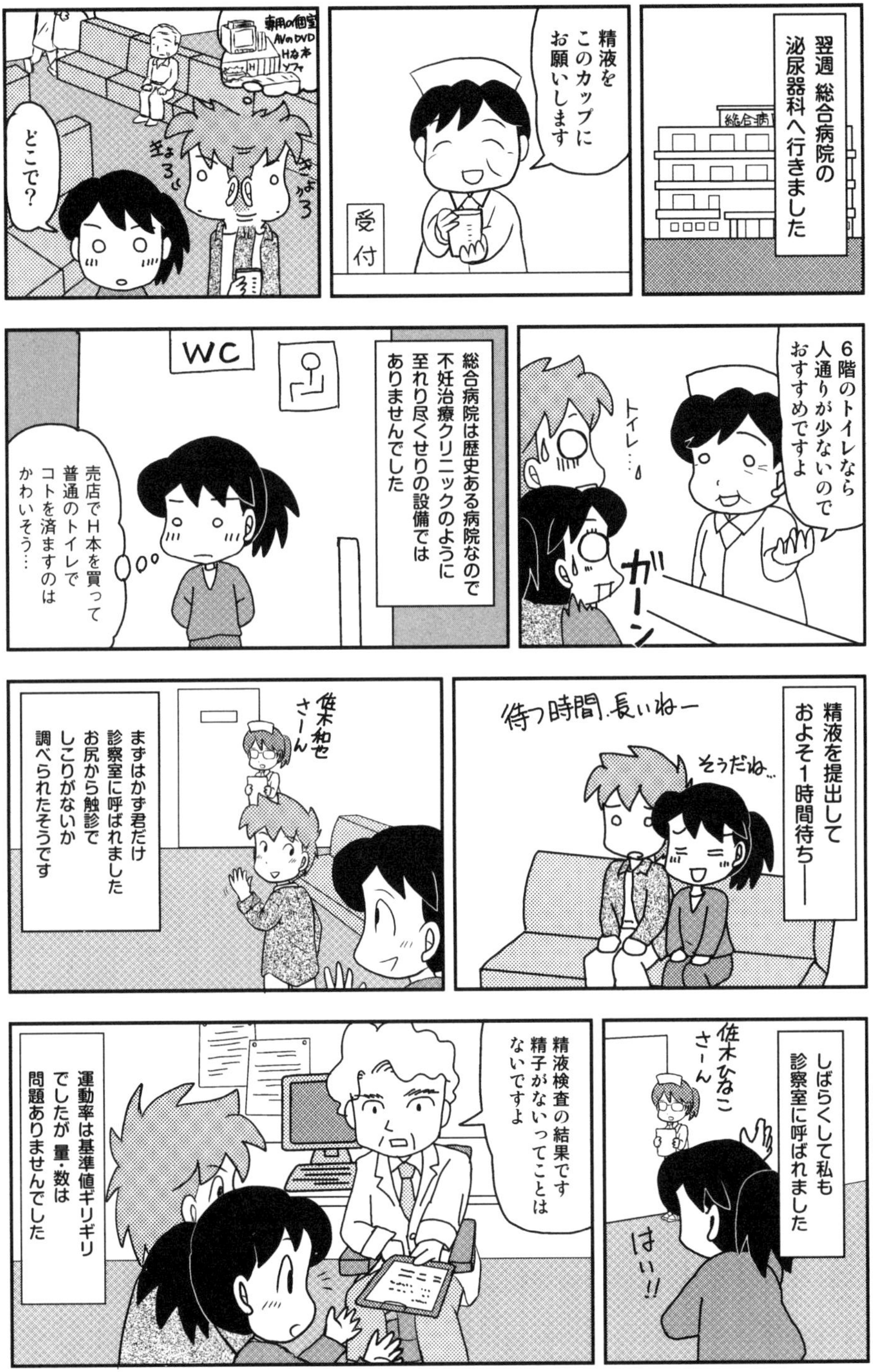
翌週 総合病院の泌尿器科へ行きました
総合病
精液をこのカップにお願いします
受付
専用の個室 AVのDVD Hな本 ソファ
ぎょろ
ぎょろ
どこで?
6階のトイレなら人通りが少ないのでおすすめですよ
トイレ…
ガーン
総合病院は歴史ある病院なので不妊治療クリニックのように至れり尽くせりの設備ではありませんでした
WC
売店でH本を買って普通のトイレでコトを済ますのはかわいそう…
精液を提出しておよそ1時間待ち——
待つ時間長いねー
そうだね…
佐木和也さーん
まずはかず君だけ診察室に呼ばれました お尻から触診でしこりがないか調べられたそうです
しばらくして私も診察室に呼ばれました
佐木ひなこさーん
はい!!
精液検査の結果です 精子がないってことはないですよ
運動率は基準値ギリギリでしたが量・数は問題ありませんでした

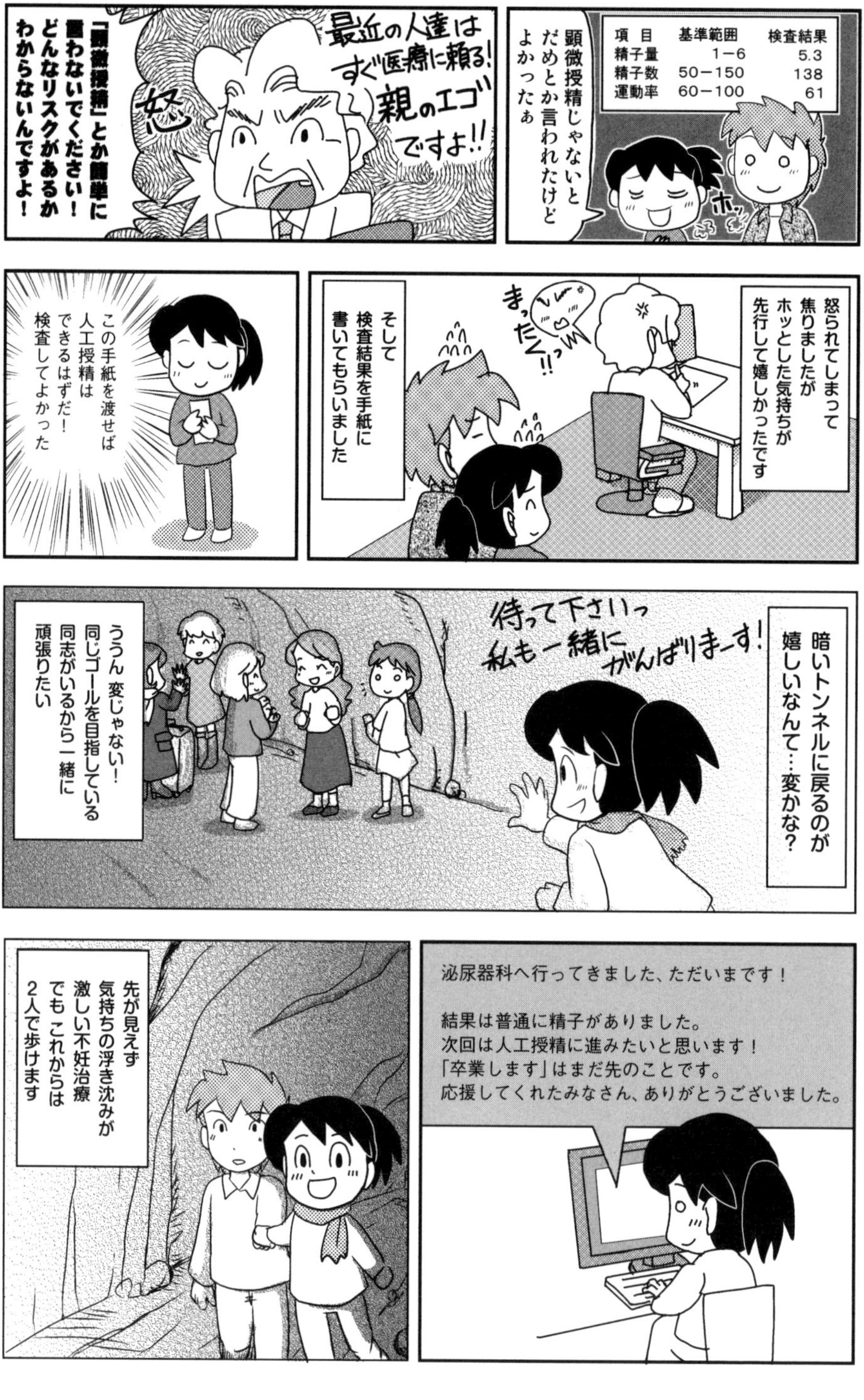
項目 基準範囲 検査結果
精子量 1−6 5.3
精子数 50−150 138
運動率 60−100 61
顕微授精じゃないとだめとか言われたけどよかったぁ
ホッ
最近の人達はすぐ医療に頼る！親のエゴですよ!!
怒
「顕微授精」とか簡単に言わないでください！どんなリスクがあるかわからないんですよ！
怒られてしまって焦りましたがホッとした気持ちが先行して嬉しかったです
まったく!!
そして検査結果を手紙に書いてもらいました
この手紙を渡せば人工授精はできるはずだ！検査してよかった
暗いトンネルに戻るのが嬉しいなんて…変かな？
待って下さいっ私も一緒にがんばりまーす！
ううん 変じゃない！同じゴールを目指している同志がいるから一緒に頑張りたい
泌尿器科へ行ってきました、ただいまです！
結果は普通に精子がありました。
次回は人工授精に進みたいと思います！
「卒業します」はまだ先のことです。
応援してくれたみなさん、ありがとうございました。
先が見えず気持ちの浮き沈みが激しい不妊治療でも これからは2人で歩けます

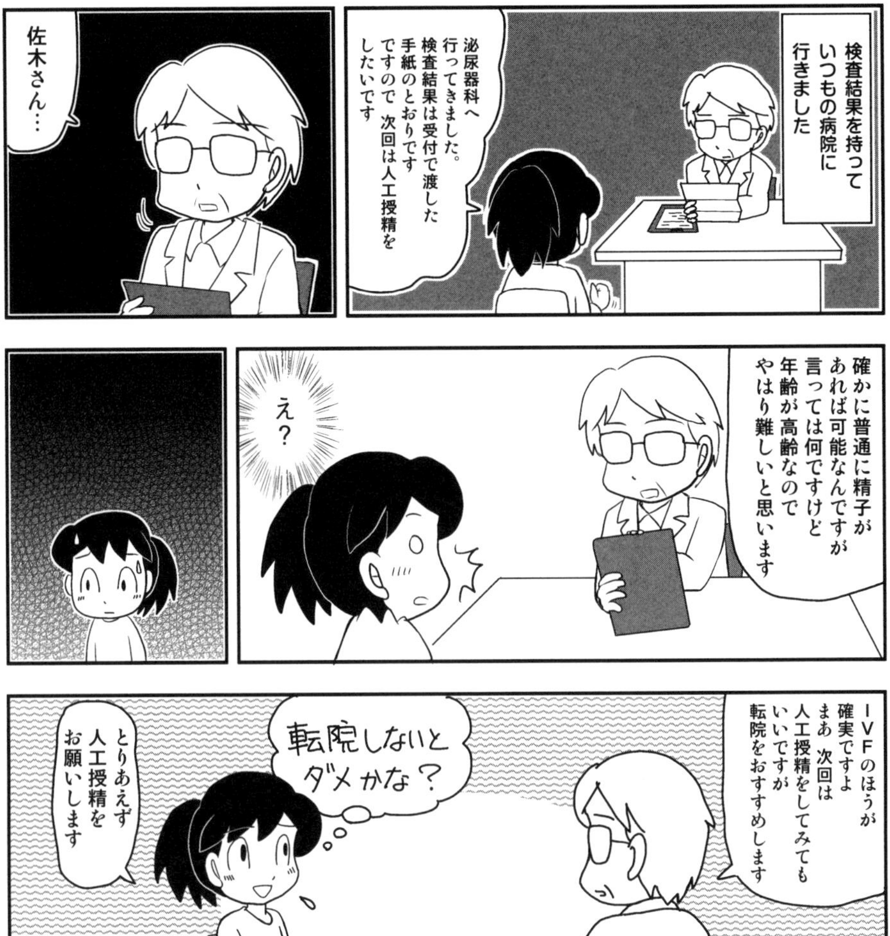
検査結果を持って
いつもの病院に
行きました
泌尿器科へ
行ってきました。
検査結果は受付で渡した
手紙のとおりです
ですので 次回は人工授精を
したいです
佐木さん…
確かに普通に精子が
あれば可能なんですが
言っては何ですけど
年齢が高齢なので
やはり難しいと思います
え？
ＩＶＦのほうが
確実ですよ
まあ 次回は
人工授精をしてみても
いいですが
転院をおすすめします
転院しないと
ダメかな？
とりあえず
人工授精を
お願いします
最初は個人差って
言ってくれたのになぁ
1年経って望みのない
患者はいらないって
ことなのかな？
不安と不満と
不信感が
交錯しました

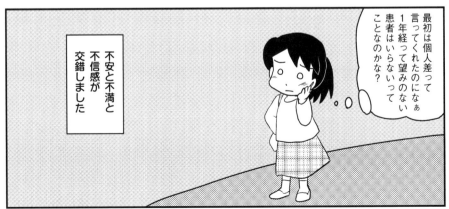

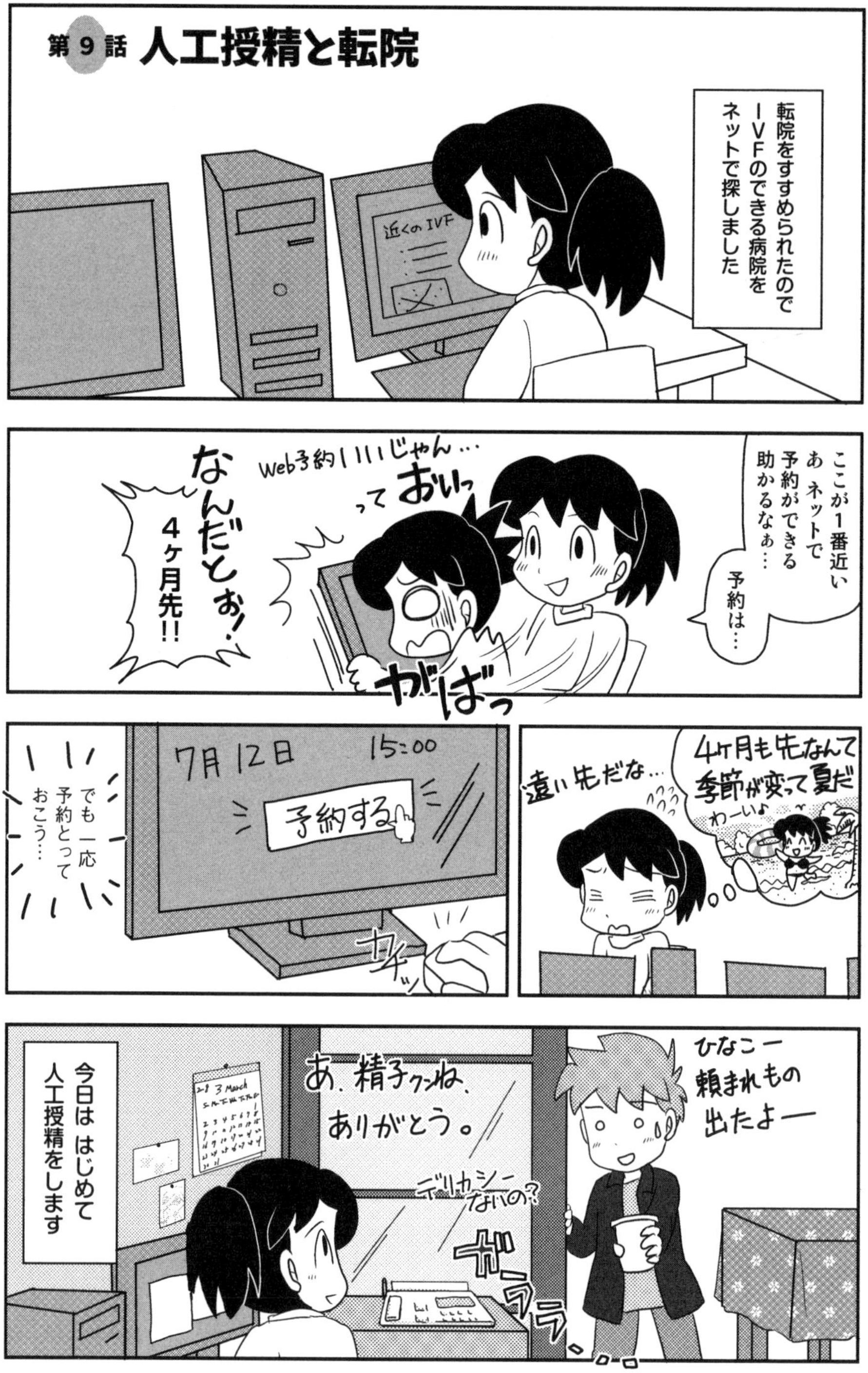
第9話 人工授精と転院
転院をすすめられたので
IVFのできる病院を
ネットで探しました
近くのIVF
ここが1番近い
あ ネットで
予約ができる
助かるなぁ…
予約は…
Web予約いいじゃん…
っておいっ
なんだとぉ!
4ヶ月先!!
がばっ
4ヶ月も先なんて
季節が変って夏だ
わーい♪
遠い先だな…
7月12日 15:00
予約する
でも一応
予約とって
おこう…
カチッ
ひなこー
頼まれもの
出たよー
ガラララ
デリカシーないの?
あ、精子クンね、
ありがとう。
今日は はじめて
人工授精をします

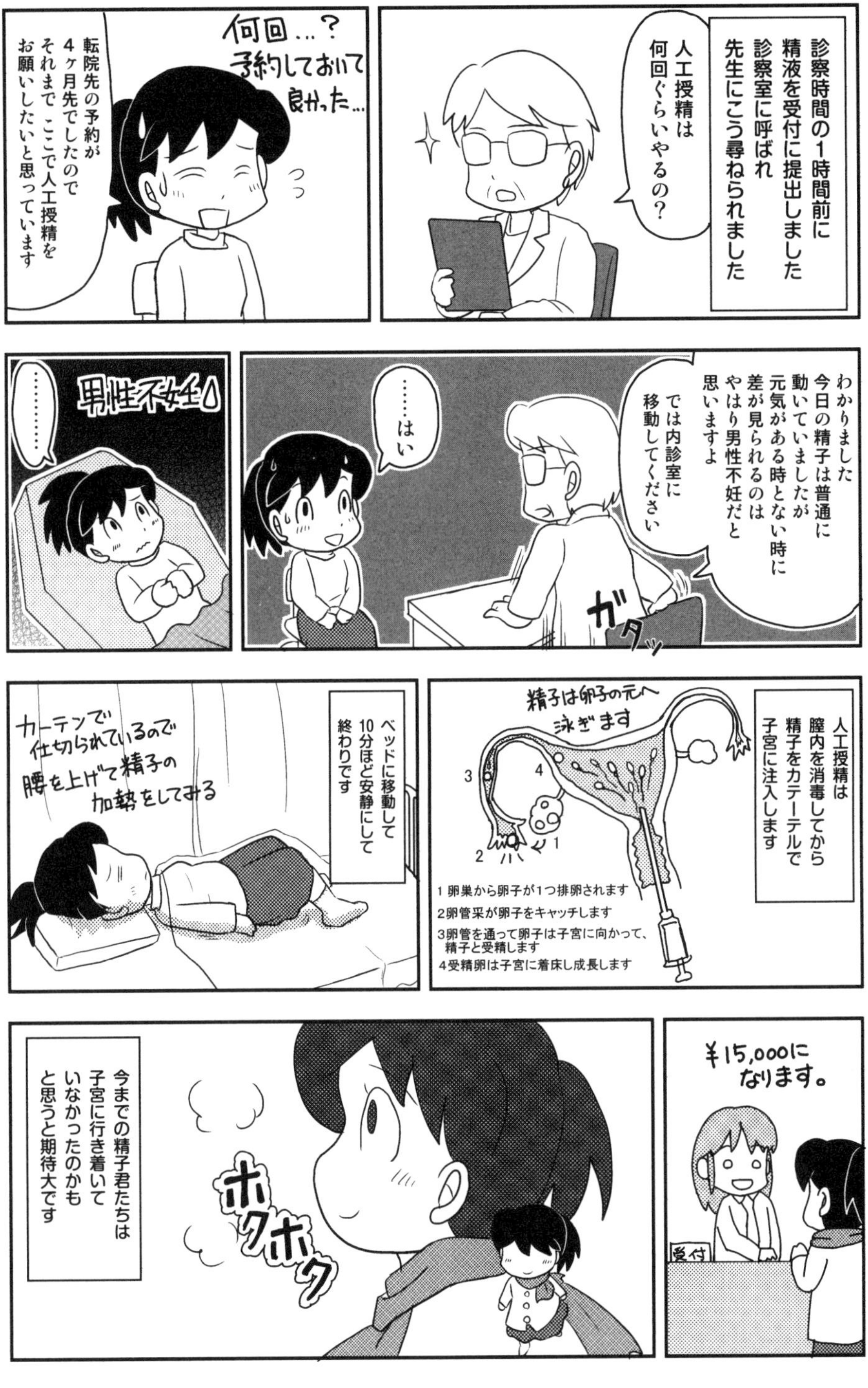
診察時間の1時間前に
精液を受付に提出しました
診察室に呼ばれ
先生にこう尋ねられました
人工授精は何回ぐらいやるの？
何回…？予約しておいて良かった…
転院先の予約が4ヶ月先でしたので
それまで ここで人工授精を
お願いしたいと思っています
わかりました
今日の精子は普通に動いていましたが
元気がある時とない時に差が見られるのは
やはり男性不妊だと思いますよ
では内診室に移動してください
……はい
ガタッ
男性不妊
…………
人工授精は膣内を消毒してから
精子をカテーテルで子宮に注入します
精子は卵子の元へ泳ぎます
1 卵巣から卵子が1つ排卵されます
2卵管采が卵子をキャッチします
3卵管を通って卵子は子宮に向かって、精子と受精します
4受精卵は子宮に着床し成長します
ベッドに移動して
10分ほど安静にして
終わりです
カーテンで仕切られているので
腰を上げて精子の
加勢をしてみる
¥15,000になります。
受付
今までの精子君たちは
子宮に行き着いて
いなかったのかも
と思うと期待大です
ホクホク

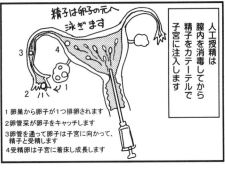

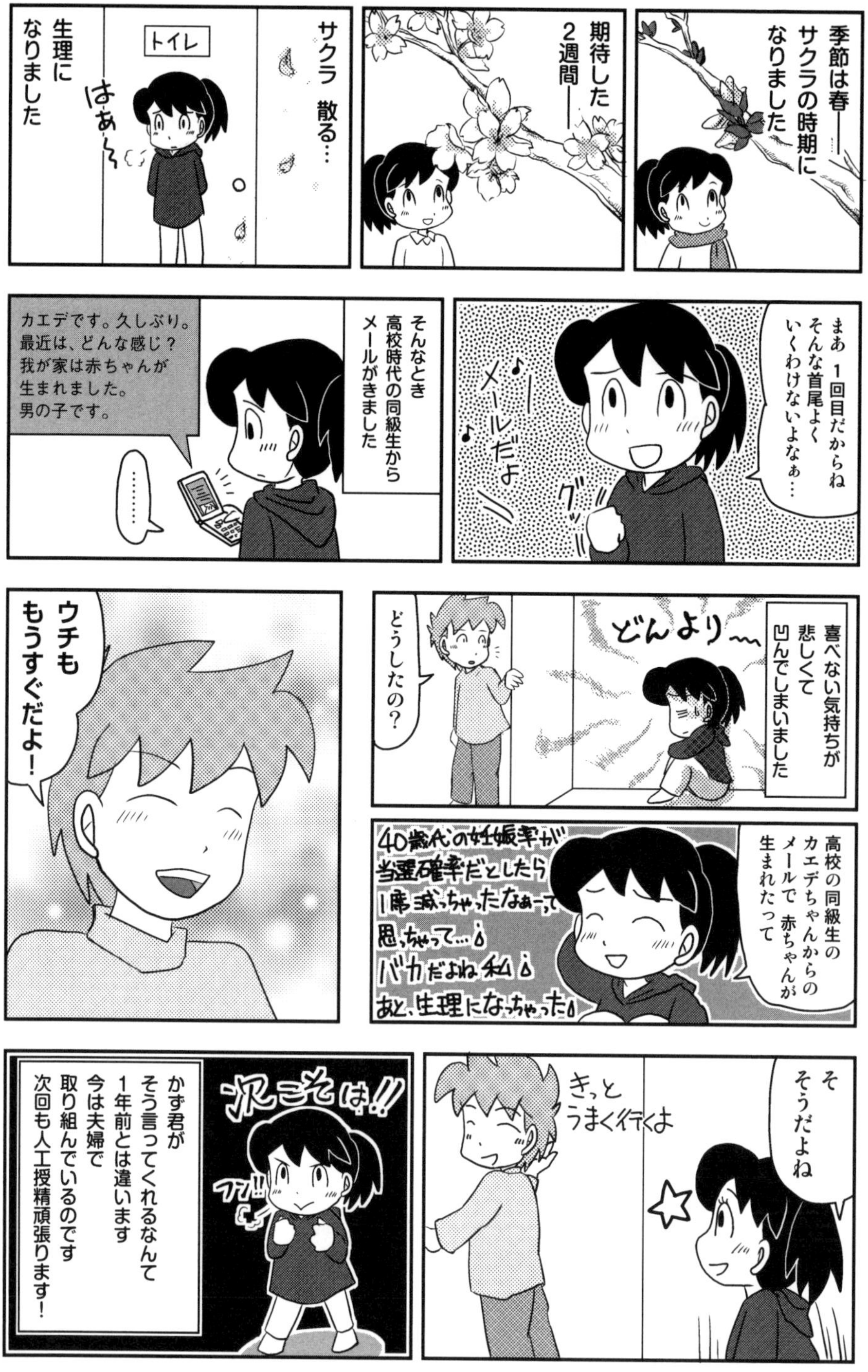
季節は春――
サクラの時期になりました
期待した2週間――
サクラ　散る…
トイレ
はぁ～
生理になりました
まぁ　1回目だからね
そんな首尾よくいくわけないよなぁ…
メールだよ
グッ
そんなとき高校時代の同級生からメールがきました
カエデです。久しぶり。最近は、どんな感じ？我が家は赤ちゃんが生まれました。男の子です。
……
喜べない気持ちが悲しくて凹んでしまいました
どんより…
どうしたの？
高校の同級生のカエデちゃんからのメールで　赤ちゃんが生まれたって
40歳代の妊娠率が当選確率だとしたら1席減っちゃったなぁーって思っちゃって…
バカだよね私
あと、生理になっちゃった
ウチももうすぐだよ！
そ　そうだよね
きっとうまく行くよ
次こそは!!
フン!!
かず君がそう言ってくれるなんて1年前とは違います今は夫婦で取り組んでいるのです次回も人工授精頑張ります！

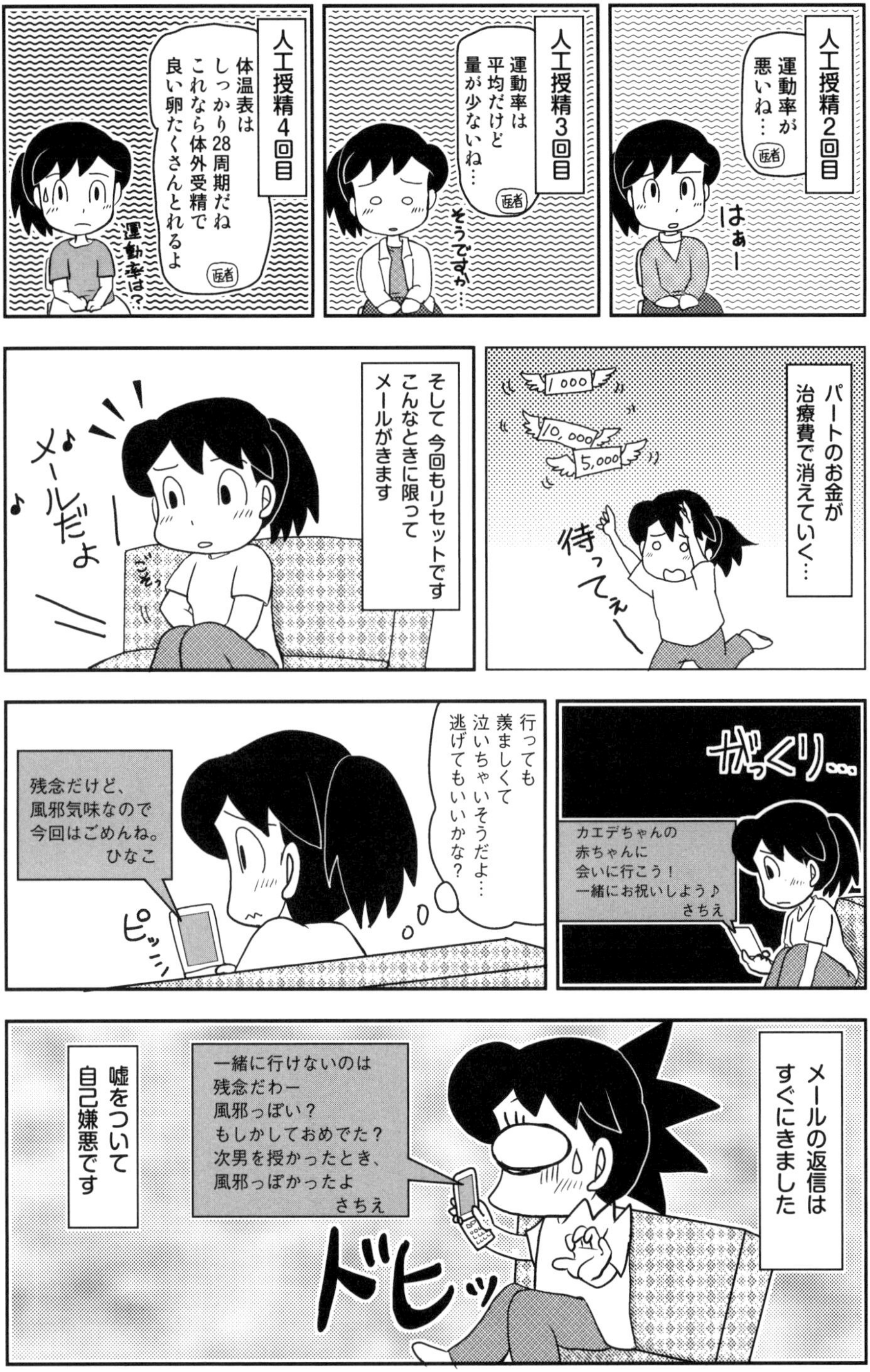
人工授精2回目
運動率が悪いね… 医者
はぁー
人工授精3回目
運動率は平均だけど量が少ないね… 医者
そうですか…
人工授精4回目
体温表はしっかり28周期だね これなら体外受精で良い卵たくさんとれるよ 医者
運動率は？
パートのお金が治療費で消えていく…
1,000
10,000
5,000
待ってぇ〜
そして今回もリセットです こんなときに限ってメールがきます
メールだよ♪
ごそっ
がっくり…
カエデちゃんの赤ちゃんに会いに行こう！一緒にお祝いしよう♪ さちえ
行っても羨ましくて泣いちゃいそうだよ… 逃げてもいいかな？
残念だけど、風邪気味なので今回はごめんね。 ひなこ
ピッ
メールの返信はすぐにきました
一緒に行けないのは残念だわー 風邪っぽい？ もしかしておめでた？ 次男を授かったとき、風邪っぽかったよ さちえ
ドヒッ
嘘をついて自己嫌悪です

第10話 新たな病院と勉強会

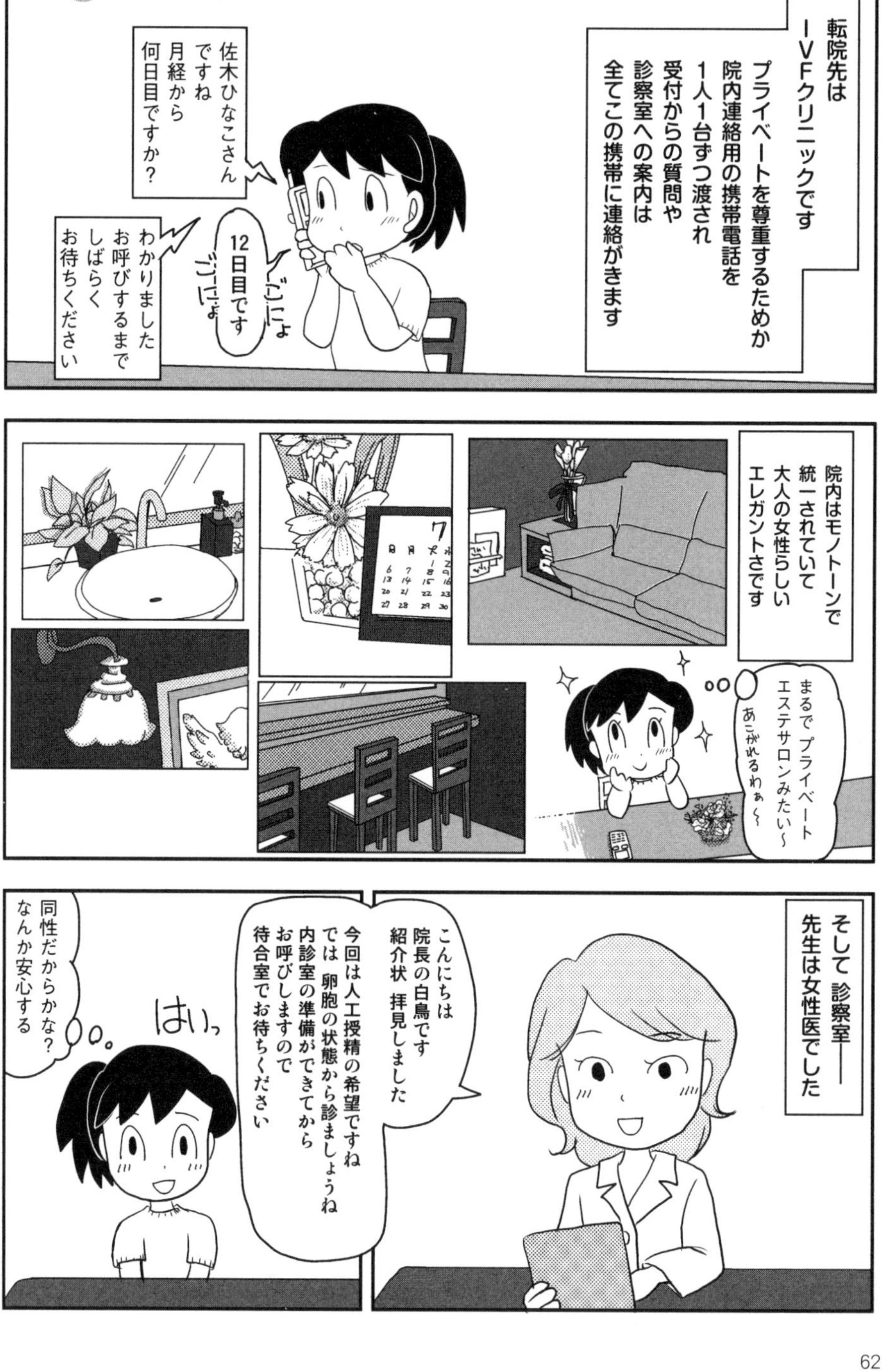
転院先は
IVFクリニックです
プライベートを尊重するためか
院内連絡用の携帯電話を
1人1台ずつ渡され
受付からの質問や
診察室への案内は
全てこの携帯に連絡がきます
佐木ひなこさんですね
月経から何日目ですか?
12日目です
ごにょごにょ
わかりました
お呼びするまで
しばらくお待ちください
院内はモノトーンで
統一されていて
大人の女性らしい
エレガントさです
まるでプライベートエステサロンみたい～
あこがれるわぁ～
そして 診察室――
先生は女性医でした
こんにちは
院長の白鳥です
紹介状 拝見しました
今回は人工授精の希望ですね
では 卵胞の状態から診ましょうね
内診室の準備ができてから
お呼びしますので
待合室でお待ちください
はいっ
同性だからかな?
なんか安心する

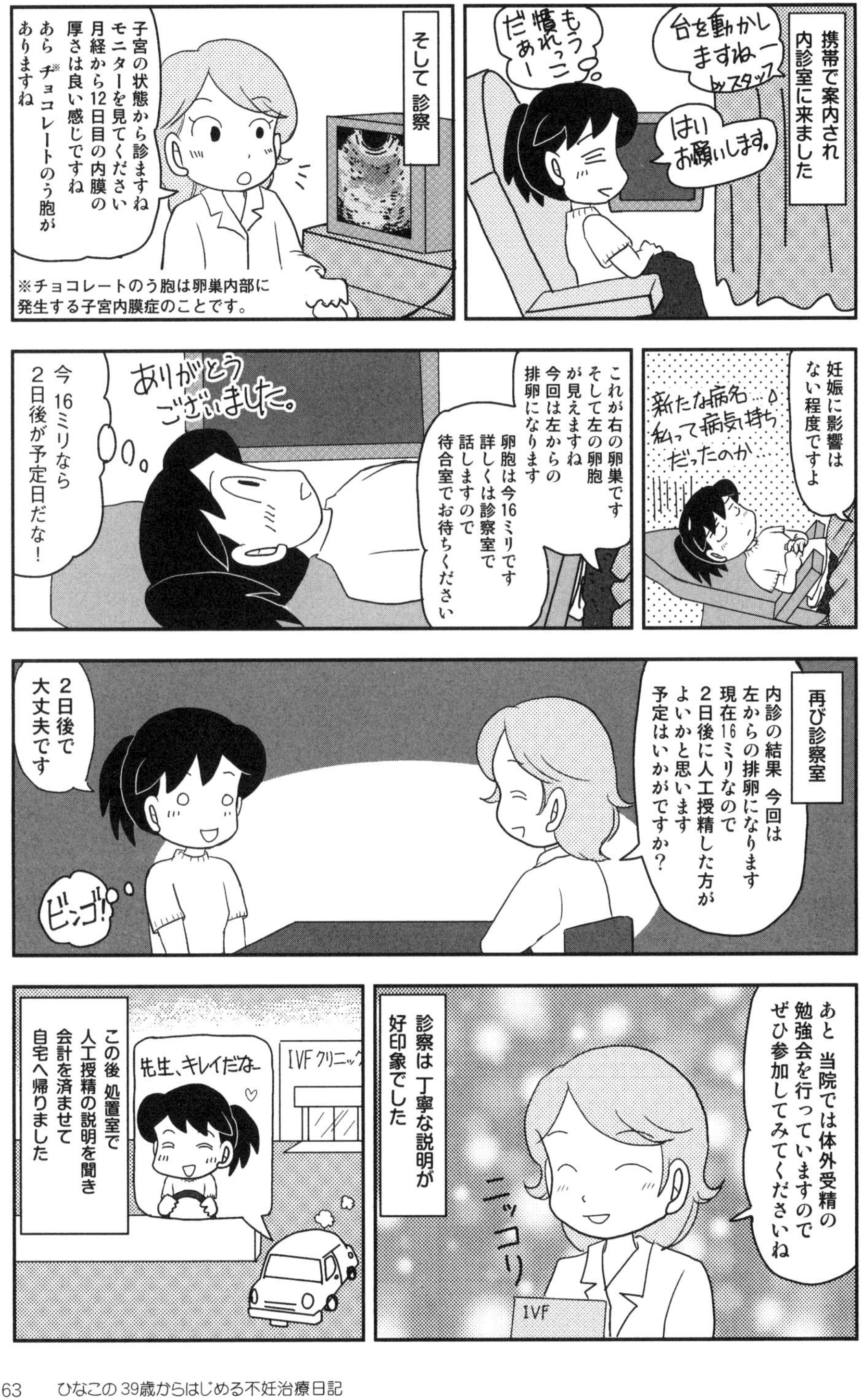
携帯で案内され内診室に来ました
台を動かしますねー byスタッフ
はい お願いします。
もう慣れっこだぁー
そして 診察
子宮の状態から診ますね モニターを見てください 月経から12日目の内膜の厚さは良い感じですね あら※チョコレートのう胞がありますね
※チョコレートのう胞は卵巣内部に発生する子宮内膜症のことです。
妊娠に影響はない程度ですよ
新たな病名…私って病気持ちだったのか
これが右の卵巣です そして左の卵胞が見えますね 今回は左からの排卵になります
卵胞は今16ミリです 詳しくは診察室で話しますので待合室でお待ちください
ありがとうございました。
今16ミリなら2日後が予定日だな！
再び診察室
内診の結果 今回は左からの排卵になります 現在16ミリなので2日後に人工授精した方がよいかと思います 予定はいかがですか？
2日後で大丈夫です
ビンゴ！
あと 当院では体外受精の勉強会を行っていますので ぜひ参加してみてくださいね
診察は丁寧な説明が好印象でした
ニッコリ
IVF
この後 処置室で人工授精の説明を聞き会計を済ませて自宅へ帰りました
先生、キレイだなー
IVFクリニッ

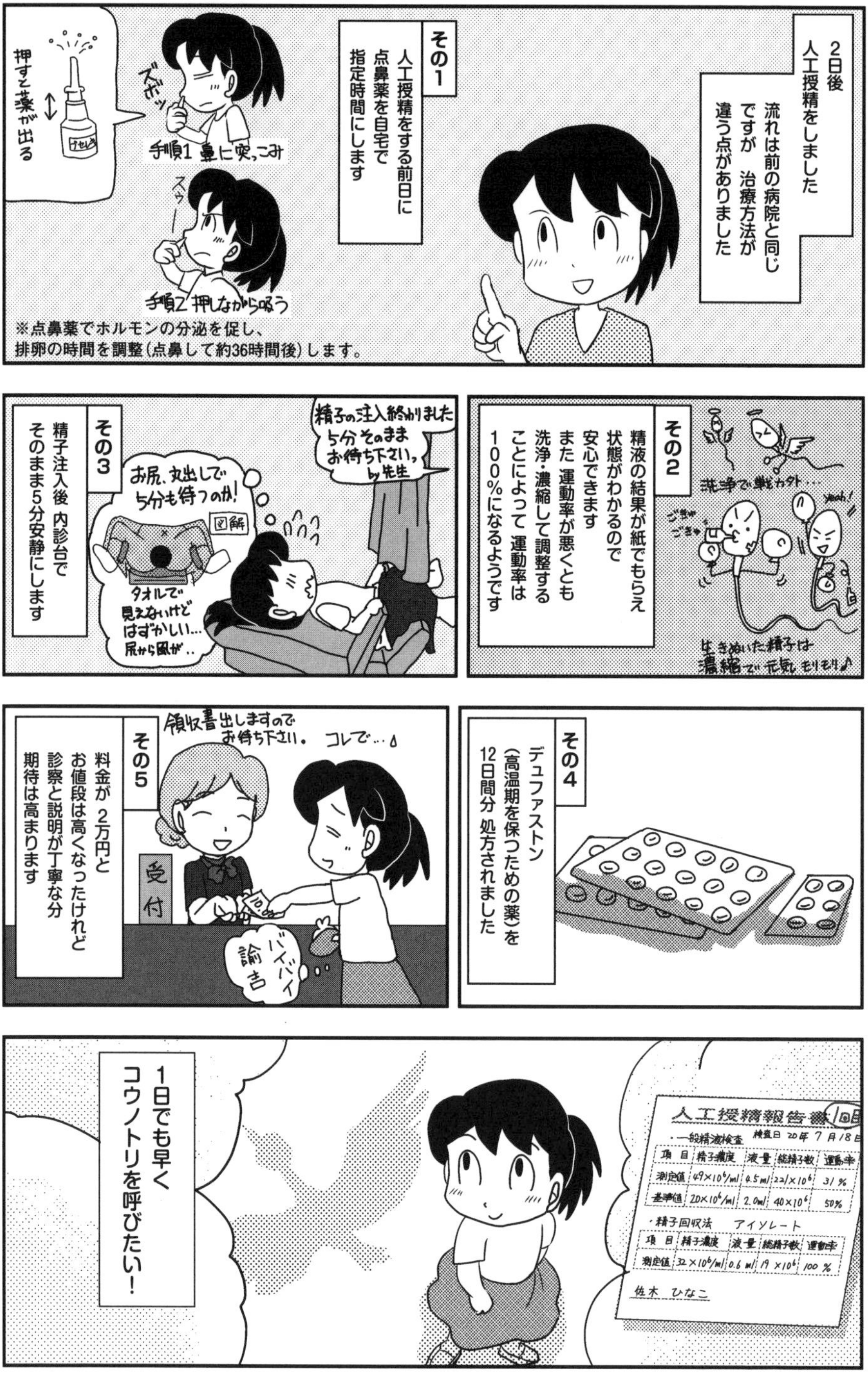

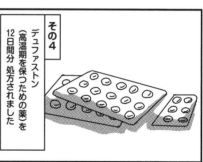

2日後
人工授精をしました
流れは前の病院と同じ
ですが 治療方法が
違う点がありました
その1
人工授精をする前日に
点鼻薬を自宅で
指定時間にします
ズボッ
手順1 鼻に突っこみ
押すと薬が出る
スゥー
手順2 押しながら吸う
※点鼻薬でホルモンの分泌を促し、
排卵の時間を調整(点鼻して約36時間後)します。
その2
精液の結果が紙でもらえ
状態がわかるので
安心できます
また 運動率が悪くとも
洗浄・濃縮して調整する
ことによって 運動率は
100%になるようです
洗浄で戦死…
yeah!
ごきゅ ごきゅ
生きぬいた精子は
濃縮で元気もりもり♪
その3
精子注入後 内診台で
そのまま5分安静にします
精子の注入終わりました
5分そのまま
お待ち下さいっ
by 先生
お尻、丸出しで
5分も待つのか!
図解
タオルで
見えないけど
はずかしい…
尻から風が‥
その4
デュファストン
(高温期を保つための薬)を
12日間分 処方されました
その5
料金が 2万円と
お値段は高くなったけれど
診察と説明が丁寧な分
期待は高まります
領収書出しますので
お待ち下さい。 コレで…
受付
バイバイ
諭吉
1日でも早く
コウノトリを呼びたい!
人工授精報告
・一般精液検査 検査日 20年 7月18日
項目 精子濃度 液量 総精子数 運動率
測定値 49×10⁶/ml 4.5ml 221×10⁶ 31%
基準値 20×10⁶/ml 2.0ml 40×10⁶ 50%
・精子回収法 アイソレート
項目 精子濃度 液量 総精子数 運動率
測定値 32×10⁶/ml 0.6ml 19×10⁶ 100%
佐木 ひなこ

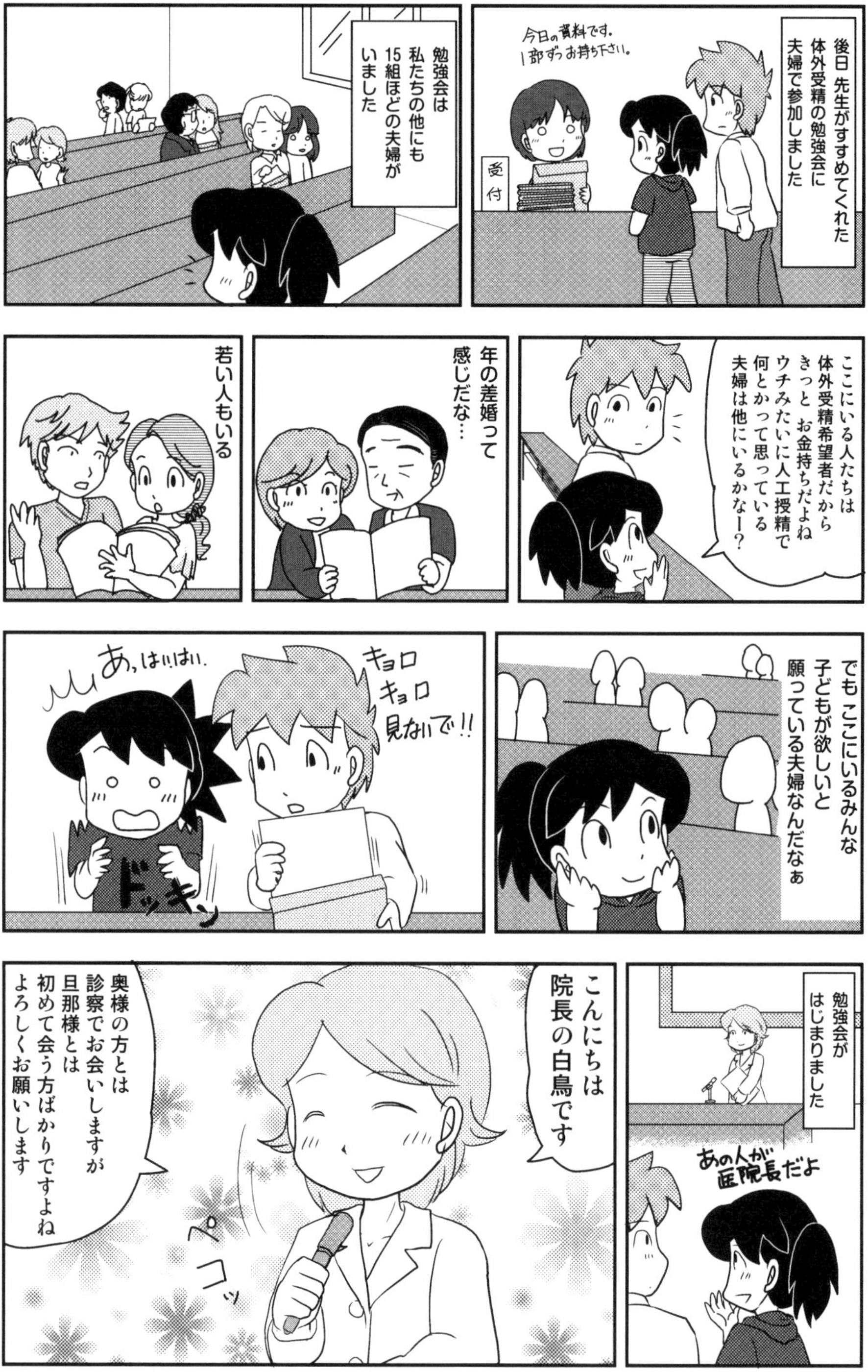

後日 先生がすすめてくれた体外受精の勉強会に夫婦で参加しました
今日の資料です。1部ずつお持ち下さい。
受付
勉強会は私たちの他にも15組ほどの夫婦がいました
ここにいる人たちは体外受精希望者だからきっと お金持ちだよね ウチみたいに人工授精で何とかって思っている夫婦は他にいるかなー?
年の差婚って感じだな…
若い人もいる
でも ここにいるみんな子どもが欲しいと願っている夫婦なんだなぁ
キョロキョロ見ないで!!
あっはいはい
ドッキン
勉強会がはじまりました
あの人が医院長だよ
こんにちは院長の白鳥です
奥様の方とは診察でお会いしますが旦那様とは初めて会う方ばかりですよね よろしくお願いします
ペコッ

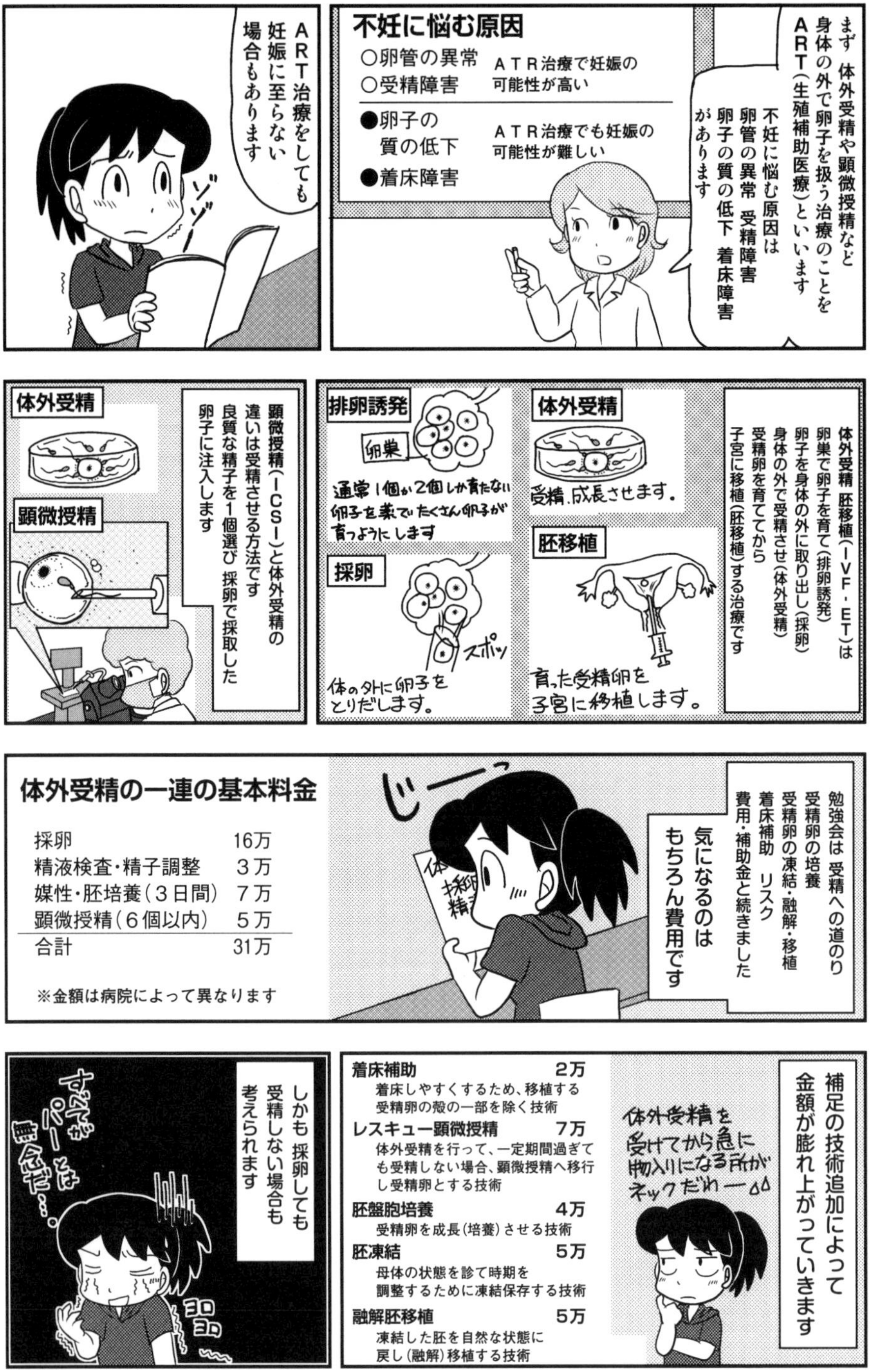
まず 体外受精や顕微授精など
身体の外で卵子を扱う治療のことを
ART（生殖補助医療）といいます
不妊に悩む原因は
卵管の異常 受精障害
卵子の質の低下 着床障害
があります
不妊に悩む原因
○卵管の異常
○受精障害
ATR治療で妊娠の可能性が高い
●卵子の質の低下
●着床障害
ATR治療でも妊娠の可能性が難しい
ART治療をしても
妊娠に至らない
場合もあります
ゾゾッ
体外受精 胚移植（IVF・ET）は
卵巣で卵子を育て（排卵誘発）
卵子を身体の外に取り出し（採卵）
身体の外で受精させ（体外受精）
受精卵を育ててから
子宮に移植（胚移植）する治療です
体外受精
受精.成長させます。
胚移植
育った受精卵を子宮に移植します。
排卵誘発
卵巣
通常1個か2個しか育たない卵子を薬でたくさん卵子が育つようにします
採卵
スポッ
体の外に卵子をとりだします。
顕微授精（ICSI）と体外受精の
違いは受精させる方法です
良質な精子を1個選び 採卵で採取した
卵子に注入します
体外受精
顕微授精
勉強会は 受精への道のり
受精卵の培養
受精卵の凍結・融解・移植
着床補助 リスク
費用・補助金と続きました
気になるのは
もちろん費用です
じーっ
体外受精の一連の基本料金
採卵 16万
精液検査・精子調整 3万
媒性・胚培養（3日間） 7万
顕微授精（6個以内） 5万
合計 31万
※金額は病院によって異なります
補足の技術追加によって
金額が膨れ上がっていきます
体外受精を受けてから急に物入りになる所がネックだねー
着床補助 2万
着床しやすくするため、移植する受精卵の殻の一部を除く技術
レスキュー顕微授精 7万
体外受精を行って、一定期間過ぎても受精しない場合、顕微授精へ移行し受精卵とする技術
胚盤胞培養 4万
受精卵を成長（培養）させる技術
胚凍結 5万
母体の状態を診て時期を調整するために凍結保存する技術
融解胚移植 5万
凍結した胚を自然な状態に戻し（融解）移植する技術
しかも 採卵しても
受精しない場合も
考えられます
すべてがパーとは
無念だ…
ヨロヨロ

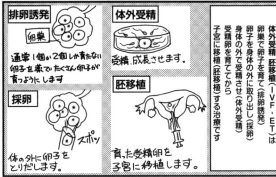

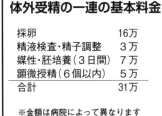

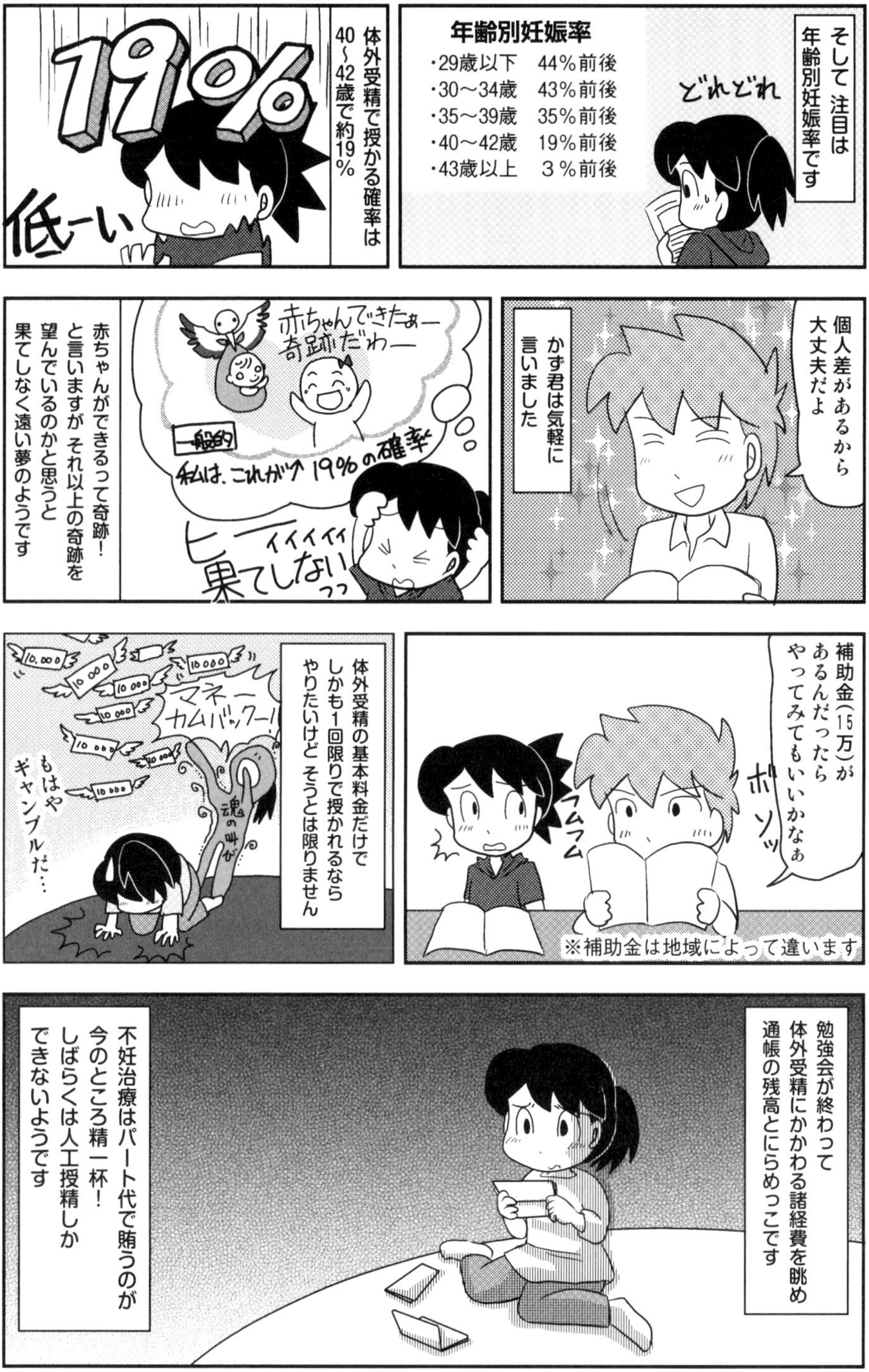
そして 注目は年齢別妊娠率です
年齢別妊娠率
・29歳以下　44％前後
・30〜34歳　43％前後
・35〜39歳　35％前後
・40〜42歳　19％前後
・43歳以上　3％前後
どれどれ
体外受精で授かる確率は40〜42歳で約19％
19%
低ーい
個人差があるから大丈夫だよ
かず君は気軽に言いました
赤ちゃんができるって奇跡！と言いますが それ以上の奇跡を望んでいるのかと思うと果てしなく遠い夢のようです
赤ちゃんできたぁー奇跡だわー
一般的
私は、これが↑19%の確率
ヒーイイイイイ
果てしないっっ
補助金(15万)があるんだったらやってみてもいいかなぁ
ボソッ
フムフム
※補助金は地域によって違います
体外受精の基本料金だけで しかも1回限りで授かれるなら やりたいけど そうとは限りません
マネーカムバックー!
魂の叫び
もはやギャンブルだ…
勉強会が終わって体外受精にかかわる諸経費を眺め通帳の残高とにらめっこです
不妊治療はパート代で賄うのが今のところ精一杯！しばらくは人工授精しかできないようです

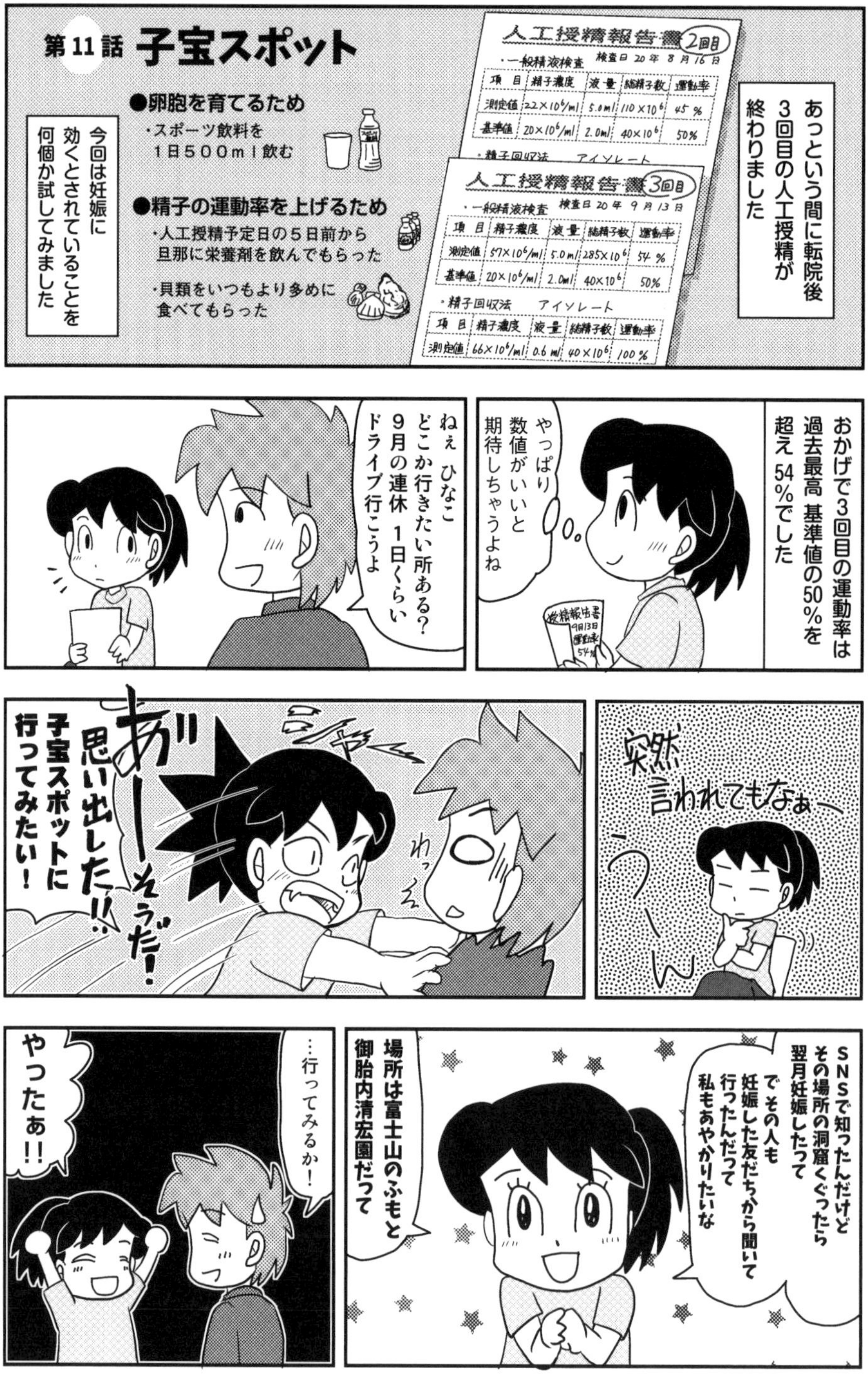
第11話 子宝スポット
あっという間に転院後 3回目の人工授精が終わりました
人工授精報告書 2回目
・一般精液検査 検査日 20年 8月16日
項目 精子濃度 液量 総精子数 運動率
測定値 22×10^6/ml 5.0ml 110×10^6 45%
基準値 20×10^6/ml 2.0ml 40×10^6 50%
・精子回収法 アイソレート
人工授精報告書 3回目
・一般精液検査 検査日 20年 9月13日
項目 精子濃度 液量 総精子数 運動率
測定値 57×10^6/ml 5.0ml 285×10^6 54%
基準値 20×10^6/ml 2.0ml 40×10^6 50%
・精子回収法 アイソレート
項目 精子濃度 液量 総精子数 運動率
測定値 66×10^6/ml 0.6ml 40×10^6 100%
●卵胞を育てるため
・スポーツ飲料を1日500ml飲む
●精子の運動率を上げるため
・人工授精予定日の5日前から旦那に栄養剤を飲んでもらった
・貝類をいつもより多めに食べてもらった
今回は妊娠に効くとされていることを何個か試してみました
おかげで3回目の運動率は過去最高 基準値の50%を超え54%でした
やっぱり数値がいいと期待しちゃうよね
授精報告書 9月13日 運動率 54%
ねぇ ひなこ どこか行きたい所ある? 9月の連休 1日くらいドライブ行こうよ
突然言われてもなぁ～
う～ん
シャ
わっ
あ―そうだ!
思い出した!!
子宝スポットに行ってみたい!
SNSで知ったんだけど その場所の洞窟くぐったら 翌月妊娠したって
でその人も 妊娠した友だちから聞いて 行ったんだって 私もあやかりたいな
場所は富士山のふもと 御胎内清宏園だって
…行ってみるか!
やったぁ!!

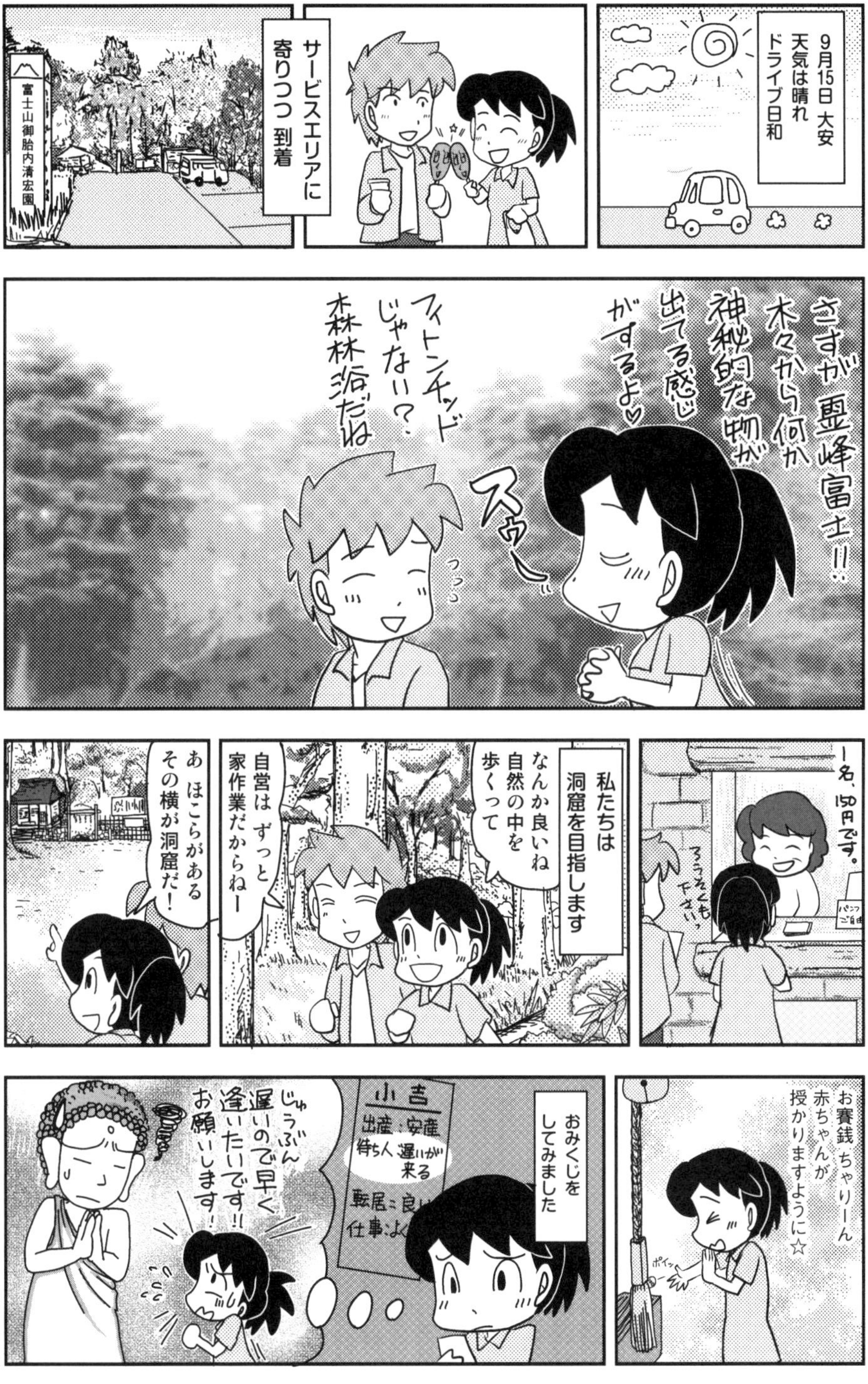
9月15日 大安
天気は晴れ
ドライブ日和
サービスエリアに
寄りつつ 到着
富士山御胎内清宏園
さすが 霊峰富士!!
木々から何か
神秘的な物が
出てる感じ
がするよ♥
スゥ〜
フィトンチッド
じゃない?
森林浴だね
1名、150円です。
ろうそくも下さいっ
私たちは
洞窟を目指します
なんか良いね
自然の中を
歩くって
自営は ずっと
家作業だからねー
あ ほこらがある
その横が洞窟だ!
お賽銭ちゃりーん
赤ちゃんが
授かりますように☆
ポイッ
おみくじを
してみました
小吉
出産:安産
待ち人 遅いが来る
じゅうぶん
遅いので早く
逢いたいです!!
お願いします!

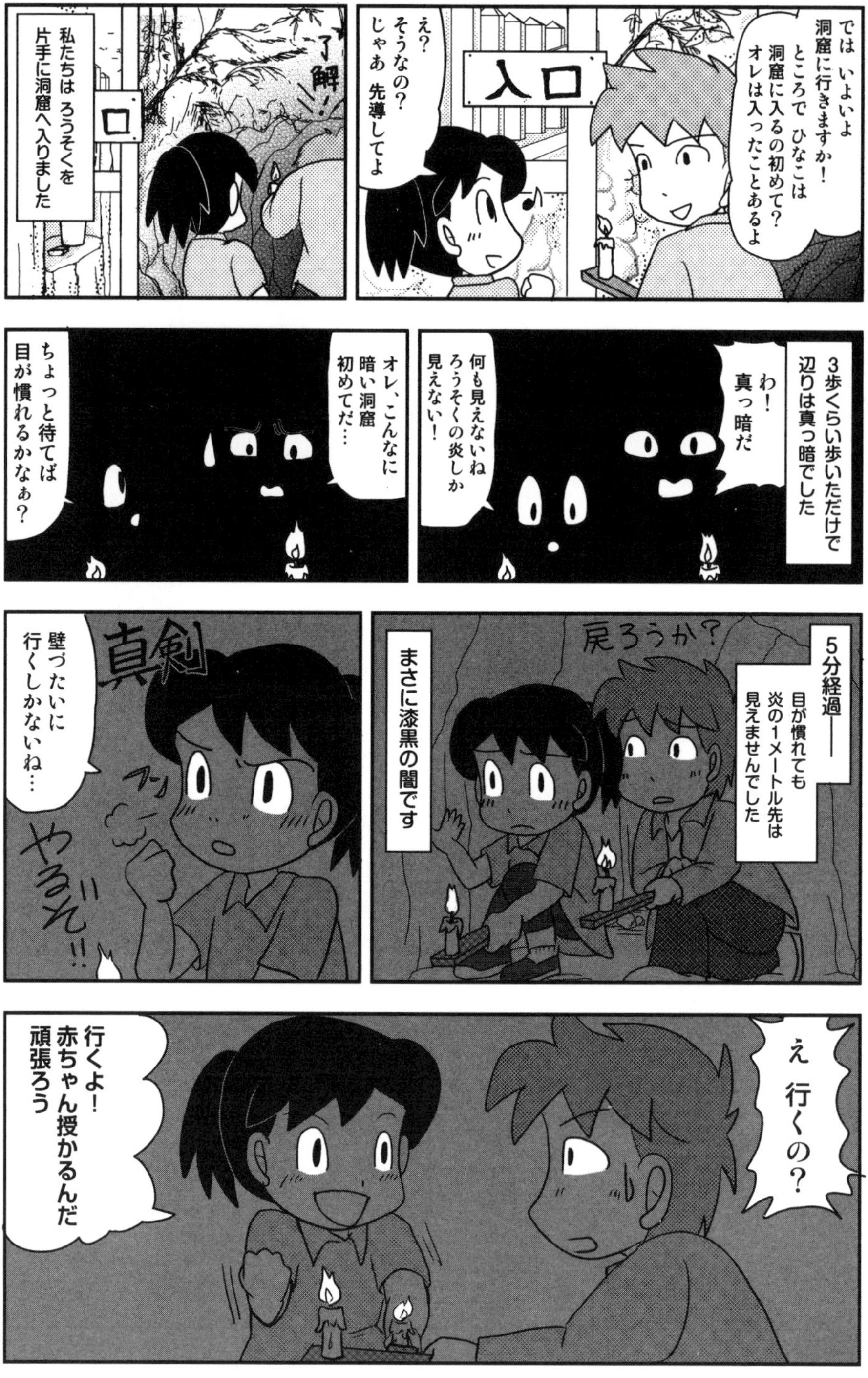
では いよいよ 洞窟に行きますか！
ところで ひなこは 洞窟に入るの初めて？ オレは入ったことあるよ
入口
え？ そうなの？ じゃあ 先導してよ
了解！
口
私たちは ろうそくを 片手に洞窟へ入りました
3歩くらい歩いただけで 辺りは真っ暗でした
わ！ 真っ暗だ
何も見えないね ろうそくの炎しか 見えない！
オレ、こんなに 暗い洞窟 初めてだ…
ちょっと待てば 目が慣れるかなぁ？
5分経過――
目が慣れても 炎の1メートル先は 見えませんでした
戻ろうか？
まさに漆黒の闇です
真剣
壁づたいに 行くしかないね…
フン
やるぞ!!
え 行くの？
行くよ！ 赤ちゃん授かるんだ 頑張ろう

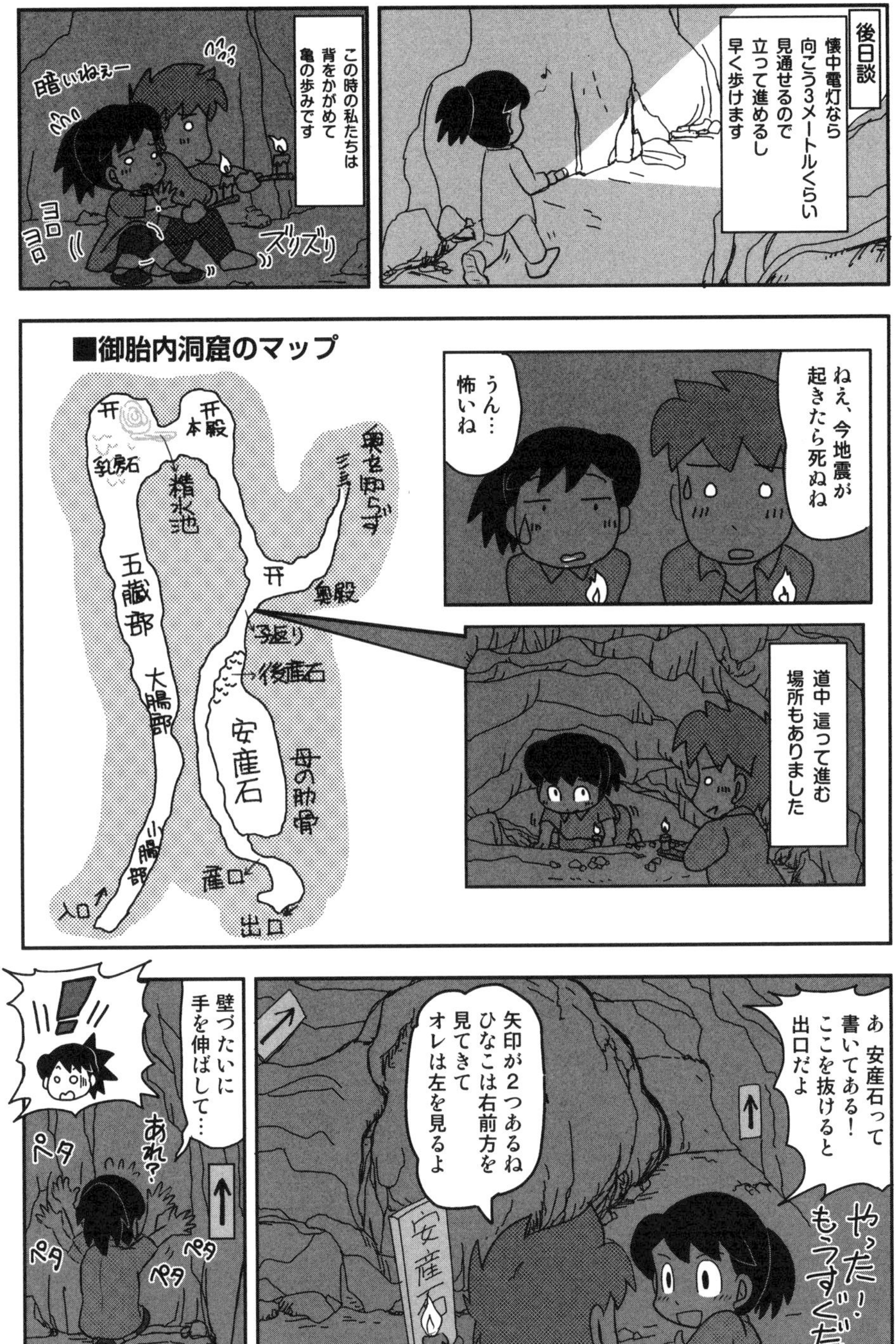

後日談
懐中電灯なら向こう3メートルくらい見通せるので立って進めるし早く歩けます
この時の私たちは背をかがめて亀の歩みです
暗いねぇー
ヨロヨロ
ズリズリ
■御胎内洞窟のマップ
本殿
乳房石
精水池
五臓部
大腸部
小腸部
入口
親知らず
奥殿
子返り
後産石
安産石
母の肋骨
産口
出口
ねえ、今地震が起きたら死ぬね
うん…怖いね
道中 這って進む場所もありました
あ 安産石って書いてある！ここを抜けると出口だよ
矢印が2つあるね ひなこは右前方を見てきて オレは左を見るよ
やった！もうすぐだ!!
安産石
！
壁づたいに手を伸ばして…
あれ？
ペタ
ペタ
ペタ
ペタ

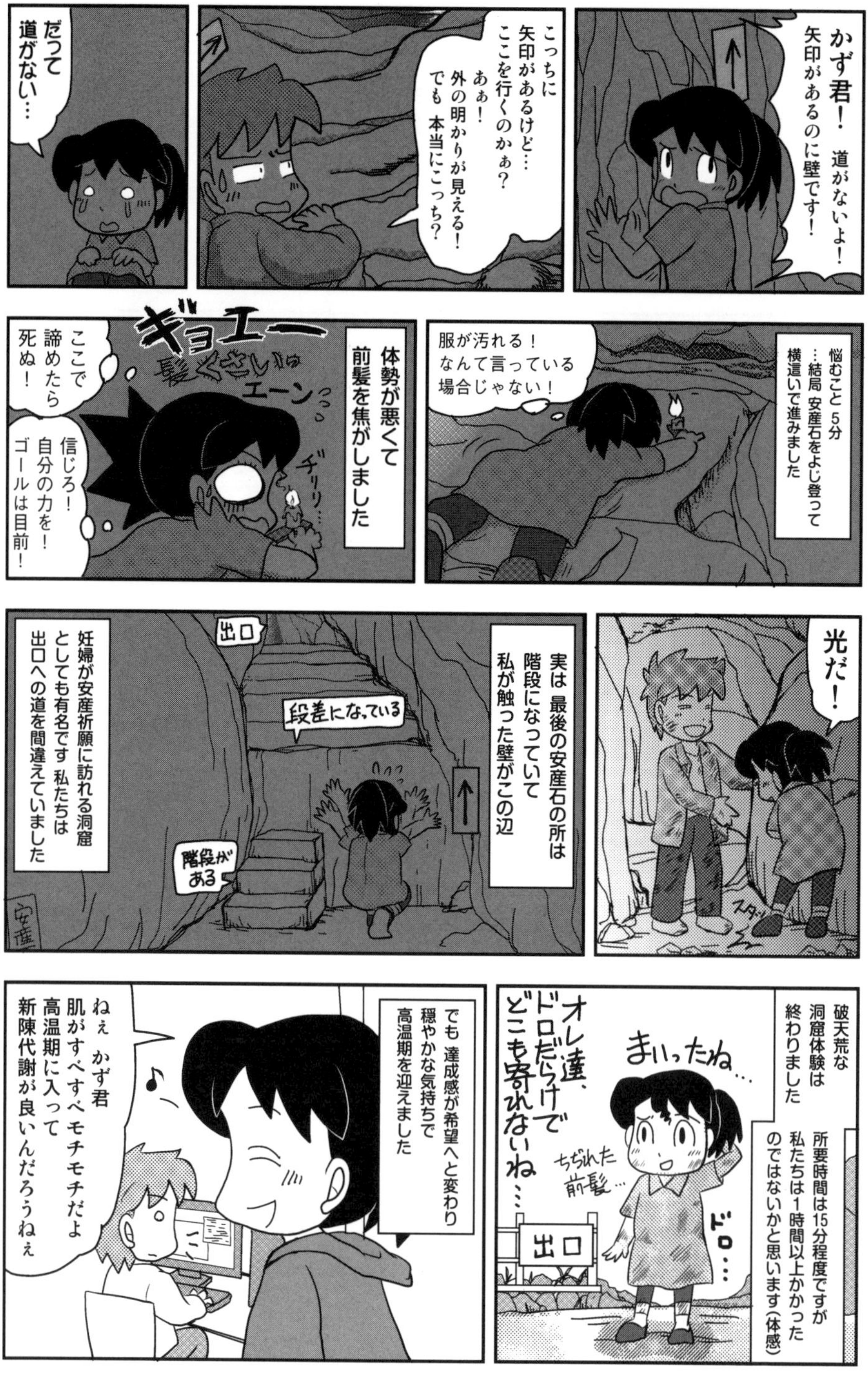
かず君！ 道がないよ！
矢印があるのに壁です！
こっちに矢印があるけど… ここを行くのかぁ？
あぁ！外の明かりが見える！でも 本当にこっち？
だって道がない…
悩むこと 5分 …結局 安産石をよじ登って横這いで進みました
服が汚れる！なんて言っている場合じゃない！
体勢が悪くて前髪を焦がしました
ギョエー
髪くさいねぇ
エーン
チリリ…
ここで諦めたら死ぬ！
信じろ！自分の力を！ゴールは目前！
光だ！
スタッ
実は 最後の安産石の所は階段になっていて私が触った壁がこの辺
出口
段差になっている
階段がある
妊婦が安産祈願に訪れる洞窟としても有名です 私たちは出口への道を間違えていました
破天荒な洞窟体験は終わりました
所要時間は15分程度ですが私たちは1時間以上かかったのではないかと思います（体感）
まいったね…
オレ達、ドロだらけでどこも寄れないね…
ちぢれた前髪…
ドロ…
出口
でも 達成感が希望へと変わり穏やかな気持ちで高温期を迎えました
ねぇ かず君 肌がすべすべモチモチだよ 高温期に入って新陳代謝が良いんだろうねぇ

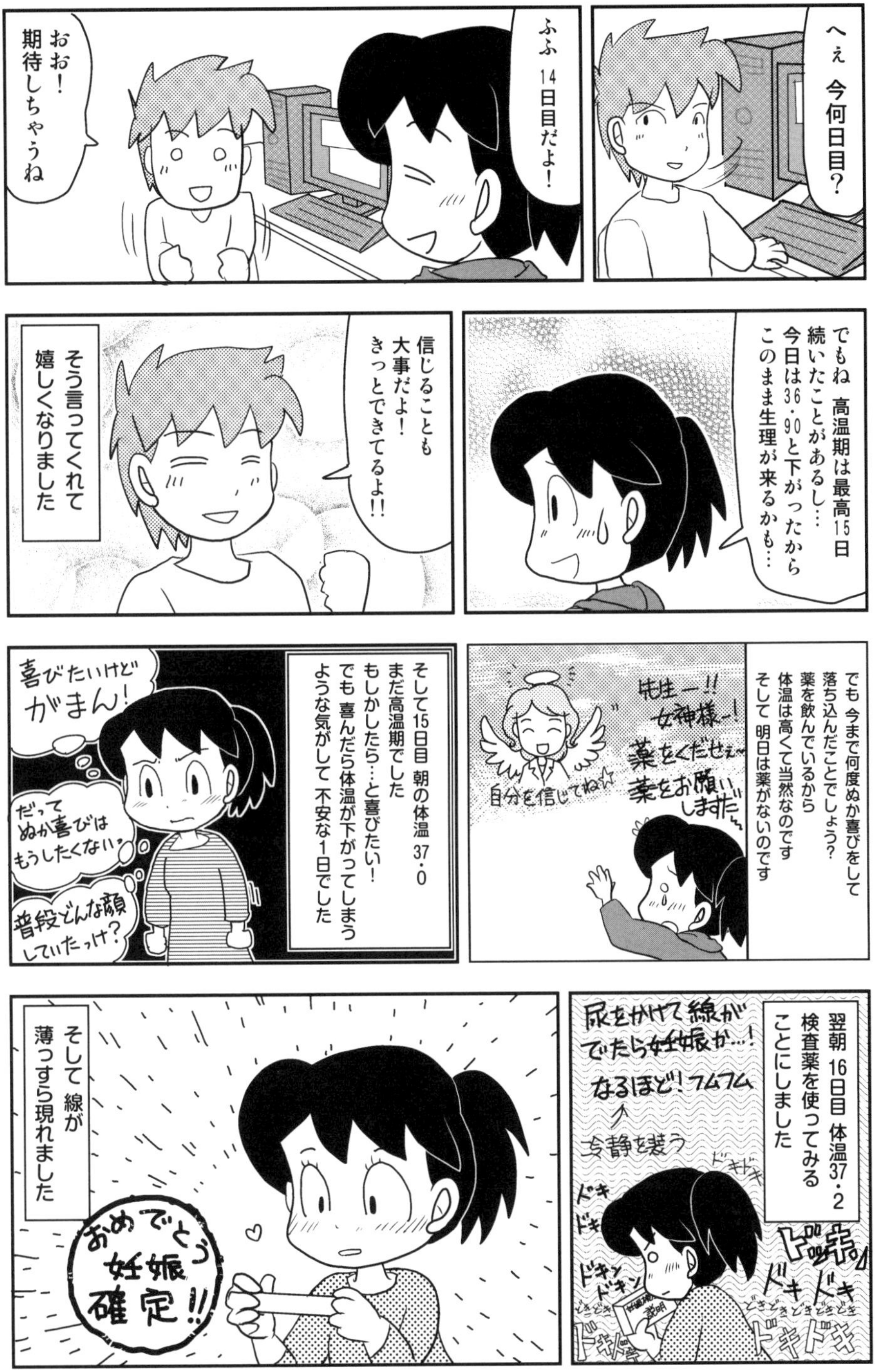
へぇ 今何日目?
ふふ 14日目だよ!
おお! 期待しちゃうね
でもね 高温期は最高15日続いたことがあるし… 今日は36・90と下がったから このまま生理が来るかも…
信じることも大事だよ! きっとできてるよ!!
そう言ってくれて嬉しくなりました
でも 今まで何度ぬか喜びをして落ち込んだことでしょう? 薬を飲んでいるから体温は高くて当然なのです そして 明日は薬がないのです
先生ー!! 女神様ー!
薬をくだせぇ~ 薬をお願いしますだ
自分を信じてね☆
そして15日目 朝の体温 37・0 まだ高温期でした もしかしたら…と喜びたい! でも 喜んだら体温が下がってしまうような気がして 不安な1日でした
喜びたいけど がまん!
だって ぬか喜びは もうしたくない
普段どんな顔していたっけ?
翌朝 16日目 体温37・2 検査薬を使ってみることにしました
尿をかけて線がでたら妊娠か…!
なるほど! フムフム
冷静を装う
ドキドキ
ドキドキ
ドキンドキン
ドキドキ
ドキドキ
そして 線が薄っすら現れました
おめでとう 妊娠確定!!

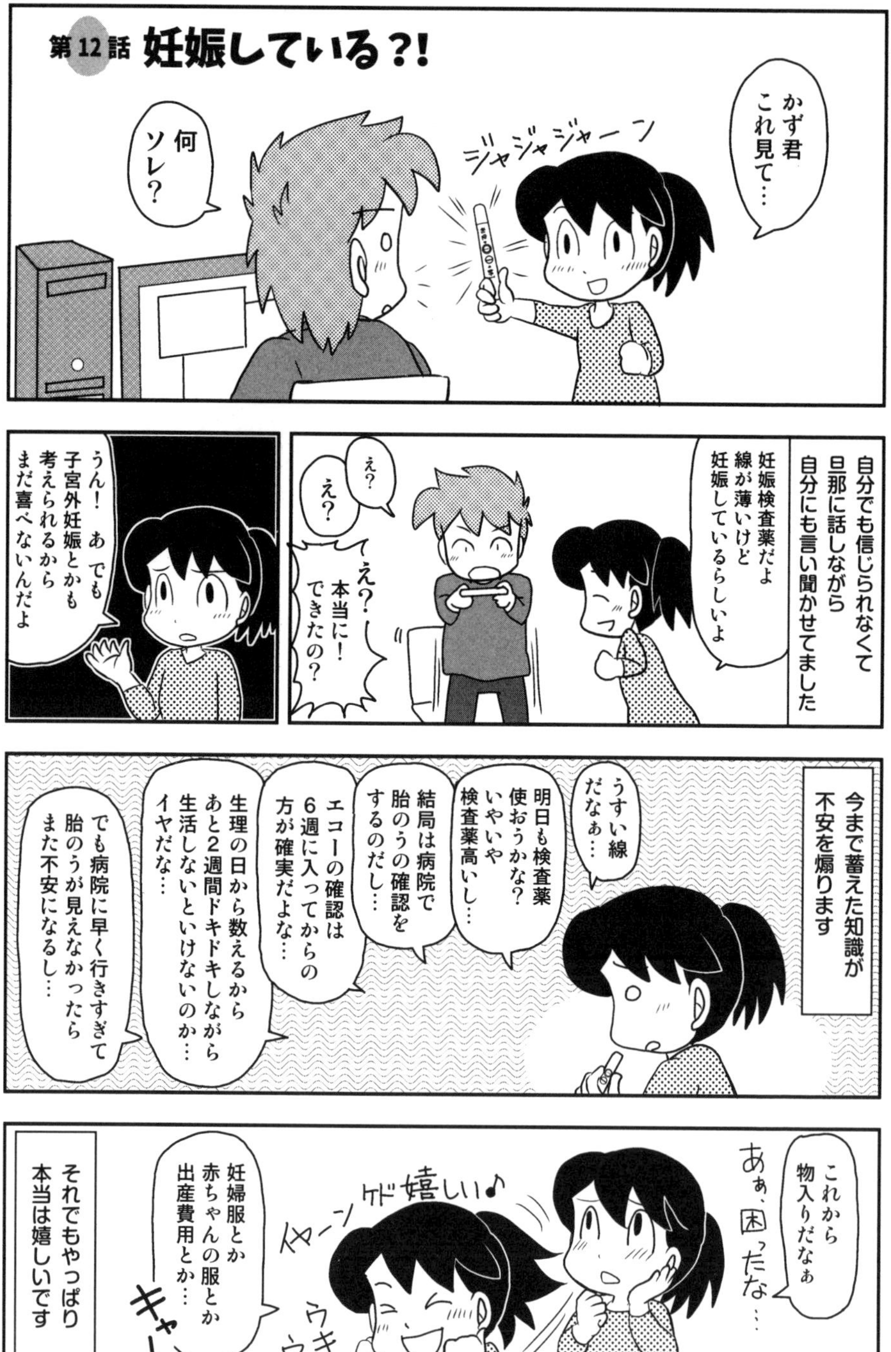
第12話 妊娠している?!
かず君 これ見て…
ジャジャジャーン
何 ソレ?
自分でも信じられなくて 旦那に話しながら 自分にも言い聞かせてました
妊娠検査薬だよ 線が薄いけど 妊娠しているらしいよ
え?
え?
え? 本当に! できたの?
うん! あ でも 子宮外妊娠とかも 考えられるから まだ喜べないんだよ
今まで蓄えた知識が 不安を煽ります
うすい線 だなぁ…
明日も検査薬 使おうかな? いやいや 検査薬高いし…
結局は病院で 胎のうの確認を するのだし…
エコーの確認は 6週に入ってからの 方が確実だよな…
生理の日から数えるから あと2週間ドキドキしながら 生活しないといけないのか… イヤだな…
でも病院に早く行きすぎて 胎のうが見えなかったら また不安になるし…
これから 物入りだなぁ
あぁ、困ったな…
イヤーンケド嬉しい♪
妊婦服とか 赤ちゃんの服とか 出産費用とか…
キャー♡
ウキウキッ
それでもやっぱり 本当は嬉しいです

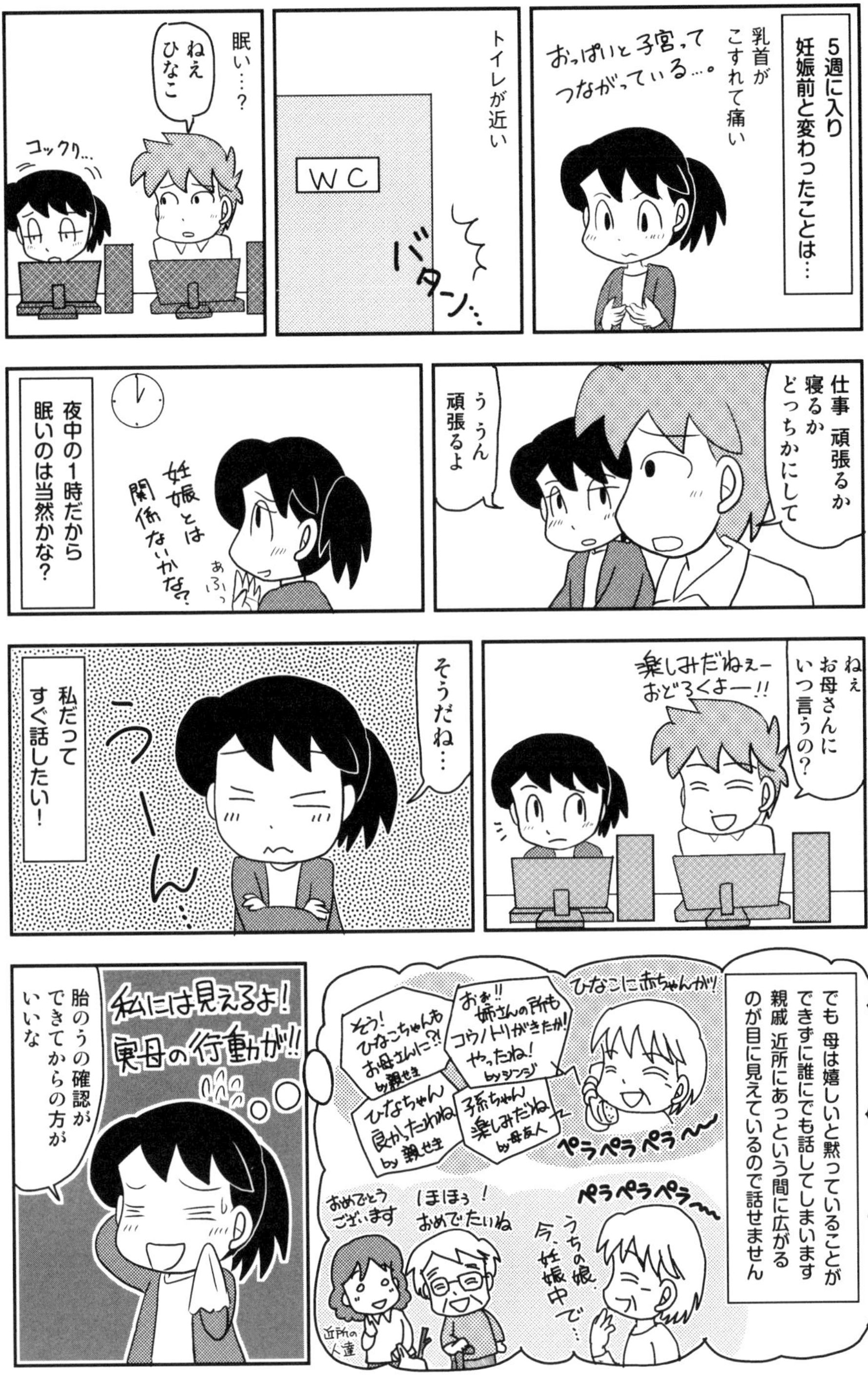
5週に入り
妊娠前と変わったことは…
乳首がこすれて痛い
おっぱいと子宮ってつながっている…。
トイレが近い
WC
バタン…
ねえ ひなこ
眠い…？
コックリ…
仕事 頑張るか 寝るか どっちかにして
ううん 頑張るよ
夜中の1時だから
眠いのは当然かな？
妊娠とは関係ないかな？
あふっ
ねぇ お母さんに いつ言うの？
楽しみだねぇ～ おどろくよー!!
そうだね…
う～ん…
私だって
すぐ話したい！
でも 母は嬉しいと黙っていることができずに誰にでも話してしまいます
親戚 近所にあっという間に広がるのが目に見えているので話せません
ひなこに赤ちゃんが！
おお!! 姉さんの所もコウノトリがきたか！ やったね！ by シンジ
そう！ ひなこちゃんもお母さんに?! by 親せき
ひなちゃん 良かったわね by 親せき
孫ちゃん 楽しみだね by 母友人
ペラペラペラ～
ペラペラペラ～
うちの娘、今、妊娠中で…
ほほぅ！ おめでたいね
おめでとうございます
近所の人達
私には見えるよ！
実母の行動が!!
胎のうの確認ができてからの方がいいな

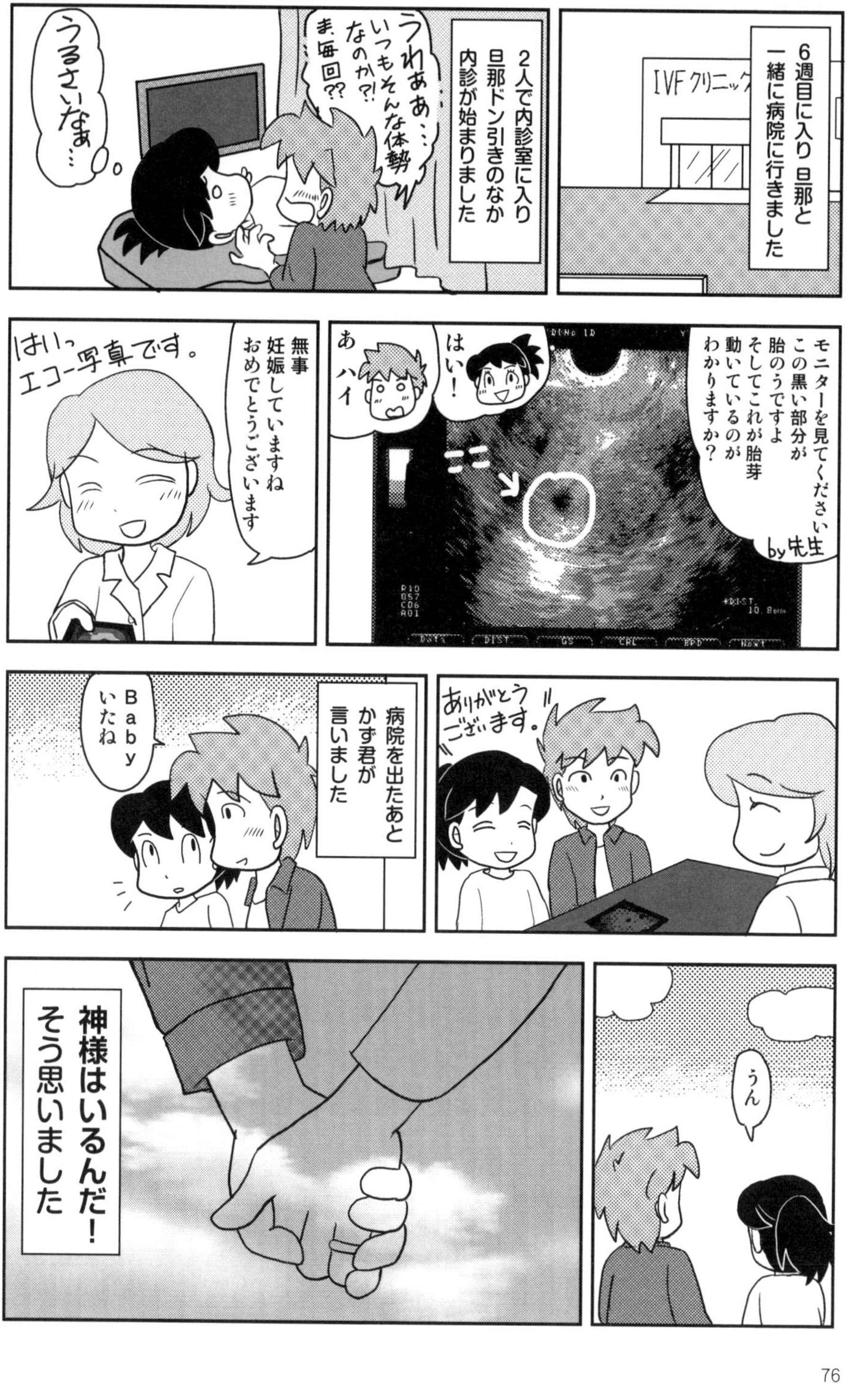
6週目に入り旦那と一緒に病院に行きました
IVFクリニック
2人で内診室に入り旦那ドン引きのなか内診が始まりました
うわぁ…いつもそんな体勢なのか?!
ま、毎回??
うるさいなぁ…
モニターを見てくださいこの黒い部分が胎のうですよそしてこれが胎芽動いているのがわかりますか?
by先生
はい!
あハイ
ここ
無事妊娠していますねおめでとうございます
はいっエコー写真です。
ありがとうございます。
病院を出たあとかず君が言いました
Babyいたね
うん
神様はいるんだ!そう思いました

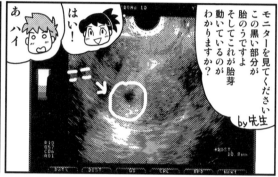

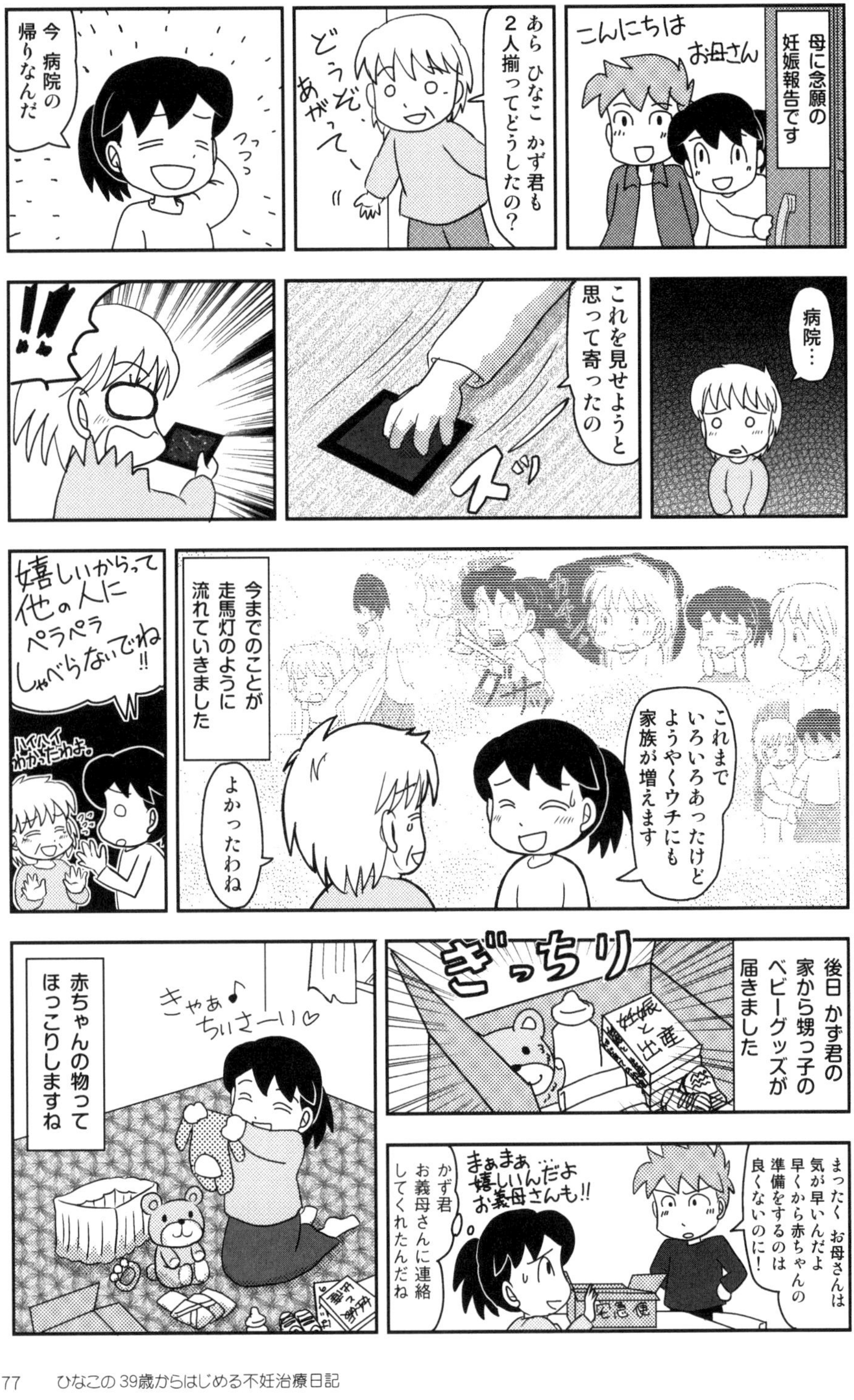

母に念願の妊娠報告です
こんにちは お母さん
あら ひなこ かず君も 2人揃ってどうしたの？
どうぞ あがって
今 病院の 帰りなんだ
フッフッ
病院…
これを見せようと思って寄ったの
スッ
!!
今までのことが走馬灯のように流れていきました
これまでいろいろあったけどようやくウチにも家族が増えます
よかったわね
嬉しいからって他の人にペラペラしゃべらないでね!!
ハイハイわかったわよ。
後日かず君の家から甥っ子のベビーグッズが届きました
ぎっちり
妊娠と出産
まったく お母さんは気が早いんだよ早くから赤ちゃんの準備をするのは良くないのに！
まぁまぁ…嬉しいんだよお義母さんも!!
かず君 お義母さんに連絡してくれたんだね
宅急便
赤ちゃんの物ってほっこりしますね
きゃあ♪ちいさーい♡

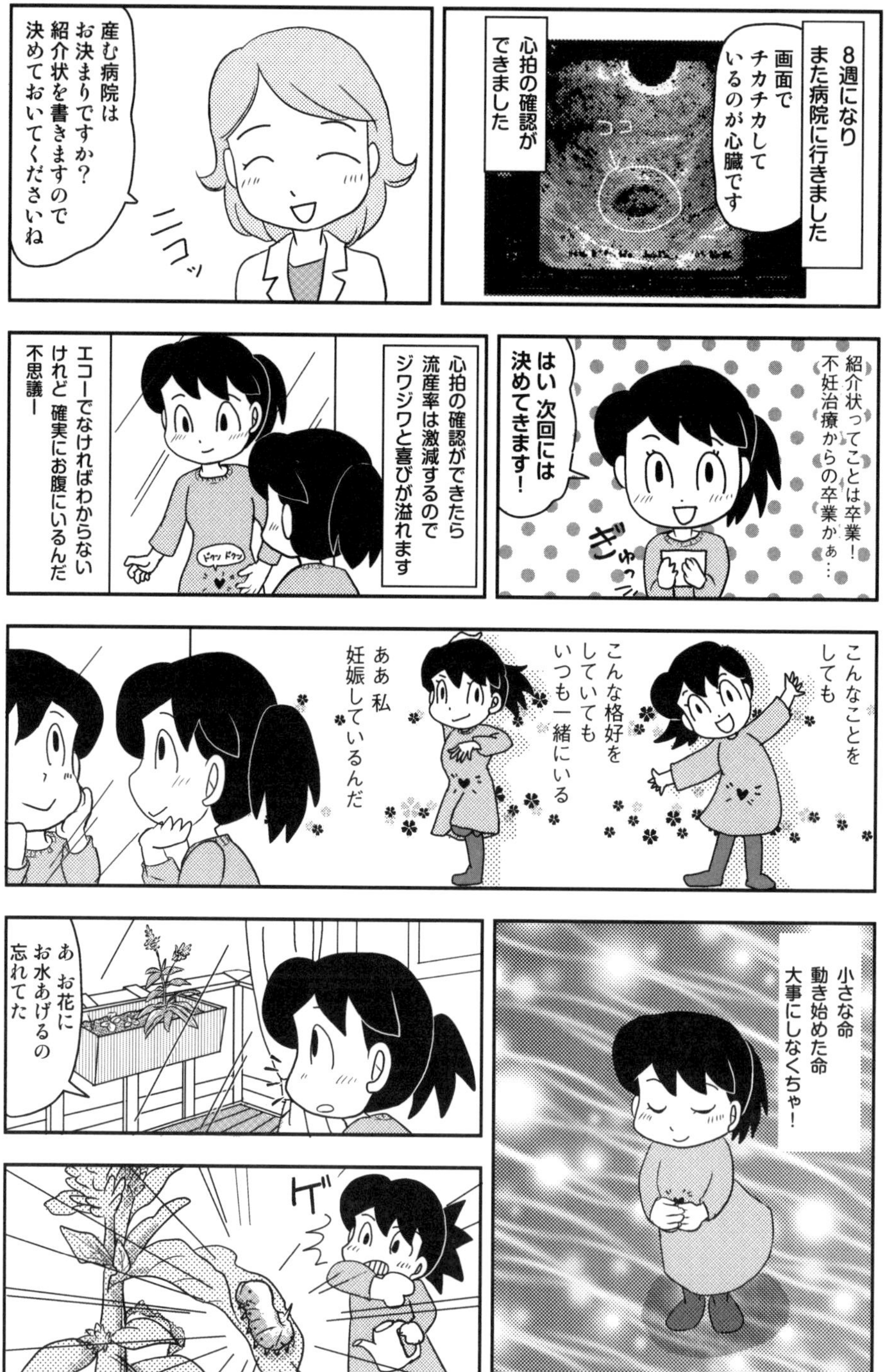
8週になり
また病院に行きました
画面でチカチカしているのが心臓です
心拍の確認ができました
産む病院はお決まりですか? 紹介状を書きますので決めておいてくださいね
ニコッ
紹介状ってことは卒業! 不妊治療からの卒業かぁ…
はい 次回には決めてきます!
ぎゅっ
心拍の確認ができたら流産率は激減するのでジワジワと喜びが溢れます
ドクンドクン
エコーでなければわからないけれど 確実にお腹にいるんだ 不思議ー
こんなことをしても
こんな格好をしていても いつも一緒にいる
ああ私 妊娠しているんだ
小さな命 動き始めた命 大事にしなくちゃ!
あ お花にお水あげるの忘れてた
ゲ

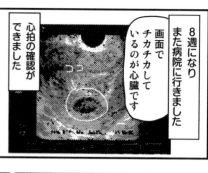

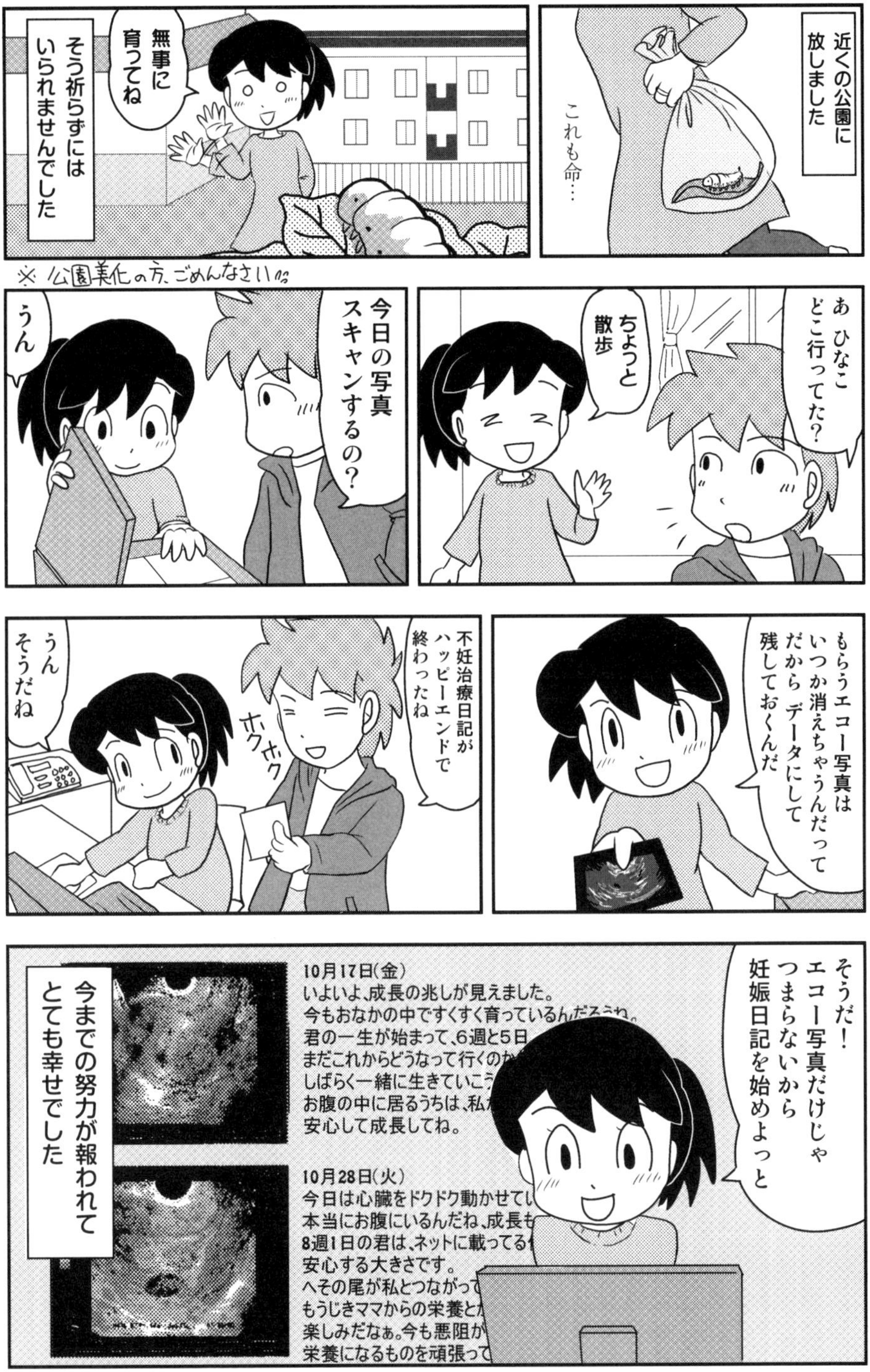
近くの公園に放しました
これも命…
無事に育ってね
そう祈らずにはいられませんでした
※ 公園美化の方、ごめんなさい
あ ひなこ どこ行ってた?
ちょっと散歩
今日の写真スキャンするの?
うん
もらうエコー写真はいつか消えちゃうんだって だから データにして残しておくんだ
不妊治療日記がハッピーエンドで終わったね
ホクホク
うん そうだね
そうだ! エコー写真だけじゃつまらないから妊娠日記を始めよっと
今までの努力が報われてとても幸せでした
10月17日(金)
いよいよ、成長の兆しが見えました。
君の一生が始まって、6週と5日
安心して成長してね。
10月28日(火)
安心する大きさです。

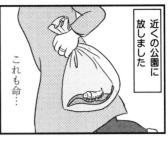

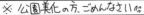

第13話 お別れは突然に

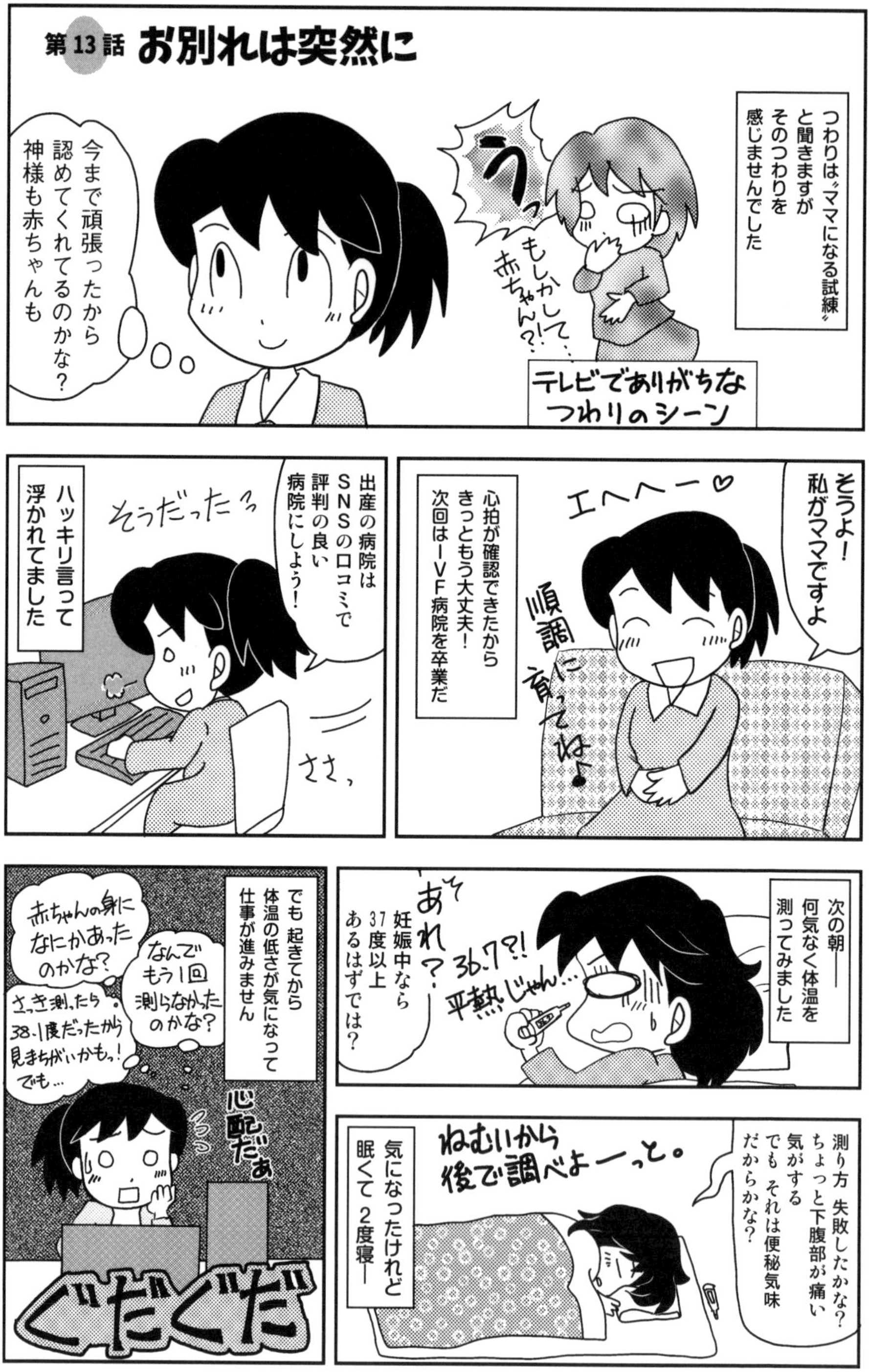
つわりは〝ママになる試練〟と聞きますがそのつわりを感じませんでした
うっ
もしかして…赤ちゃん?!
テレビでありがちなつわりのシーン
今まで頑張ったから認めてくれてるのかな? 神様も赤ちゃんも
そうよ! 私がママですよ
エヘヘー♡
心拍が確認できたからきっともう大丈夫! 次回はIVF病院を卒業だ
順調に育ってね♪
出産の病院はSNSの口コミで評判の良い病院にしよう!
そうだった?
ハッキリ言って浮かれてました
ささっ
次の朝—— 何気なく体温を測ってみました
あれ?
36.7?! 平熱じゃん…
妊娠中なら37度以上あるはずでは?
測り方 失敗したかな? ちょっと下腹部が痛い気がする でも それは便秘気味だからかな?
ねむいから後で調べよーっと。
気になったけれど眠くて 2度寝ー
でも 起きてから体温の低さが気になって仕事が進みません
赤ちゃんの身になにかあったのかな?
なんでもう1回測らなかったのかな?
さっき測ったら38.1度だったから見まちがいかもっ! でも…
心配だぁ
ぐだぐだ

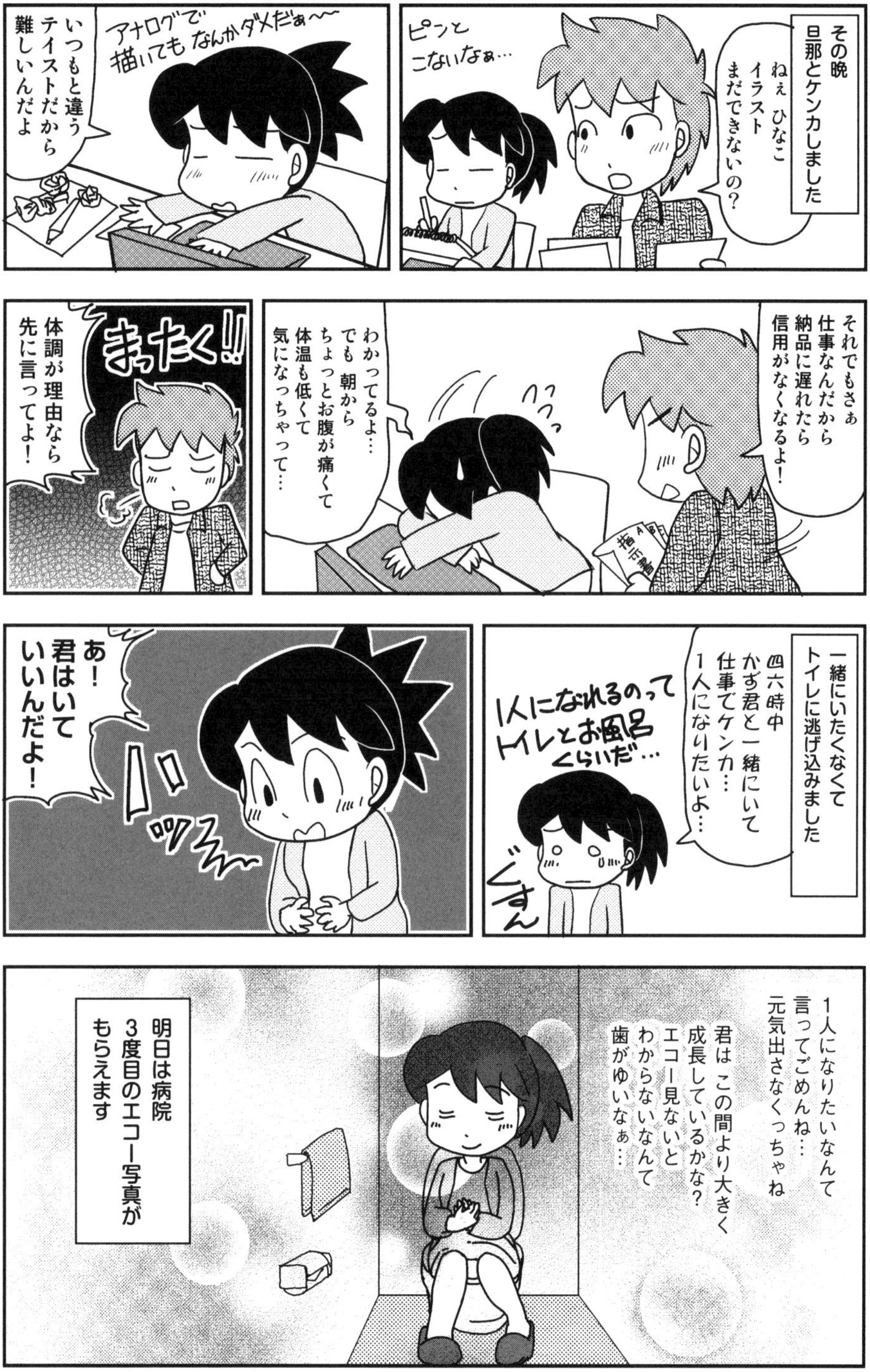
その晩
旦那とケンカしました
ねぇ ひなこ
イラスト
まだできないの？
ピンと
こないなぁ…
アナログで
描いても なんかダメだぁ～～
いつもと違う
テイストだから
難しいんだよ
それでもさぁ
仕事なんだから
納品に遅れたら
信用がなくなるよ！
わかってるよ…
でも 朝から
ちょっとお腹が痛くて
体温も低くて
気になっちゃって…
まったく!!
体調が理由なら
先に言ってよ！
一緒にいたくなくて
トイレに逃げ込みました
四六時中
かず君と一緒にいて
仕事でケンカ…
1人になりたいよ…
1人になれるのって
トイレとお風呂
くらいだ…
ぐすん
ハッ
あ！
君はいて
いいんだよ！
1人になりたいなんて
言ってごめんね…
元気出さなくっちゃね
君は この間より大きく
成長しているかな？
エコー見ないと
わからないなんて
歯がゆいなぁ…
明日は病院
3度目のエコー写真が
もらえます

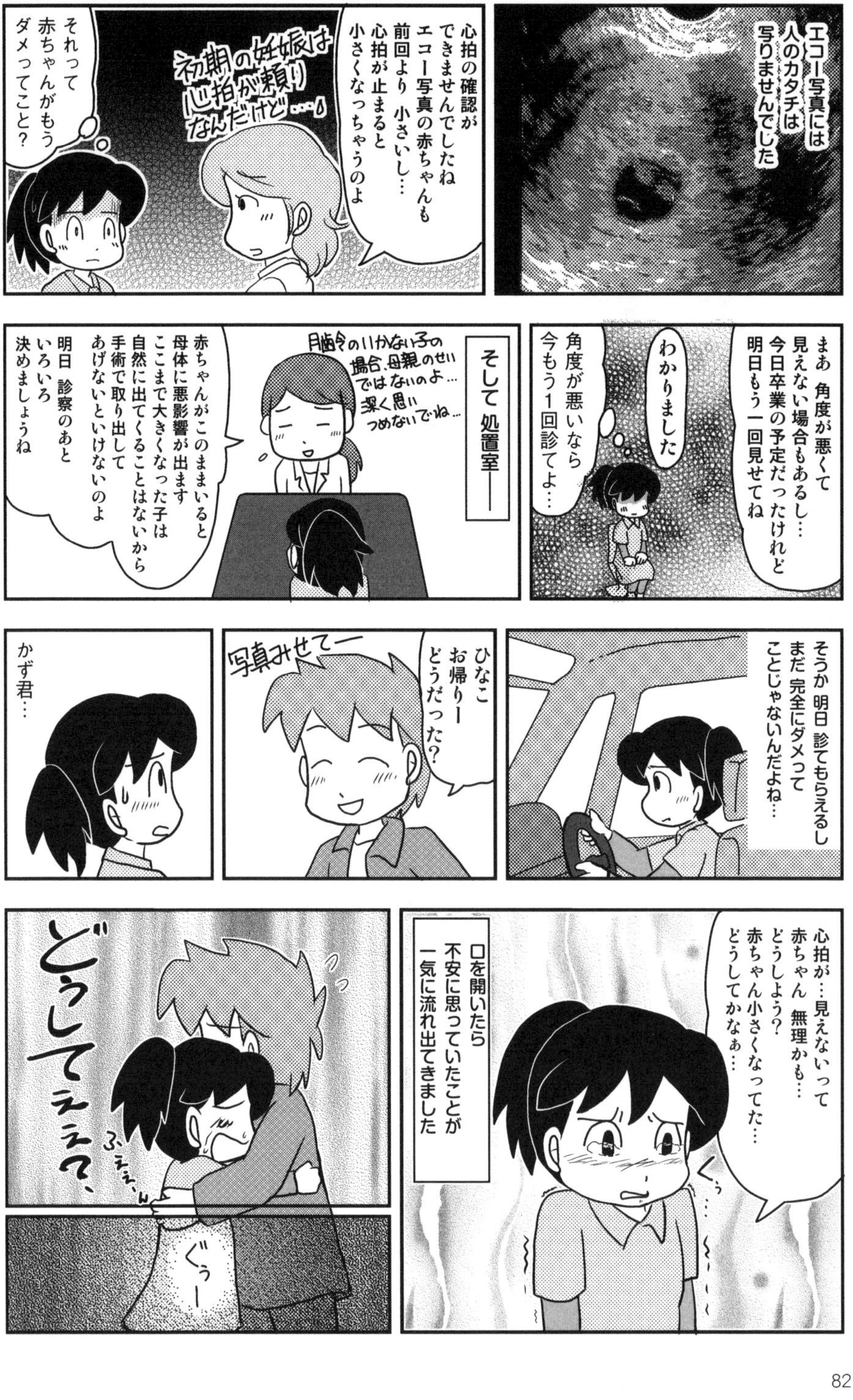
エコー写真には人のカタチは写りませんでした
心拍の確認ができませんでしたね エコー写真の赤ちゃんも前回より 小さいし… 心拍が止まると小さくなっちゃうのよ
初期の妊娠は心拍が頼りなんだけど…
それって赤ちゃんがもうダメってこと？
まあ 角度が悪くて見えない場合もあるし… 今日卒業の予定だったけれど明日もう一回見せてね
わかりました
角度が悪いなら今もう1回診てよ…
そして 処置室――
月齢のいかない子の場合、母親のせいではないのよ… 深く思いつめないでね…
赤ちゃんがこのままいると母体に悪影響が出ます ここまで大きくなった子は自然に出てくることはないから手術で取り出してあげないといけないのよ
明日 診察のあと いろいろ決めましょうね
そうか 明日 診てもらえるし まだ 完全にダメってことじゃないんだよね…
ひなこ お帰りー どうだった？
写真みせてー
かず君…
心拍が…見えないって 赤ちゃん 無理かも… どうしよう？ 赤ちゃん小さくなってた… どうしてかなぁ…
ぐぅ…
口を開いたら不安に思っていたことが一気に流れ出てきました
どうしてぇぇぇ、
ふぇぇぇん
ぐぅー

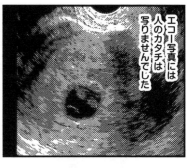

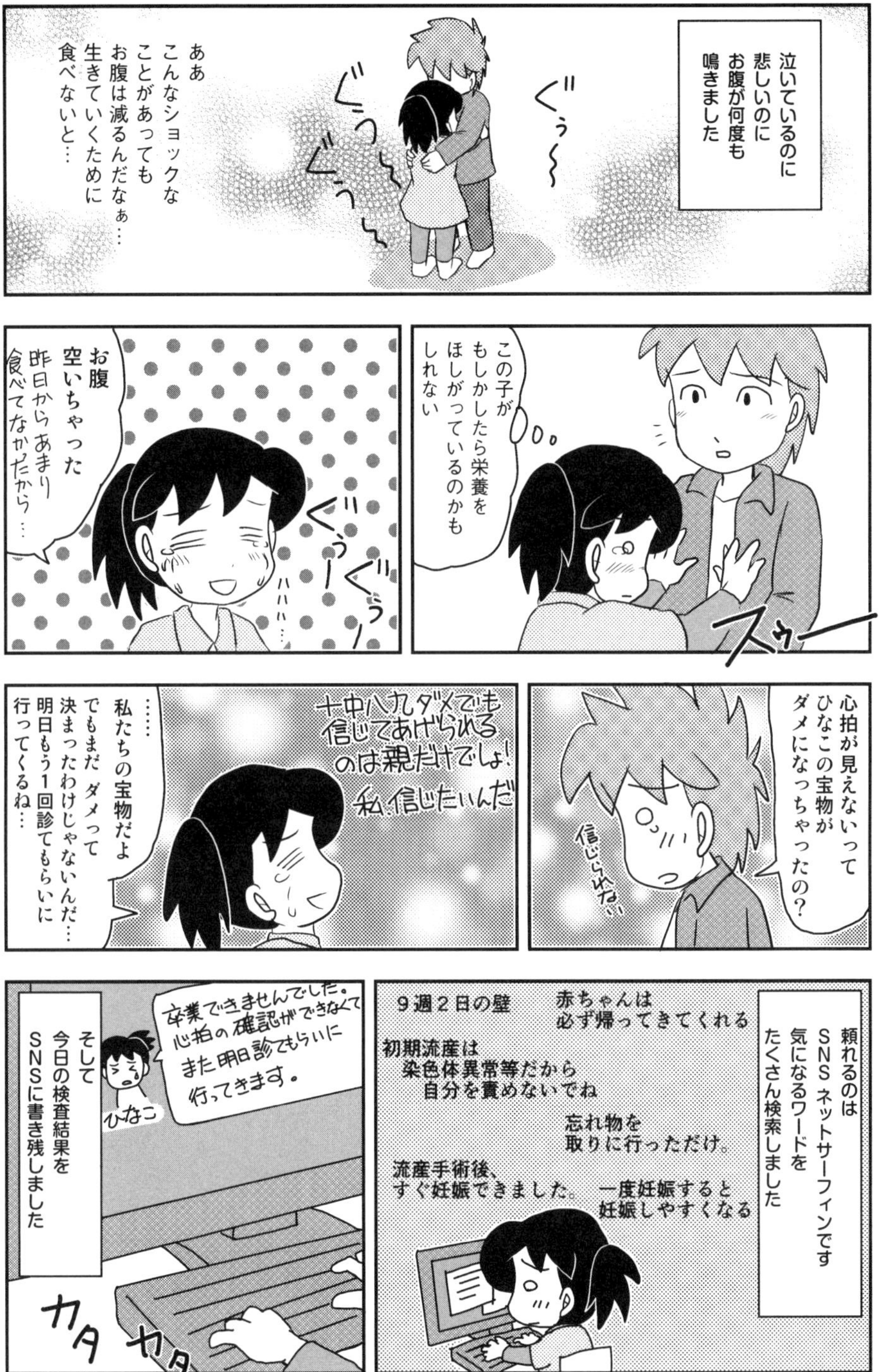
泣いているのに
悲しいのに
お腹が何度も
鳴きました
ぐぅ〜
ぐぅ〜
ぐぅ〜
ああ
こんなショックな
ことがあっても
お腹は減るんだなぁ…
生きていくために
食べないと…
この子が
もしかしたら栄養を
ほしがっているのかも
しれない
スゥー
お腹
空いちゃった
昨日からあまり
食べてなかったから…
ハハハ…
ぐぅ
ぐぅ
心拍が見えないって
ひなこの宝物が
ダメになっちゃったの？
信じられない
十中八九ダメでも
信じてあげられる
のは親だけでしょ！
私、信じたいんだ
……
私たちの宝物だよ
でもまだ
決まったわけじゃないんだ…
ダメって
明日もう1回診てもらいに
行ってくるね…
頼れるのは
SNSネットサーフィンです
気になるワードを
たくさん検索しました
9週2日の壁
赤ちゃんは
必ず帰ってきてくれる
初期流産は
染色体異常等だから
自分を責めないでね
忘れ物を
取りに行っただけ。
流産手術後、
すぐ妊娠できました。
一度妊娠すると
妊娠しやすくなる
そして
今日の検査結果を
SNSに書き残しました
卒業できませんでした。
心拍の確認ができなくて
また明日診てもらいに
行ってきます。
ひなこ
カタ
カタ

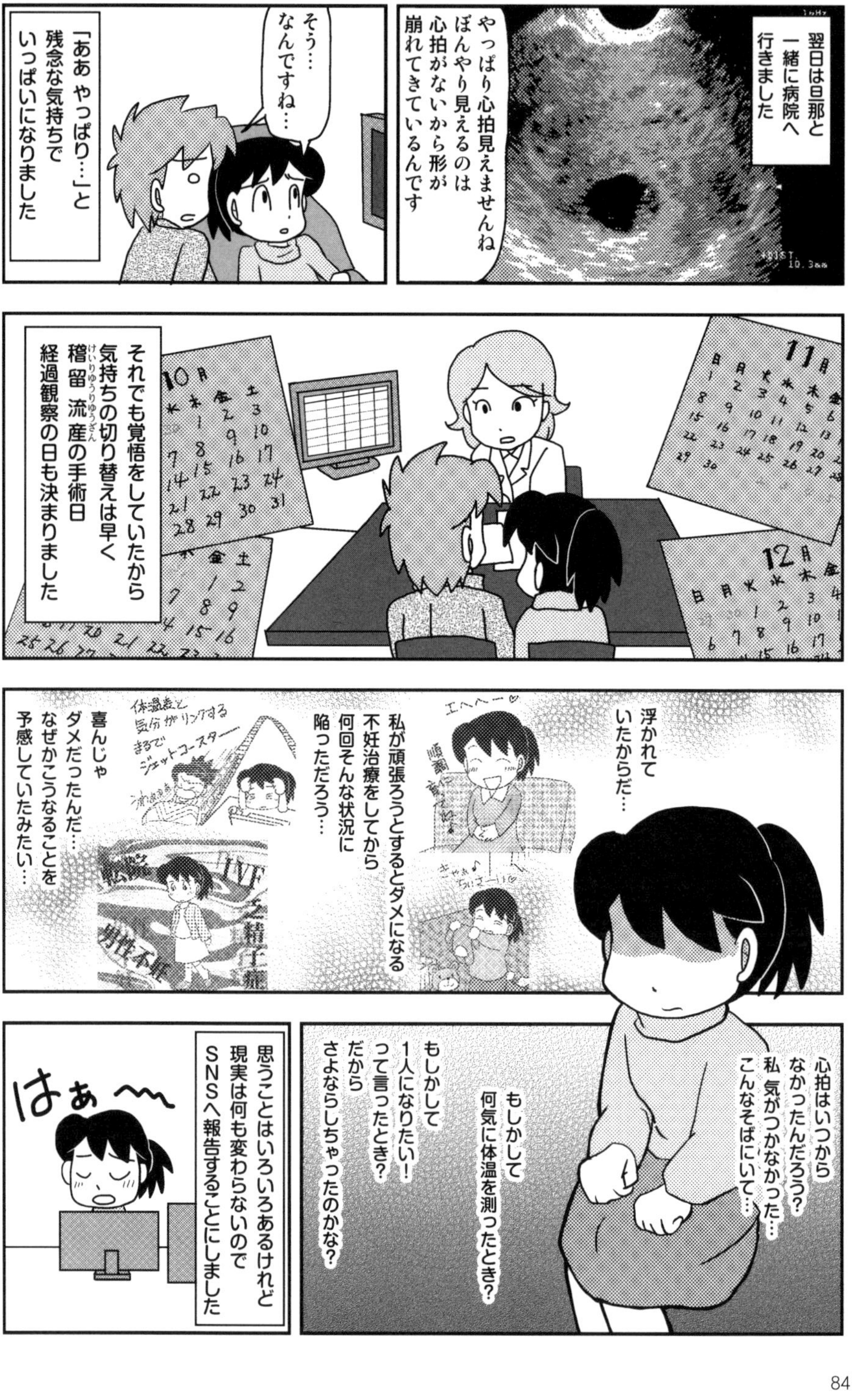
翌日は旦那と
一緒に病院へ
行きました
やっぱり心拍見えませんね
ぼんやり見えるのは
心拍がないから形が
崩れてきているんです
そう…
なんですね…
「ああ やっぱり…」と
残念な気持ちで
いっぱいになりました
それでも覚悟をしていたから
気持ちの切り替えは早く
稽留《けいりゅう》 流産《りゅうざん》の手術日
経過観察の日も決まりました
浮かれて
いたからだ…
エヘヘー♡
順調に育ってね♪
きゃぁ♪ ちいさーい!!♡
私が頑張ろうとするとダメになる
不妊治療をしてから
何回そんな状況に
陥っただろう…
体温表と
気分がリンクする
まるでジェットコースター
IVF
男性不妊
喜んじゃ
ダメだったんだ…
なぜかこうなることを
予感していたみたい…
心拍はいつから
なかったんだろう?
私 気がつかなかった…
こんなそばにいて…
もしかして
何気に体温を測ったとき?
もしかして
1人になりたい!
って言ったとき?
だから
さよならしちゃったのかな?
思うことはいろいろあるけれど
現実は何も変わらないので
SNSへ報告することにしました
はぁ〜〜

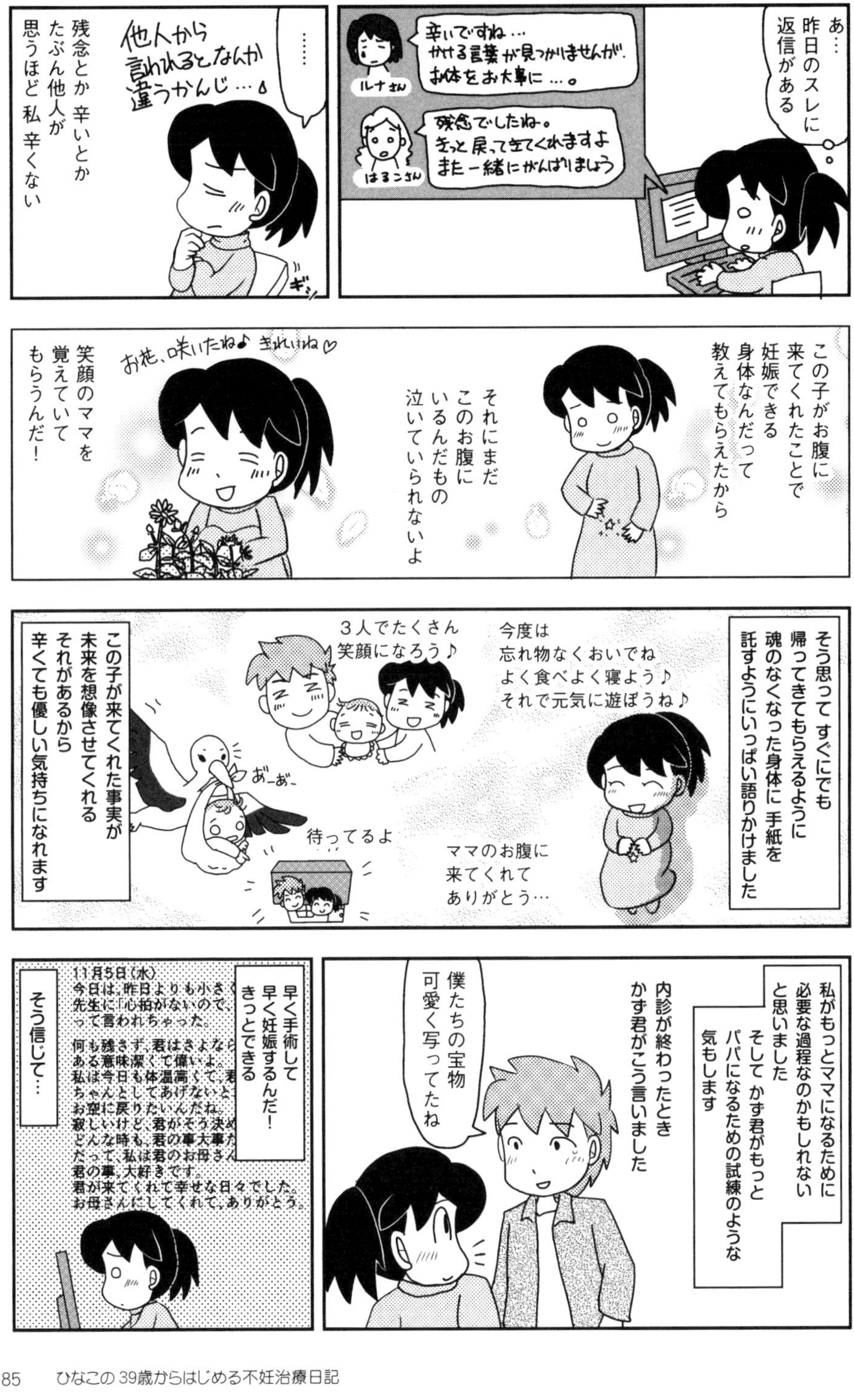

あ…
昨日のスレに返信がある
辛いですね…
かける言葉が見つかりませんが、
お体をお大事に…。
ルナさん
残念でしたね。
きっと戻って来てくれますよ
また一緒にがんばりましょう
はるこさん
……
他人から言われるとなんか違うかんじ…
残念とか 辛いとか
たぶん他人が
思うほど 私 辛くない
ギシ
この子がお腹に来てくれたことで
妊娠できる身体なんだって
教えてもらえたから
それにまだ
このお腹にいるんだもの
泣いていられないよ
お花、咲いたね♪ きれいね♡
笑顔のママを
覚えていて
もらうんだ！
そう思ってすぐにでも
帰ってきてもらえるように
魂のなくなった身体に 手紙を
託すようにいっぱい語りかけました
今度は
忘れ物なくおいでね
よく食べよく寝よう♪
それで元気に遊ぼうね♪
3人でたくさん
笑顔になろう♪
ママのお腹に
来てくれて
ありがとう…
待ってるよ
あー あー
この子が来てくれた事実が
未来を想像させてくれる
それがあるから
辛くても優しい気持ちになれます
私がもっとママになるために
必要な過程なのかもしれない
と思いました
そして かず君がもっと
パパになるための試練のような
気もします
内診が終わったとき
かず君がこう言いました
僕たちの宝物
可愛く写ってたね
早く手術して
早く妊娠するんだ！
きっとできる
11月5日(水)
今日は、昨日よりも小さく
先生に「心拍がないので、
って言われちゃった。
何も残さず、君はさよなら
ある意味潔くて偉いよ。
私は今日も体温高くて、君
ちゃんとしてあげないと
お空に戻りたいんだね。
寂しいけど、君がそう決め
どんな時も、君の事大事た
だって、私は君のお母さん
君の事、大好きです。
君が来てくれて幸せな日々でした。
お母さんにしてくれて、ありがとう。
そう信じて…

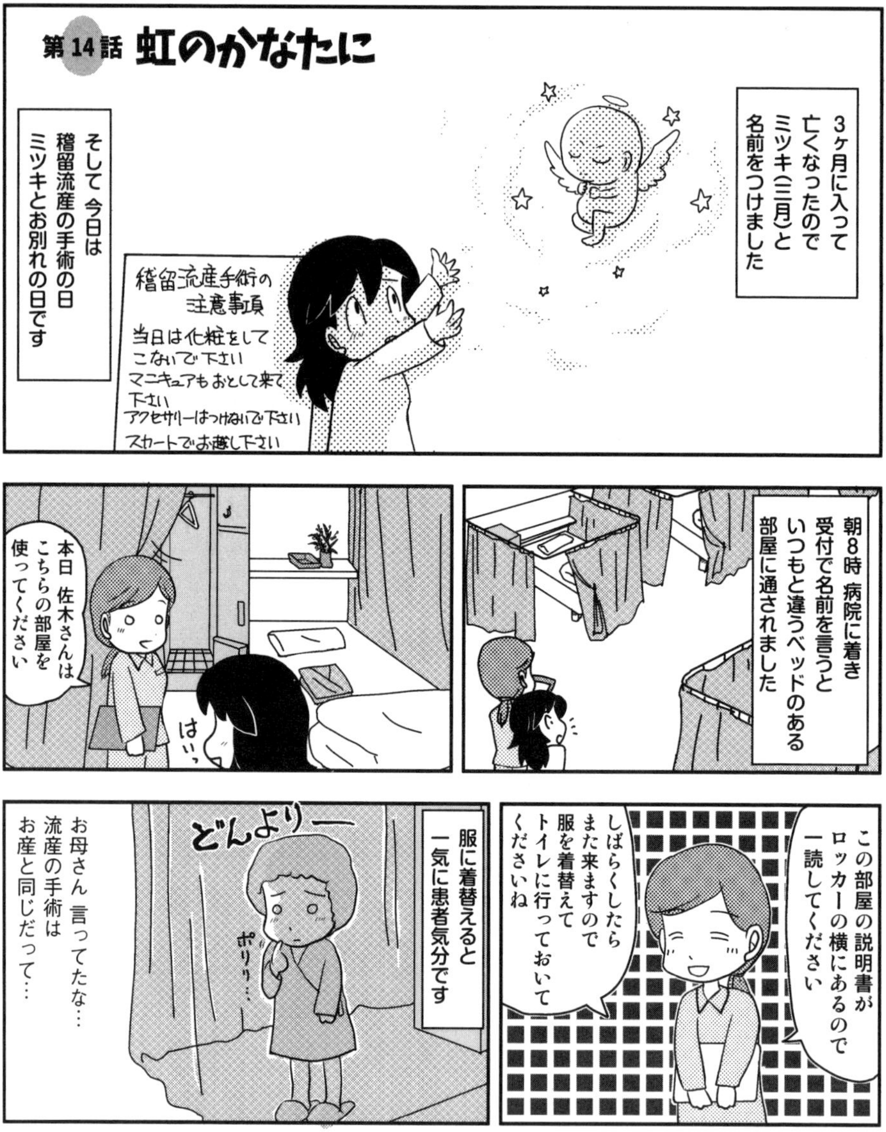
第14話 虹のかなたに
3ヶ月に入って亡くなったのでミツキ(三月)と名前をつけました
そして今日は稽留流産の手術の日 ミツキとお別れの日です
稽留流産手術の注意事項
当日は化粧をしてこないで下さい
マニキュアもおとして来て下さい
アクセサリーはつけないで下さい
スカートでお越し下さい
朝8時 病院に着き受付で名前を言うといつもと違うベッドのある部屋に通されました
本日 佐木さんはこちらの部屋を使ってください
はいっ
この部屋の説明書がロッカーの横にあるので一読してください
しばらくしたらまた来ますので服を着替えてトイレに行っておいてくださいね
服に着替えると一気に患者気分です
どんよりー
ポリリ…
お母さん 言ってたな… 流産の手術はお産と同じだって…
お母さん…
手術が決まった日 結果報告をしに実家へ行った
お母さん 赤ちゃんダメだった…ごめんね
それは仕方がないよ 身体を治そうね

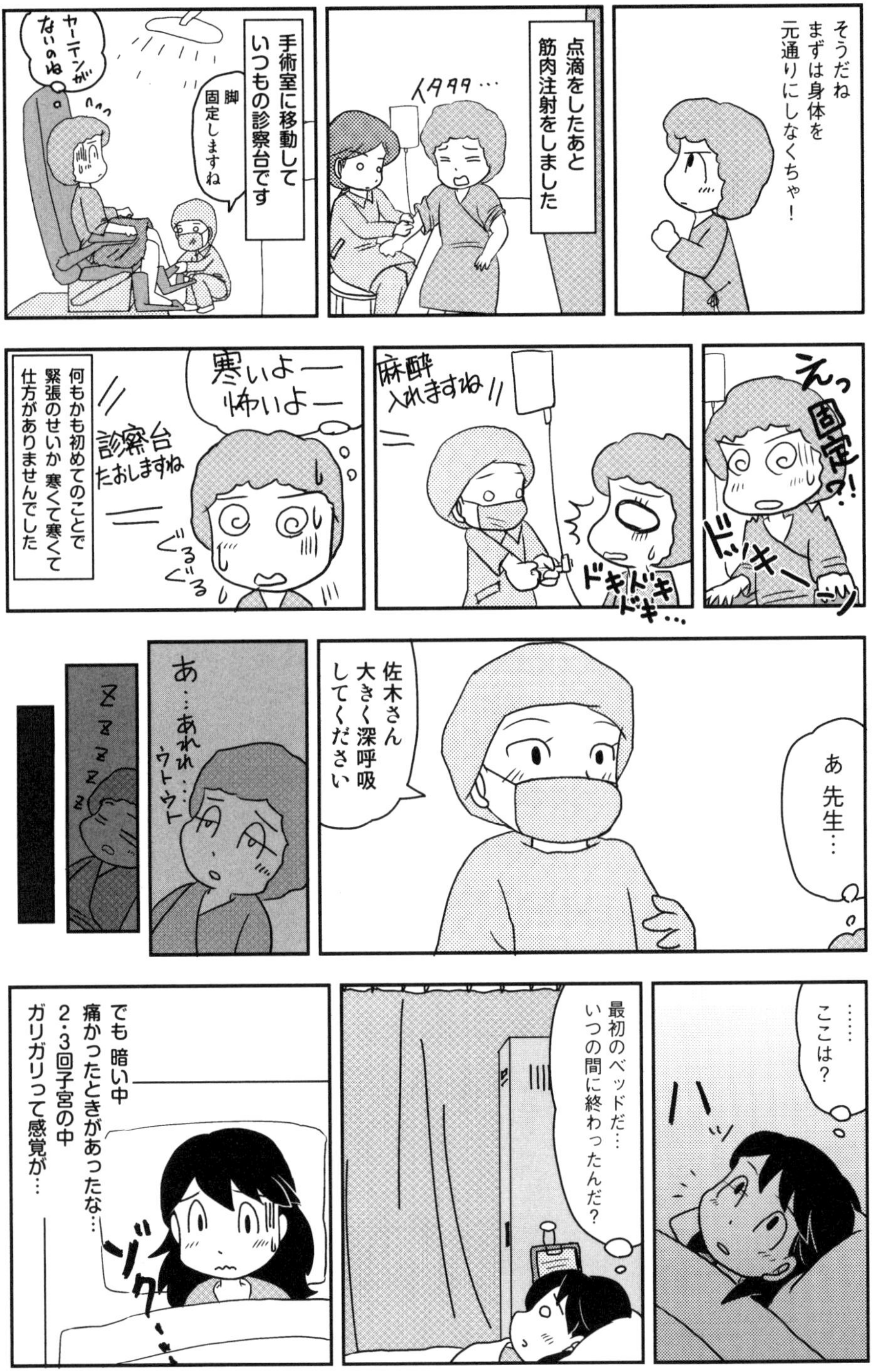
そうだね
まずは身体を
元通りにしなくちゃ！
点滴をしたあと
筋肉注射をしました
イタタタ…
手術室に移動して
いつもの診察台です
脚
固定しますね
カーテンが
ないのね
えっ
固定っ?!
ドキーーン
麻酔
入れますね
ドキドキ
ドキ…
寒いよー
怖いよー
診察台
たおしますね
ぐるぐる
何もかも初めてのことで
緊張のせいか 寒くて寒くて
仕方がありませんでした
あ 先生…
佐木さん
大きく深呼吸
してください
あ…あれ…
ウトウト
Z z z z z
……
ここは？
ハッ
最初のベッドだ…
いつの間に終わったんだ？
でも 暗い中
痛かったときがあったな…
2・3回子宮の中
ガリガリって感覚が…
ゾク…

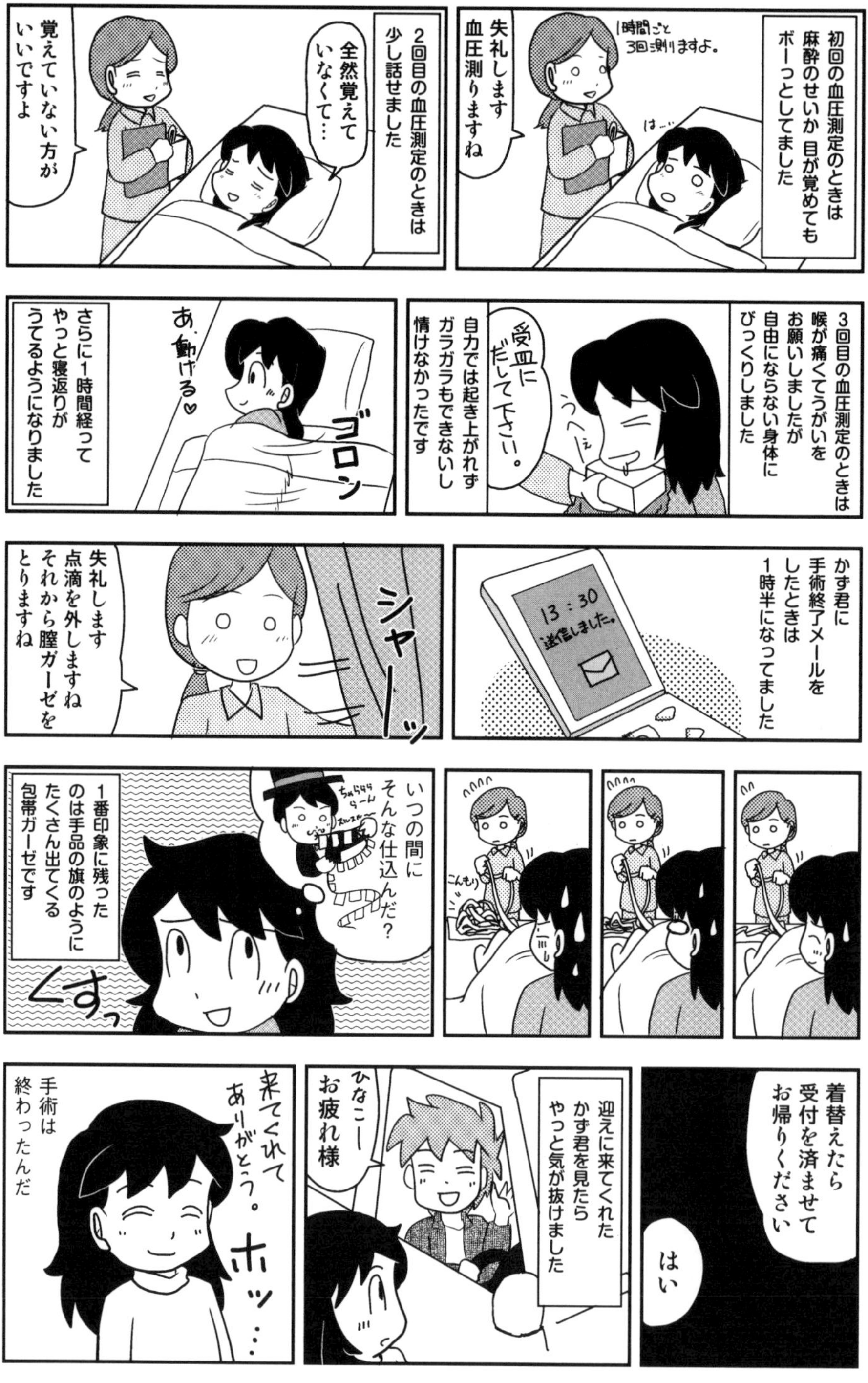

初回の血圧測定のときは
麻酔のせいか 目が覚めても
ボーっとしてました
1時間ごと3回測りますよ。
失礼します
血圧測りますね
2回目の血圧測定のときは
少し話せました
全然覚えていなくて…
覚えていない方がいいですよ
3回目の血圧測定のときは
喉が痛くてうがいを
お願いしましたが
自由にならない身体に
びっくりしました
受皿にだして下さい。
自力では起き上がれず
ガラガラもできないし
情けなかったです
あ、動ける♡
ゴロン
さらに1時間経って
やっと寝返りが
うてるようになりました
かず君に
手術終了メールを
したときは
1時半になってました
13：30
送信しました。
シャーッ
失礼します
点滴を外しますね
それから膣ガーゼを
とりますね
こんもり
いつの間に
そんな仕込んだ？
1番印象に残った
のは手品の旗のように
たくさん出てくる
包帯ガーゼです
くすっ
着替えたら
受付を済ませて
お帰りください
はい
迎えに来てくれた
かず君を見たら
やっと気が抜けました
ひなこー
お疲れ様
来てくれて
ありがとう。
ホッ…
手術は
終わったんだ

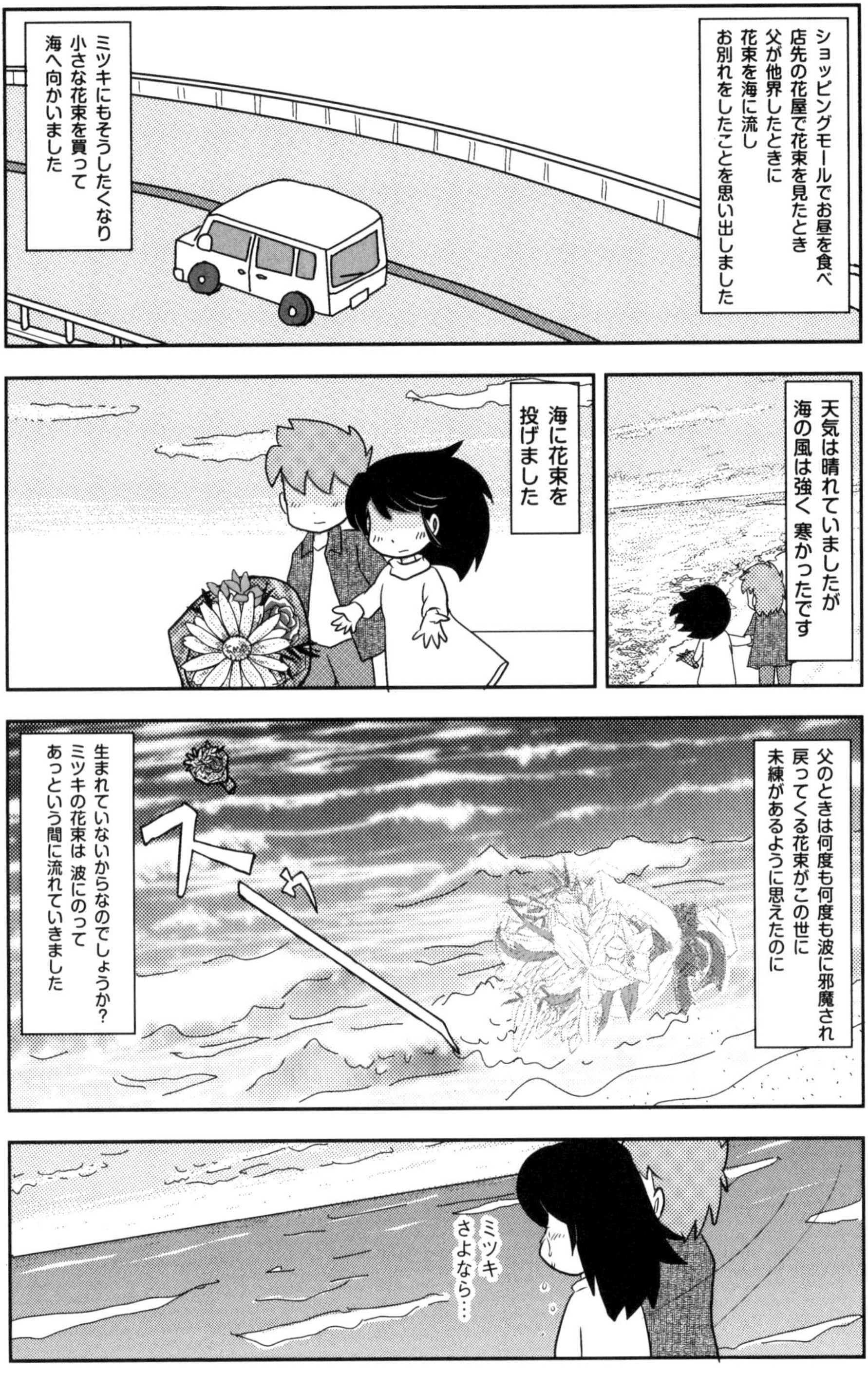
ショッピングモールでお昼を食べ
店先の花屋で花束を見たとき
父が他界したときに
花束を海に流し
お別れをしたことを思い出しました
ミツキにもそうしたくなり
小さな花束を買って
海へ向かいました
天気は晴れていましたが
海の風は強く 寒かったです
海に花束を
投げました
父のときは何度も何度も波に邪魔され
戻ってくる花束がこの世に
未練があるように思えたのに
生まれていないからなのでしょうか？
ミツキの花束は 波にのって
あっという間に流れていきました
ミツキ
さよなら…

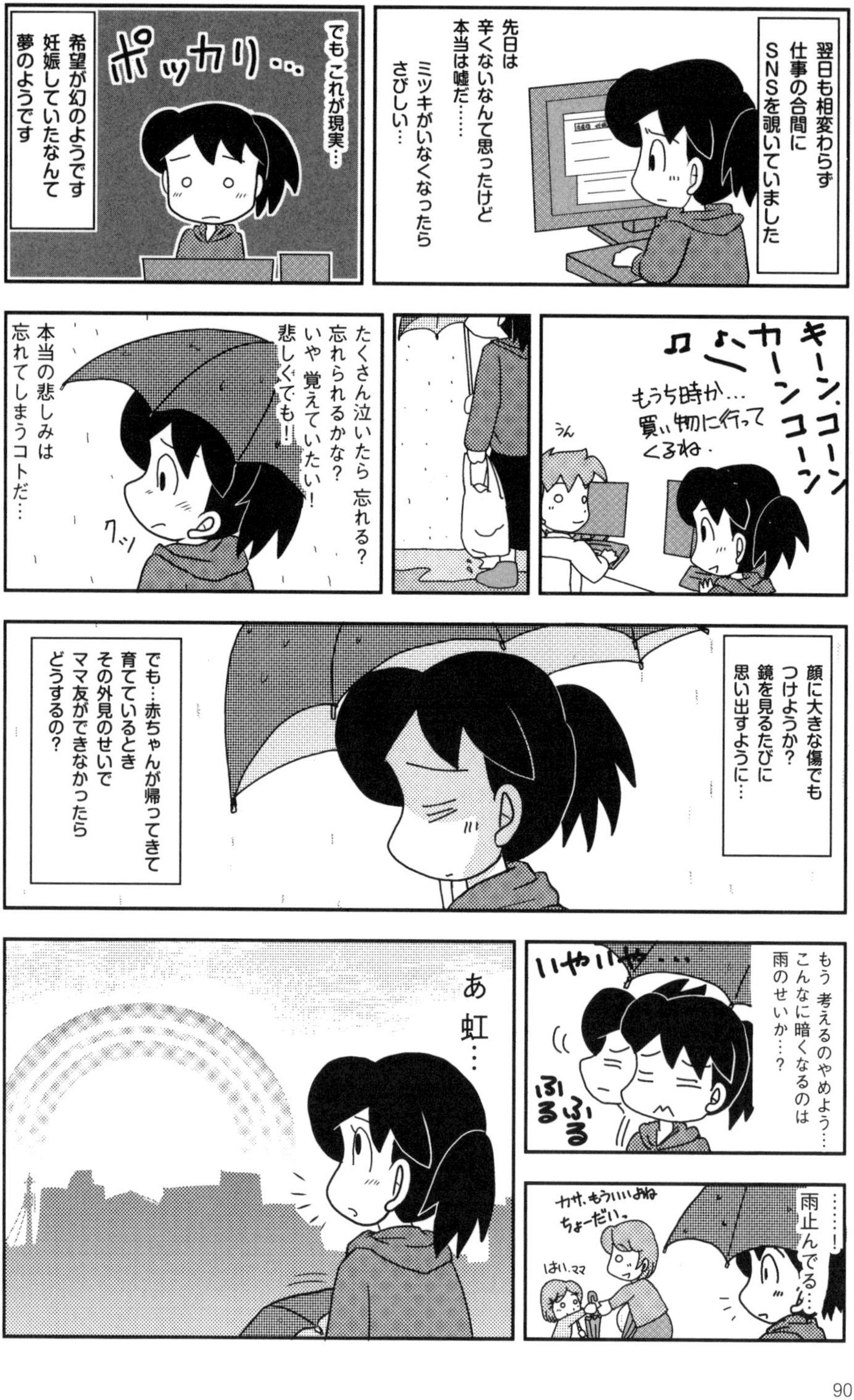
翌日も相変わらず仕事の合間にSNSを覗いていました
先日は辛くないなんて思ったけど本当は嘘だ……
ミツキがいなくなったらさびしい…
でもこれが現実…
ポッカリ…
希望が幻のようです妊娠していたなんて夢のようです
キーン、コーン
カーンコーン
もう5時か…買い物に行ってくるね
うん
たくさん泣いたら忘れる？忘れられるかな？いや覚えていたい！悲しくても！
本当の悲しみは忘れてしまうコトだ…
クッ
顔に大きな傷でもつけようか？鏡を見るたびに思い出すように…
でも…赤ちゃんが帰ってきて育てているときその外見のせいでママ友ができなかったらどうするの？
もう考えるのやめよう…こんなに暗くなるのは雨のせいか…？
いやいや…
ふるふる
……！
雨止んでる…
カサ、もういいよね ちょーだい。
はい、ママ
あ
虹…

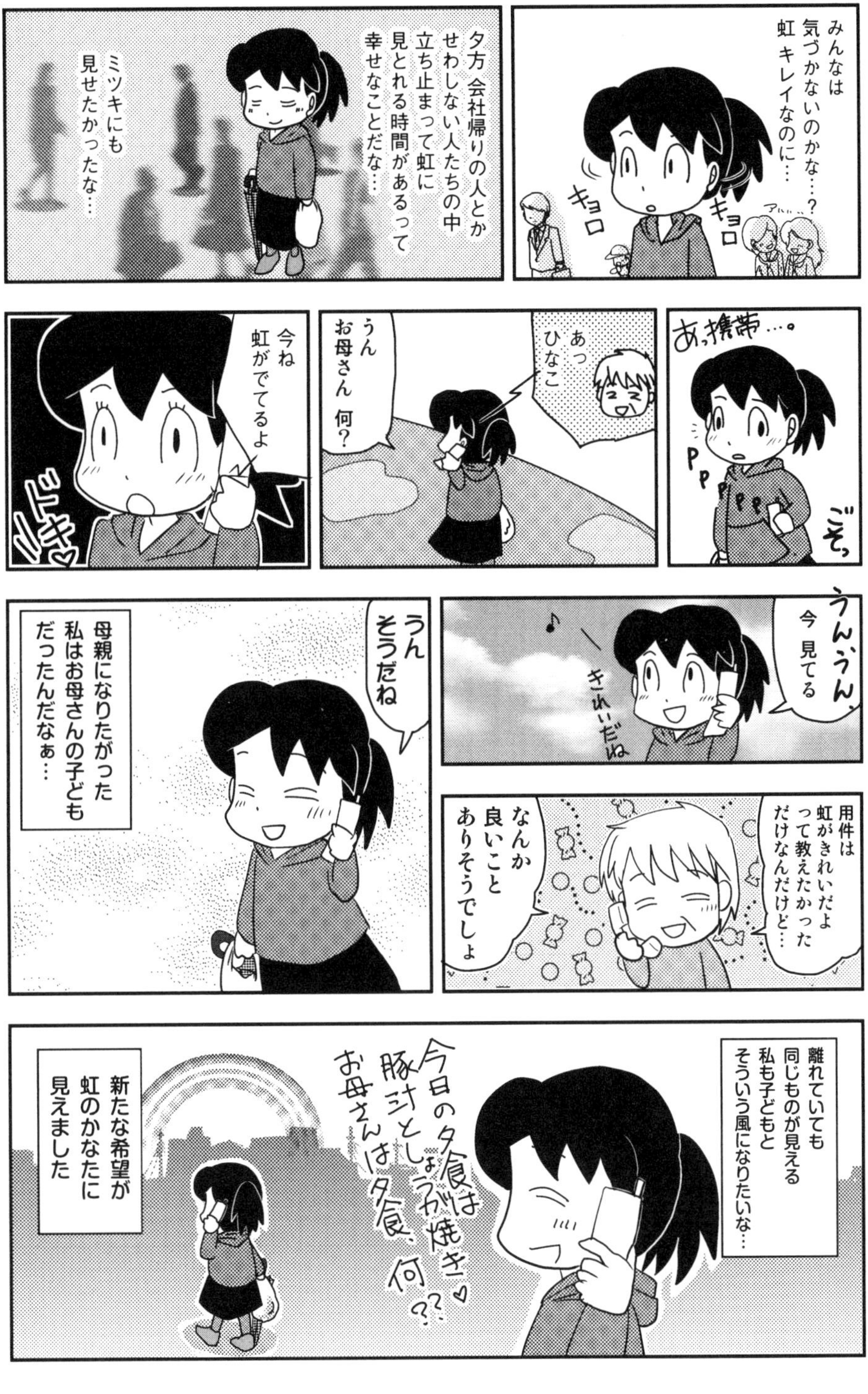
みんなは
気づかないのかな…?
虹キレイなのに…
キョロ
キョロ
夕方会社帰りの人とか
せわしない人たちの中
立ち止まって虹に
見とれる時間があるって
幸せなことだな…
ミツキにも
見せたかったな…
あっ携帯…。
PPPPP
ごそっ
あっ
ひなこ
うん
お母さん 何?
今ね
虹がでてるよ
ドキッ♡
うんうん、
今 見てる
きれいだね
用件は
虹がきれいだよ
って教えたかった
だけなんだけど…
なんか
良いこと
ありそうでしょ
うん
そうだね
母親になりたがった
私はお母さんの子ども
だったんだなぁ…
離れていても
同じものが見える
私も子どもと
そういう風になりたいな…
今日の夕食は
豚汁としょうが焼き♡
お母さんは夕食、何??
新たな希望が
虹のかなたに
見えました

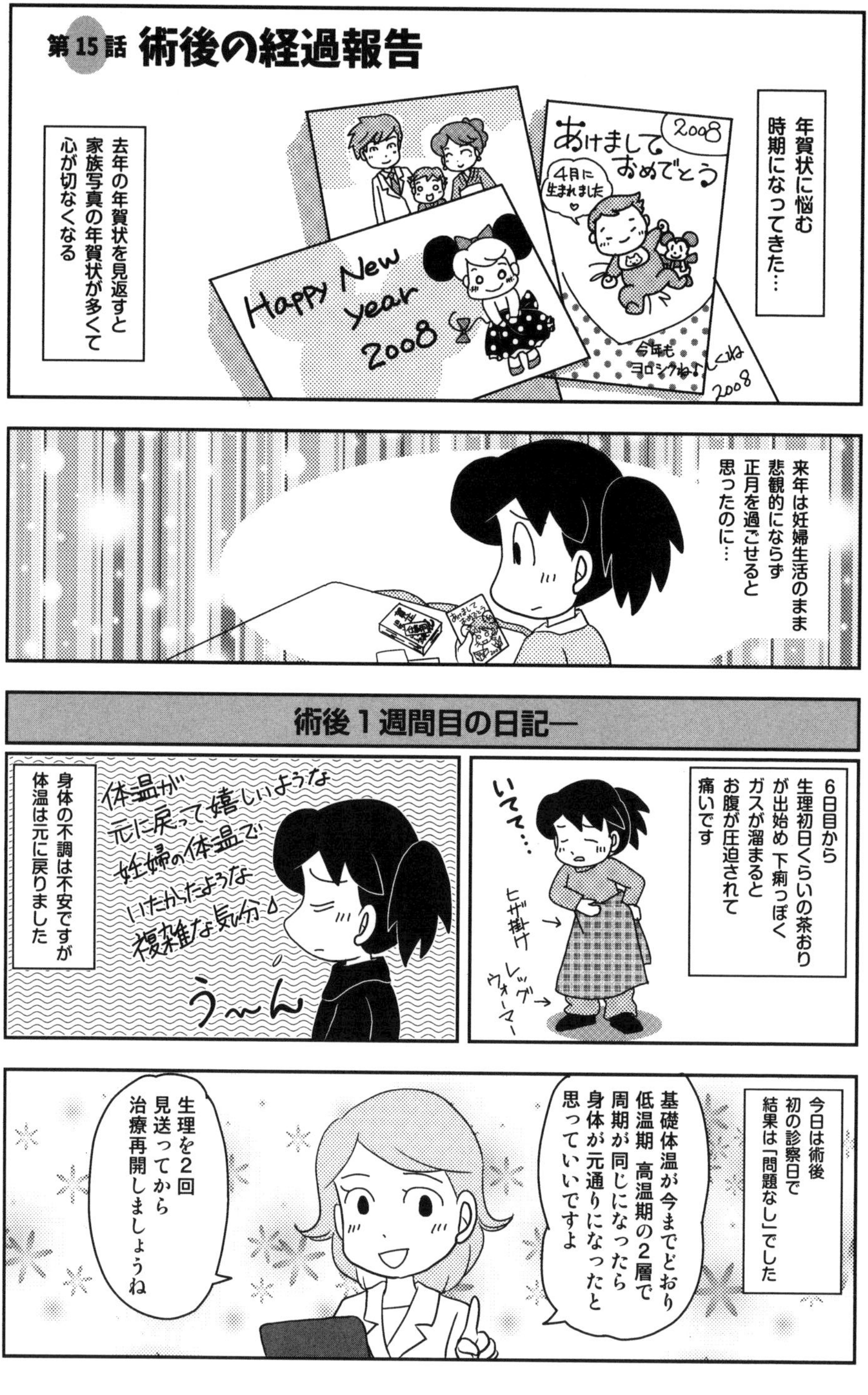
第15話 術後の経過報告
年賀状に悩む時期になってきた…
あけましておめでとう
2008
4月に生まれました
Happy New year 2008
去年の年賀状を見返すと家族写真の年賀状が多くて心が切なくなる
来年は妊婦生活のまま悲観的にならず正月を過ごせると思ったのに…
術後1週間目の日記—
6日目から生理初日くらいの茶おりが出始め 下痢っぽくガスが溜まるとお腹が圧迫されて痛いです
いてて…
ヒザ掛け
レッグウォーマー
身体の不調は不安ですが体温は元に戻りました
体温が元に戻って嬉しいような妊婦の体温でいたかったような複雑な気分♪
う〜ん
今日は術後初の診察日で結果は「問題なし」でした
基礎体温が今までどおり低温期 高温期の2層で周期が同じになったら身体が元通りになったと思っていいですよ
生理を2回見送ってから治療再開しましょうね

術後2週間目の日記―

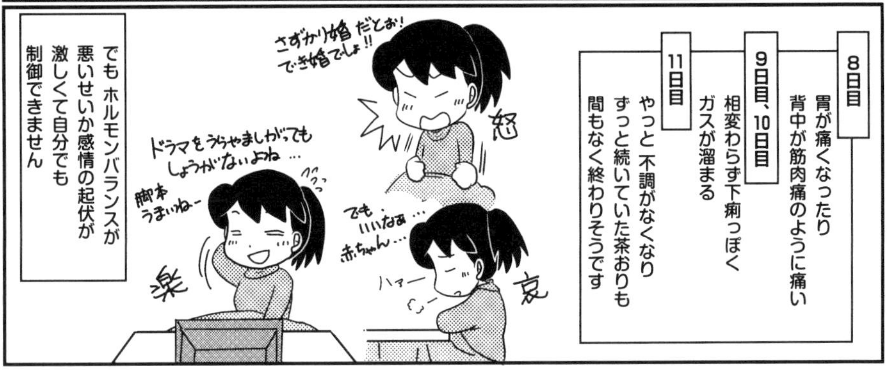
8日目
胃が痛くなったり
背中が筋肉痛のように痛い
9日目、10日目
相変わらず下痢っぽく
ガスが溜まる
11日目
やっと不調がなくなり
ずっと続いていた茶おりも
間もなく終わりそうです
さずかり婚だとお！
でき婚でしょ!!
怒
でも、いいなぁ…
赤ちゃん…
ハァー
哀
ドラマをうらやましがってでも
しょうがないよね…
脚本うまいねー
楽
でも ホルモンバランスが
悪いせいか感情の起伏が
激しくて自分でも
制御できません

術後3週間目の日記―

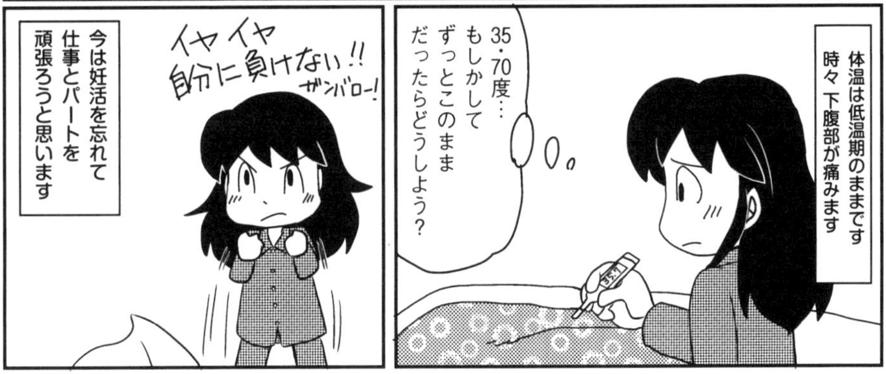

術後5週間目の日記―

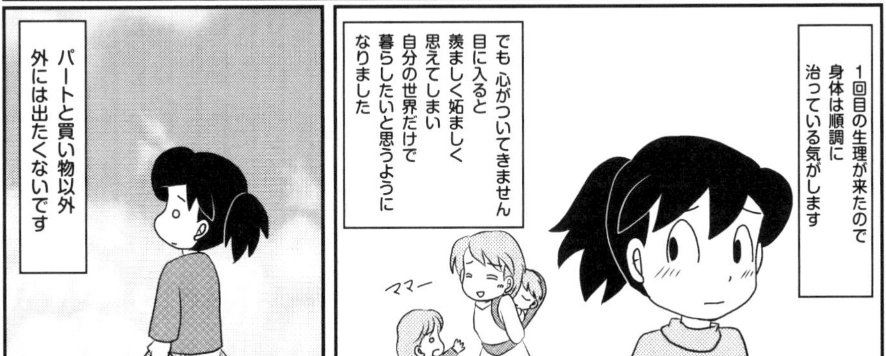
1回目の生理が来たので
身体は順調に
治っている気がします
でも 心がついてきません
目に入ると
羨ましく妬ましく
思えてしまい
自分の世界だけで
暮らしたいと思うように
なりました
ママー
パートと買い物以外
外には出たくないです

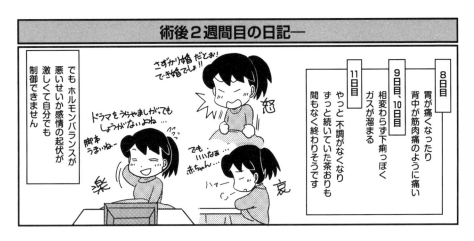

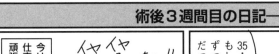

術後6週間目の日記―

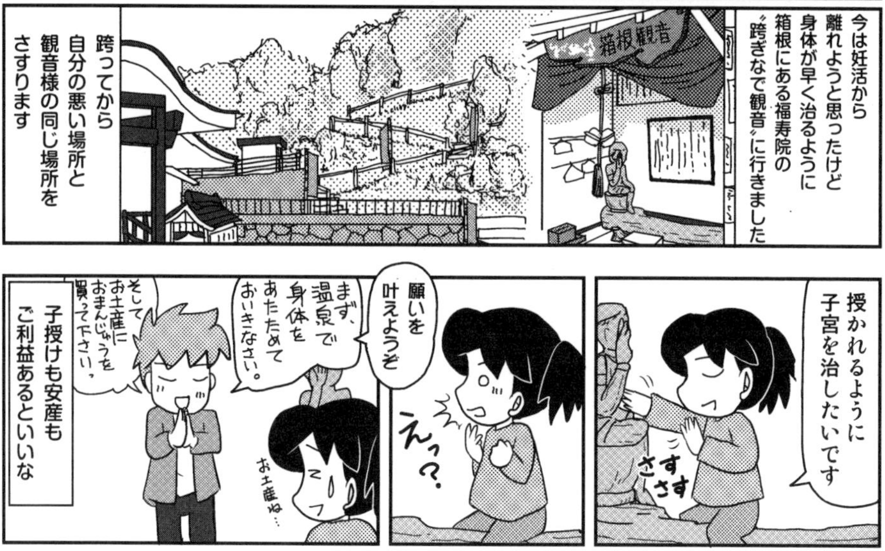
今は妊活から離れようと思ったけど身体が早く治るように箱根にある福寿院の〝跨ぎなで観音〟に行きました
箱根観音
跨ってから自分の悪い場所と観音様の同じ場所をさすります
授かれるように子宮を治したいです
さすさす
願いを叶えようぞ
えっ?
まず、温泉で身体をあたためておいきなさい。
そしてお土産におまんじゅうを買って下さい。
お土産ね…
子授けも安産もご利益あるといいな

術後８週間目の日記―

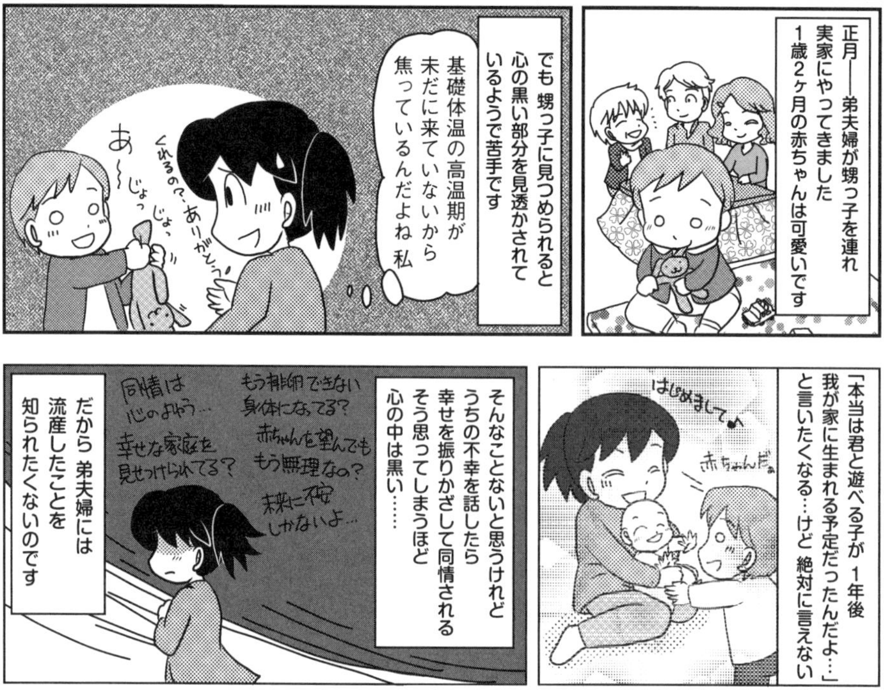
正月――弟夫婦が甥っ子を連れ実家にやってきました 1歳2ヶ月の赤ちゃんは可愛いです
でも甥っ子に見つめられると心の黒い部分を見透かされているようで苦手です
基礎体温の高温期が未だに来ていないから焦っているんだよね 私
あ〜
じょっ じょっ
くれるの?ありがとう
「本当は君と遊べる子が1年後我が家に生まれる予定だったんだよ…」と言いたくなる…けど 絶対に言えない
はじめまして
赤ちゃんだ
そんなことないと思うけれどうちの不幸を話したら幸せを振りかざして同情されるそう思ってしまうほど心の中は黒い……
もう排卵できない身体になってる?
赤ちゃんを望んでももう無理なの?
未来に不安しかないよ…
同情は心のよゆう…
幸せな家庭を見せつけられてる?
だから弟夫婦には流産したことを知られたくないのです

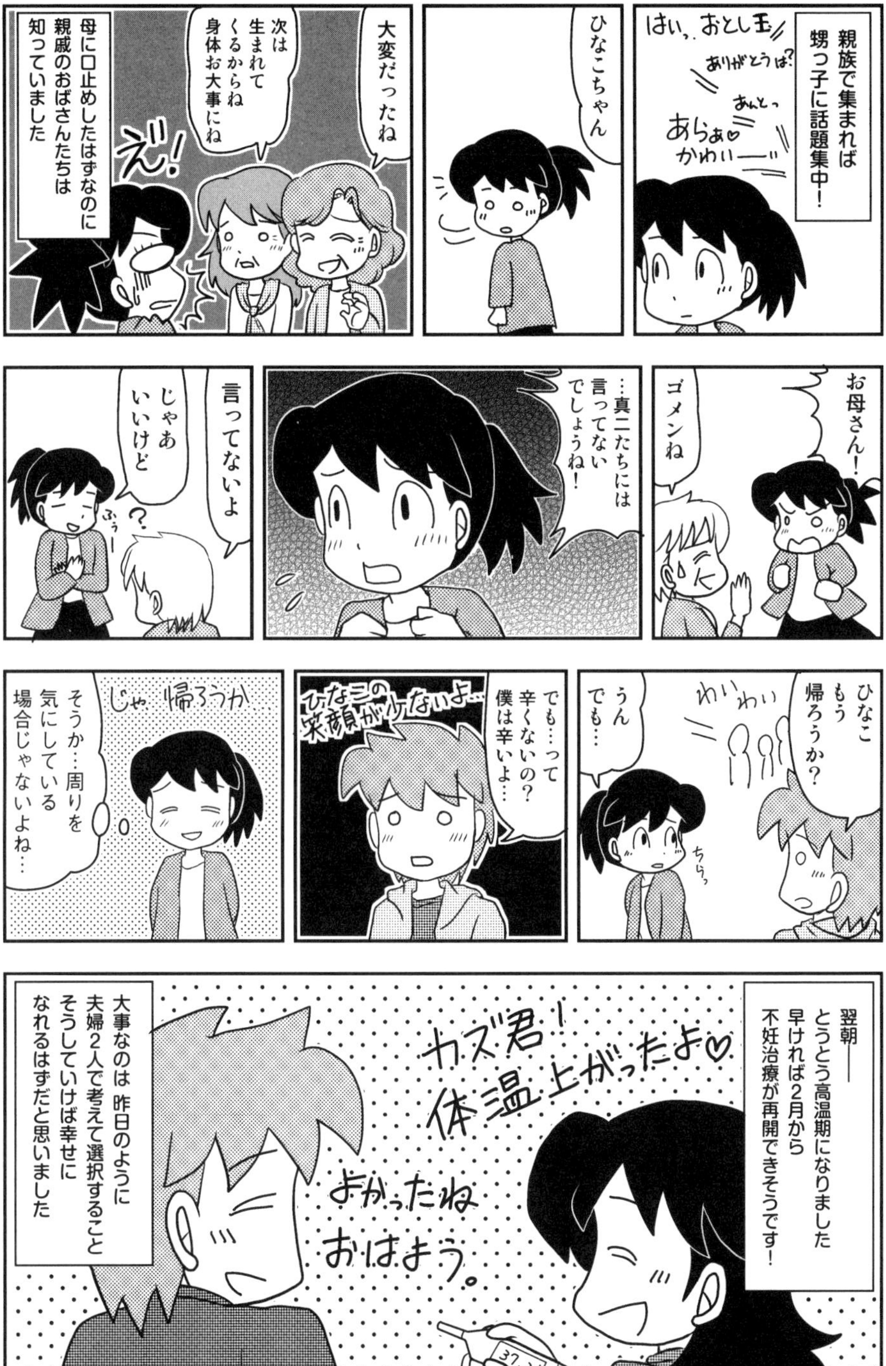

親族で集まれば甥っ子に話題集中!
はい、おとし玉
ありがとうは?
あんとっ
あらぁ♡かわいー
ひなこちゃん
大変だったね
次は生まれてくるからね身体お大事にね
え!
母に口止めしたはずなのに親戚のおばさんたちは知っていました
お母さん!
ゴメンね
…真二たちには言ってないでしょうね!
言ってないよ
じゃあいいけど
ふぅー
?
ひなこもう帰ろうか?
わいわい
うんでも…
ちらっ
ひなこの笑顔が少ないよ…
でも…って辛くないの?僕は辛いよ…
じゃ、帰ろうか
そうか…周りを気にしている場合じゃないよね…
翌朝―― とうとう高温期になりました 早ければ2月から不妊治療が再開できそうです!
カズ君!体温上がったよ♡
よかったね
おはよう。
37.21
大事なのは 昨日のように夫婦2人で考えて選択すること そうしていけば幸せになれるはずだと思いました

第16話 治療再開、そして…

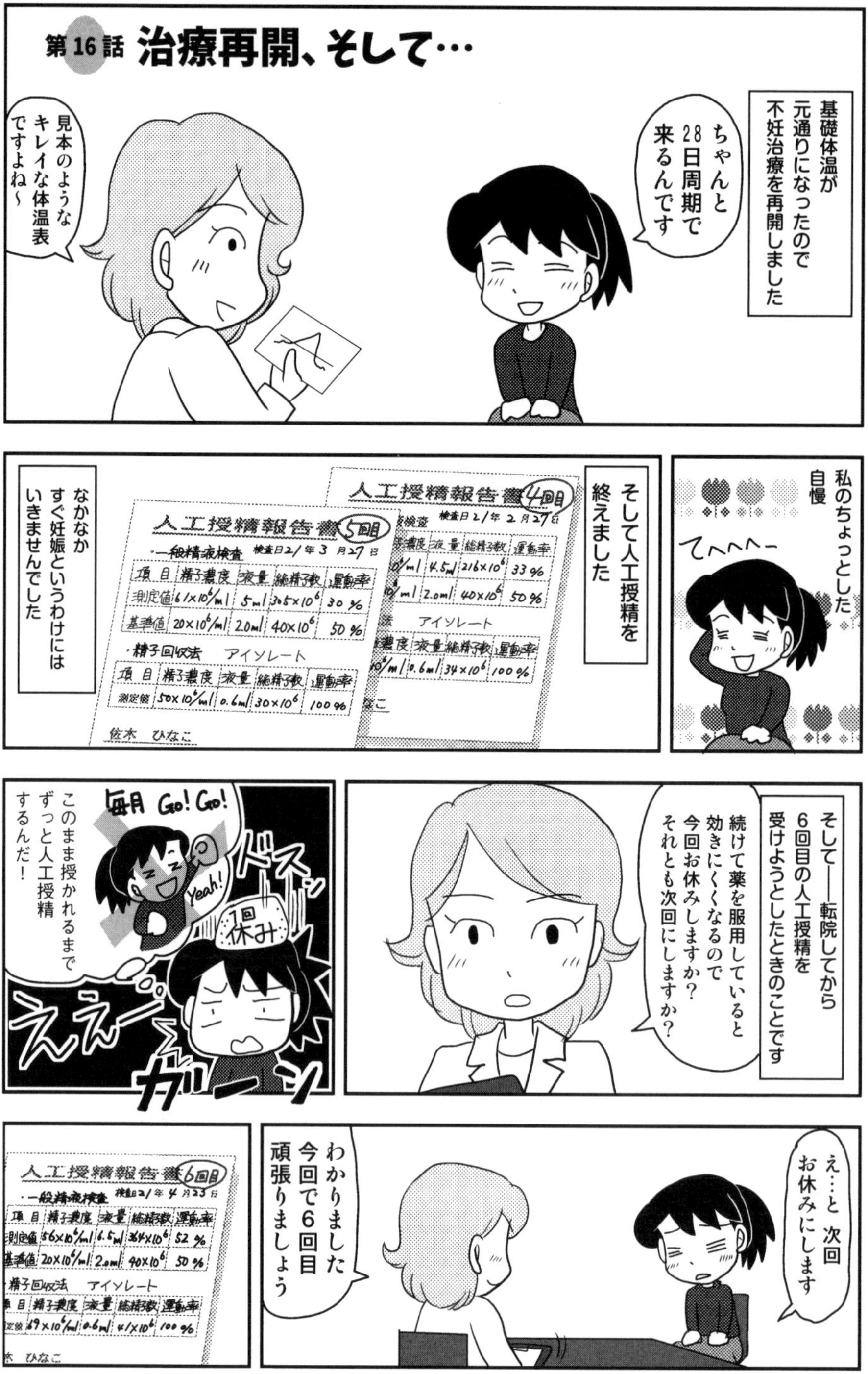

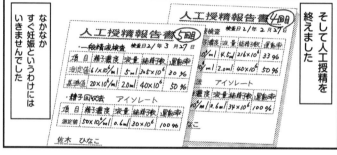

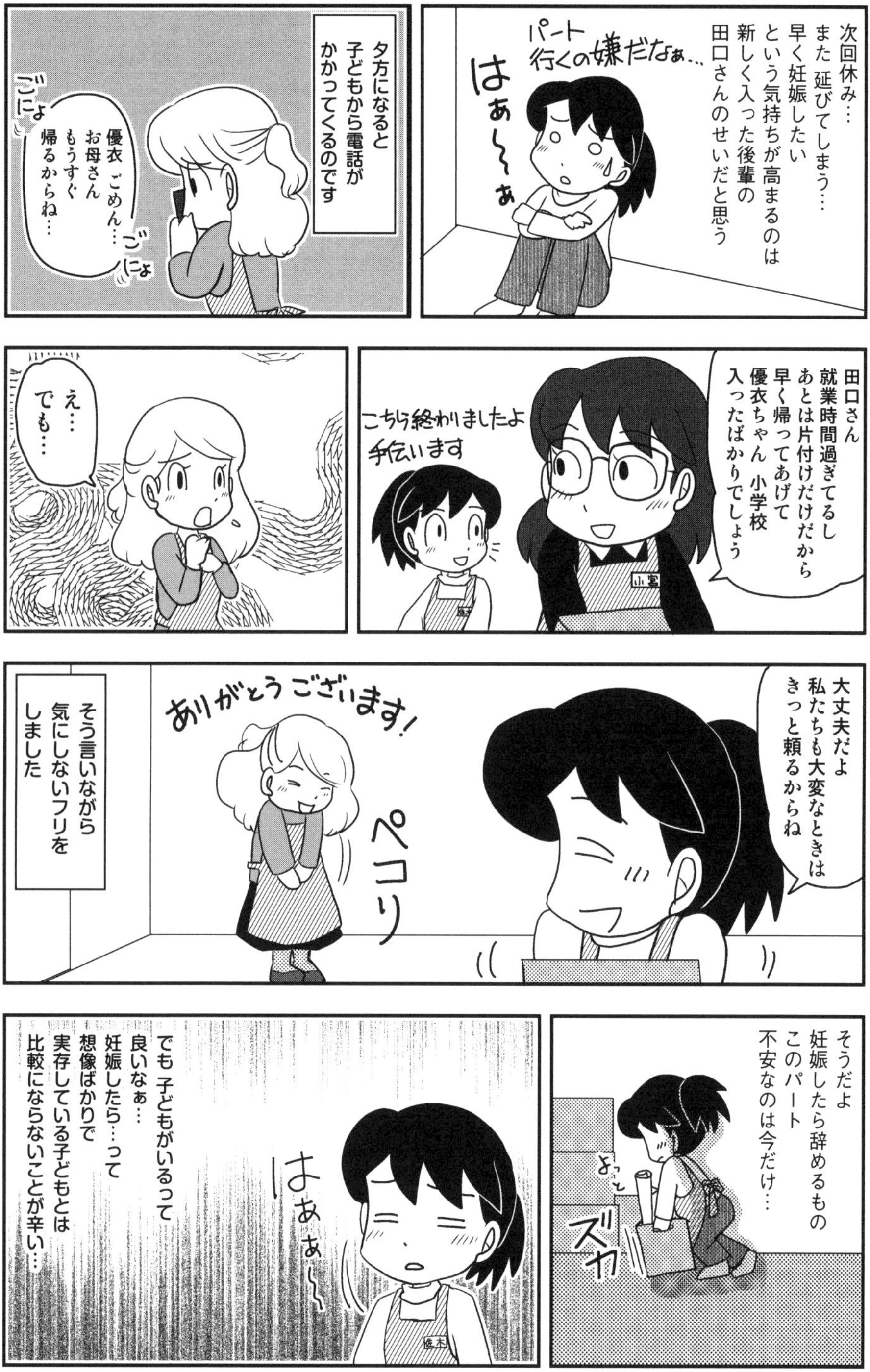
次回休み…
また 延びてしまう…
早く妊娠したい
という気持ちが高まるのは
新しく入った後輩の
田口さんのせいだと思う
パート
行くの嫌だなぁ…
はぁ～～ぁ
夕方になると
子どもから電話が
かかってくるのです
優衣 ごめん…
お母さん
もうすぐ
帰るからね…
ごにょ
ごにょ
田口さん
就業時間過ぎてるし
あとは片付けだけだから
早く帰ってあげて
優衣ちゃん 小学校
入ったばかりでしょう
こちら終わりましたよ
手伝います
え…
でも…
大丈夫だよ
私たちも大変なときは
きっと頼るからね
ありがとうございます！
ペコリ
そう言いながら
気にしないフリを
しました
そうだよ
妊娠したら辞めるもの
このパート
不安なのは今だけ…
よっと
ズガ
でも 子どもがいるって
良いなぁ…
妊娠したら…って
想像ばかりで
実存している子どもとは
比較にならないことが辛い…
はぁぁ～

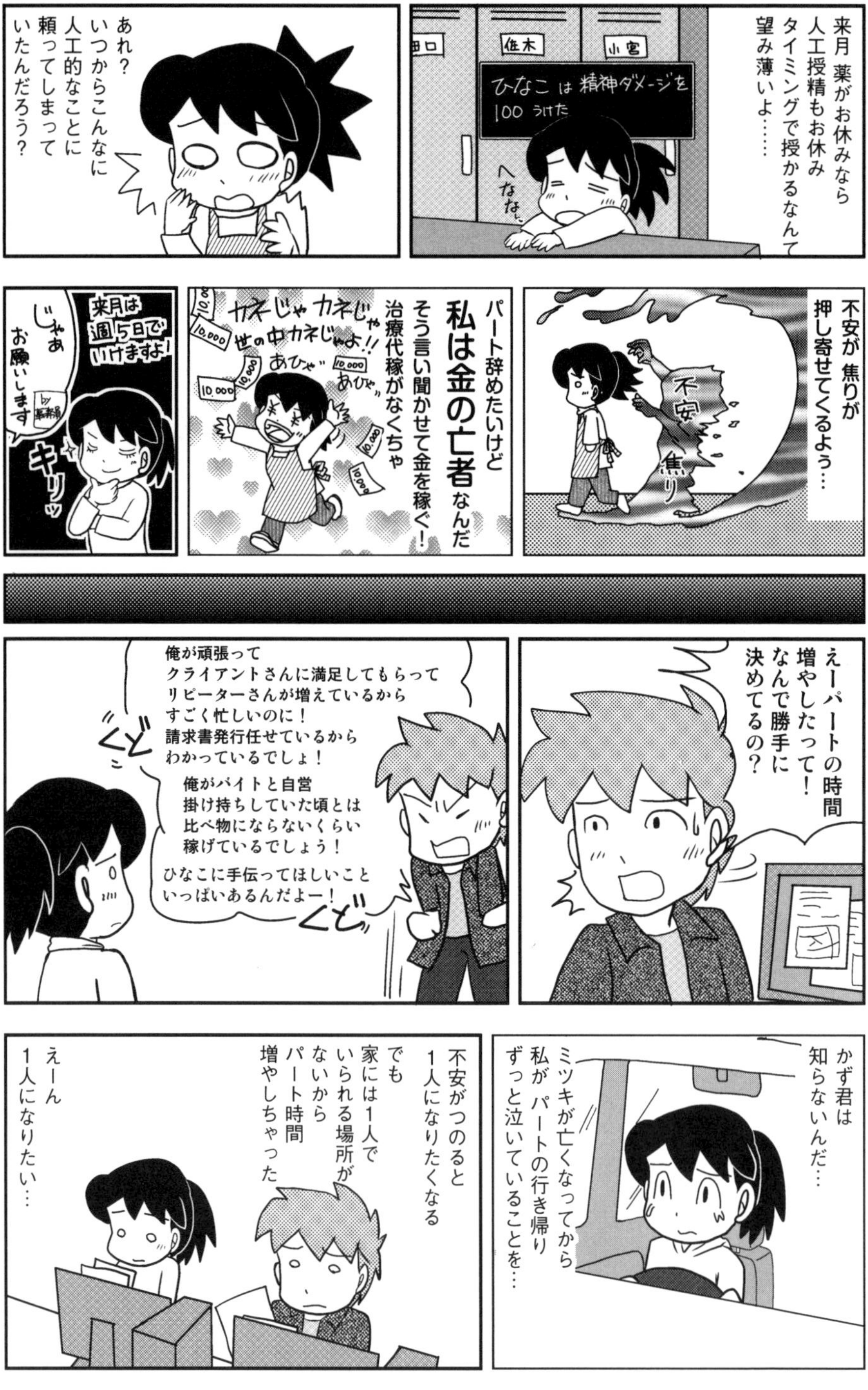
来月 薬がお休みなら
人工授精もお休み
タイミングで授かるなんて
望み薄いよ……
田口
佐木
小宮
ひなこ は 精神ダメージを 100 うけた
へななー…
あれ？
いつからこんなに
人工的なことに
頼ってしまって
いたんだろう？
不安が 焦りが
押し寄せてくるよう…
不安
焦り
パート辞めたいけど
私は金の亡者なんだ
そう言い聞かせて金を稼ぐ！
治療代稼がなくちゃ
カネじゃ カネじゃ 世の中カネじゃよ!!
あひゃ
あひゃ
10,000
来月は週5日でいけますよ！
じゃあ お願いします
by 事務員
キリッ
えーパートの時間
増やしたって！
なんで勝手に
決めてるの？
俺が頑張って
クライアントさんに満足してもらって
リピーターさんが増えているから
すごく忙しいのに！
請求書発行任せているから
わかっているでしょ！
俺がバイトと自営
掛け持ちしていた頃とは
比べ物にならないくらい
稼げているでしょう！
ひなこに手伝ってほしいこと
いっぱいあるんだよー！
くど
くど
かず君は
知らないんだ…
ミツキが亡くなってから
私がパートの行き帰り
ずっと泣いていることを…
不安がつのると
1人になりたくなる
でも
家には1人で
いられる場所が
ないから
パート時間
増やしちゃった
えーん
1人になりたい…

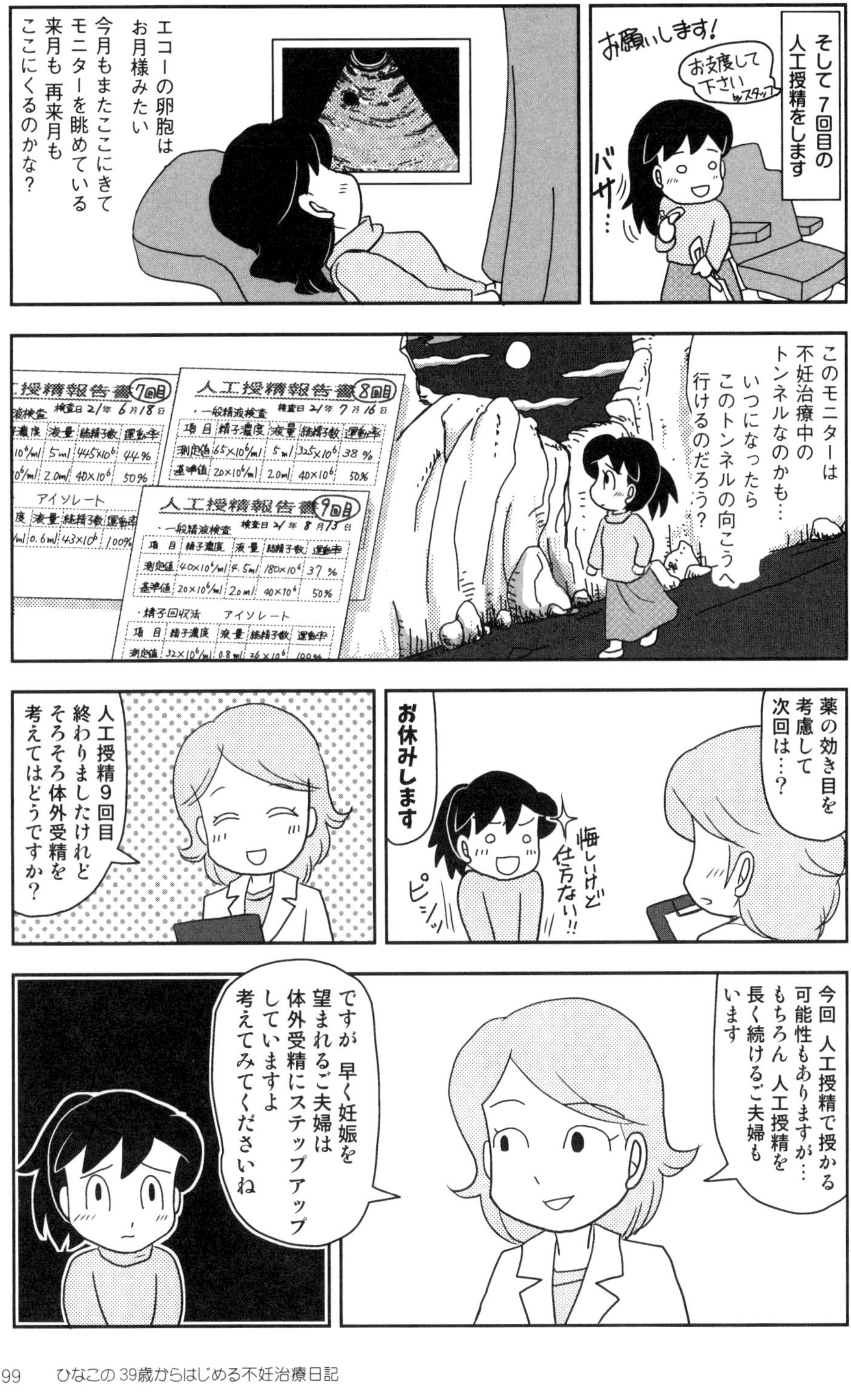
そして7回目の人工授精をします
お願いします!
お支度して下さい byスタッフ
バサ…
エコーの卵胞はお月様みたい
今月もまたここにきてモニターを眺めている
来月も 再来月もここにくるのかな?
このモニターは不妊治療中のトンネルなのかも…
いつになったらこのトンネルの向こうへ行けるのだろう?
人工授精報告書 7回目
人工授精報告書 8回目
検査日 21年 7月16日
・一般精液検査
項目 精子濃度 液量 総精子数 運動率
測定値 65×10⁶/ml 5ml 325×10⁶ 38%
基準値 20×10⁶/ml 2.0ml 40×10⁶ 50%
人工授精報告書 9回目
検査日 21年 8月13日
・一般精液検査
項目 精子濃度 液量 総精子数 運動率
測定値 40×10⁶/ml 4.5ml 180×10⁶ 37%
基準値 20×10⁶/ml 2.0ml 40×10⁶ 50%
・精子回収法 アイソレート
項目 精子濃度 液量 総精子数 運動率
測定値 32×10⁶/ml 0.8ml 26×10⁶ 100%
薬の効き目を考慮して次回は…?
お休みします
悔しいけど仕方ない!!
ピシッ
人工授精9回目終わりましたけれどそろそろ体外受精を考えてはどうですか?
今回 人工授精で授かる可能性もありますが… もちろん 人工授精を長く続けるご夫婦もいます
ですが 早く妊娠を望まれるご夫婦は体外受精にステップアップしていますよ 考えてみてくださいね

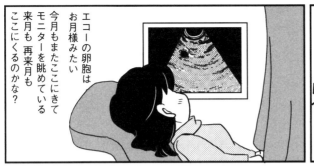

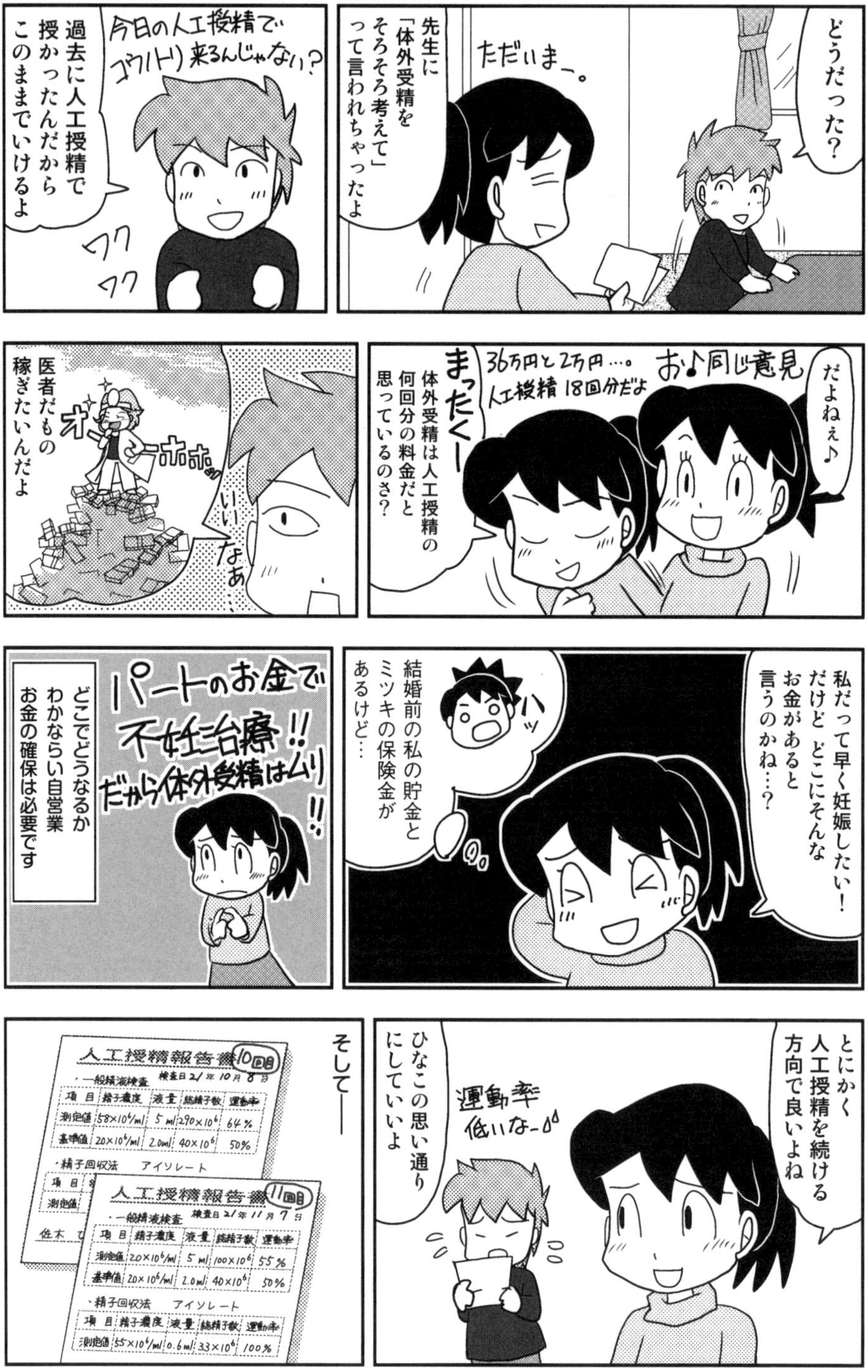
どうだった？
ただいまー。
先生に「体外受精をそろそろ考えて」って言われちゃったよ
今日の人工授精でコウ(トリ)来るんじゃない？
過去に人工授精で授かったんだからこのままでいけるよ
ワクワク
だよねぇ♪
お♪同じ意見
36万円と2万円…。人工授精18回分だよ
まったくー
体外受精は人工授精の何回分の料金だと思っているのさ？
いいなあ…
オーホホホッ
医者だもの稼ぎたいんだよ
私だって早く妊娠したい！だけど どこにそんなお金があると言うのかね…？
ハッ
結婚前の私の貯金とミツキの保険金があるけど…
パートのお金で不妊治療!! だから体外受精はムリ!!
どこでどうなるかわかならい自営業お金の確保は必要です
とにかく人工授精を続ける方向で良いよね
ひなこの思い通りにしていいよ
運動率低いなー
そして――
人工授精報告書 10回目
検査日 21年 10月 8日
・一般精液検査
項目 精子濃度 液量 総精子数 運動率
測定値 58×10⁶/ml 5ml 290×10⁶ 64%
基準値 20×10⁶/ml 2.0ml 40×10⁶ 50%
・精子回収法 アイソレート
人工授精報告書 11回目
検査日 21年 11月 7日
・一般精液検査
項目 精子濃度 液量 総精子数 運動率
測定値 20×10⁶/ml 5ml 100×10⁶ 55%
基準値 20×10⁶/ml 2.0ml 40×10⁶ 50%
・精子回収法 アイソレート
項目 精子濃度 液量 総精子数 運動率
測定値 55×10⁶/ml 0.6ml 33×10⁶ 100%

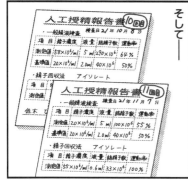

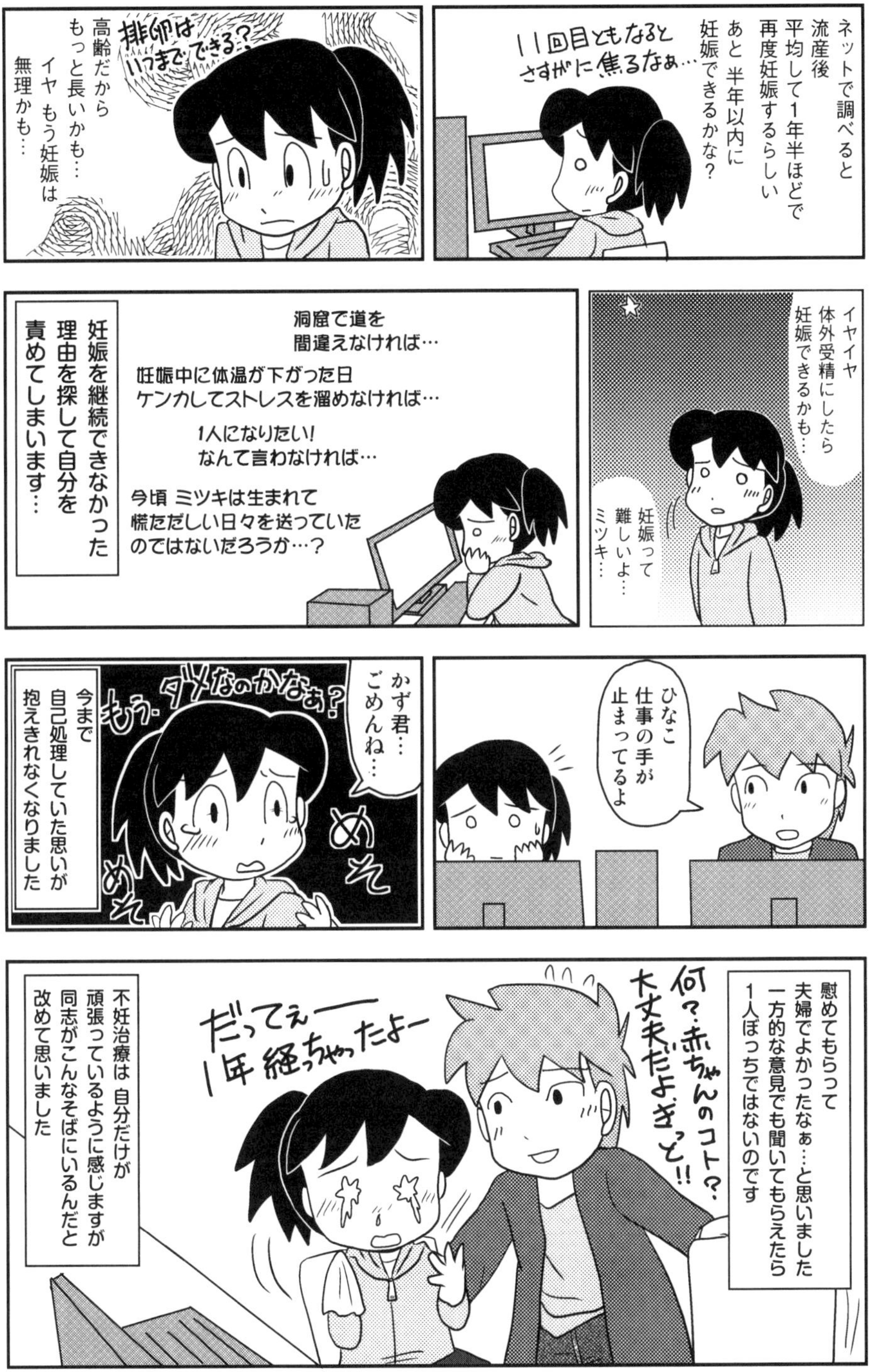

ネットで調べると
流産後
平均して1年半ほどで
再度妊娠するらしい
あと半年以内に
妊娠できるかな？
11回目ともなると
さすがに焦るなぁ…
排卵は
いつまでできる？
高齢だから
もっと長いかも…
イヤもう妊娠は
無理かも…
イヤイヤ
体外受精にしたら
妊娠できるかも…
妊娠って
難しいよ…
ミツキ…
洞窟で道を
間違えなければ…
妊娠中に体温が下がった日
ケンカしてストレスを溜めなければ…
1人になりたい!
なんて言わなければ…
今頃 ミツキは生まれて
慌ただしい日々を送っていた
のではないだろうか…？
妊娠を継続できなかった
理由を探して自分を
責めてしまいます…
ひなこ
仕事の手が
止まってるよ
かず君…
ごめんね…
もう、ダメなのかなぁ？
めそ
めそ
今まで
自己処理していた思いが
抱えきれなくなりました
慰めてもらって
夫婦でよかったなぁ…と思いました
一方的な意見でも聞いてもらえたら
1人ぼっちではないのです
何？ 赤ちゃんのコト？
大丈夫だよ きっと!!
だってぇ——
1年経っちゃったよー
不妊治療は 自分だけが
頑張っているように感じますが
同志がこんなそばにいるんだと
改めて思いました

第17話 ステップアップ

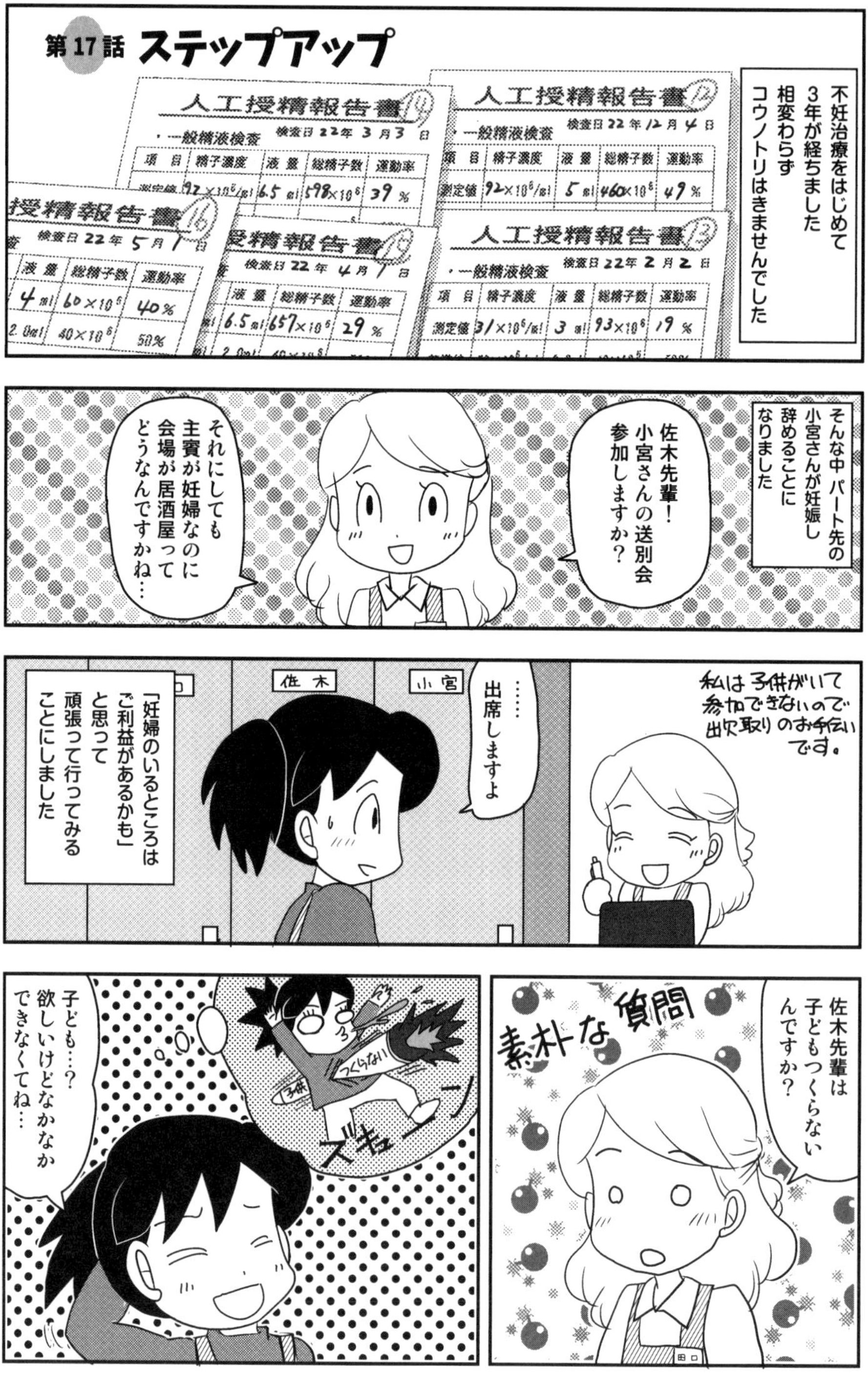
不妊治療をはじめて
3年が経ちました
相変わらず
コウノトリはきませんでした
人工授精報告書
・一般精液検査
そんな中 パート先の小宮さんが妊娠し辞めることになりました
佐木先輩！小宮さんの送別会参加しますか？
それにしても主賓が妊婦なのに会場が居酒屋ってどうなんですかね…
私は子供がいて参加できないので出欠取りのお手伝いです。
……出席しますよ
佐木
小宮
「妊婦のいるところはご利益があるかも」と思って頑張って行ってみることにしました
佐木先輩は子どもつくらないんですか？
素朴な質問
田口
つくらない!
子供
ズキューン
子ども…？欲しいけどなかなかできなくてね…

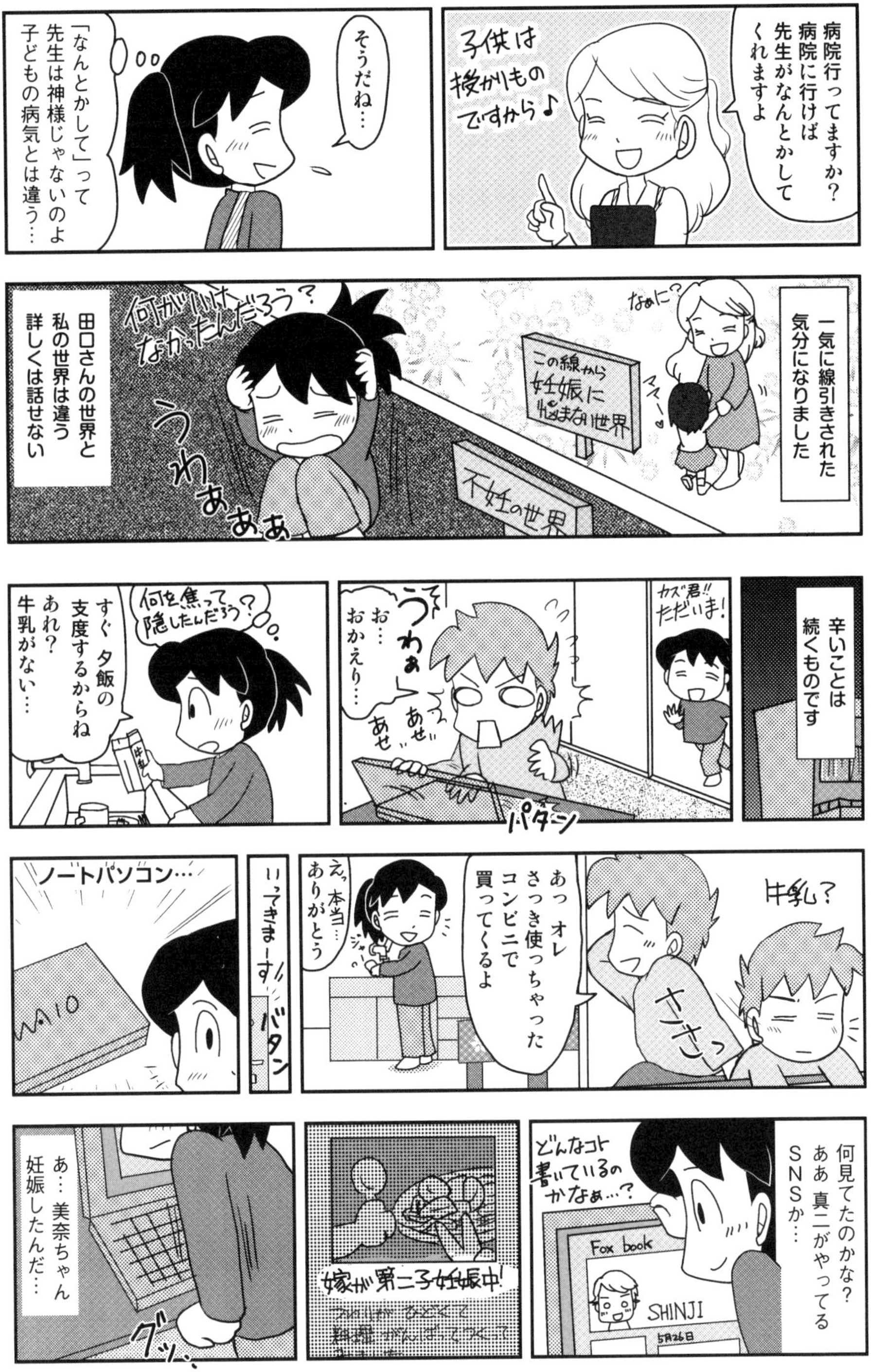

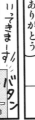

病院行ってますか？
病院に行けば先生がなんとかしてくれますよ
子供は授かりものですから♪
そうだね…
「なんとかして」って先生は神様じゃないのよ子どもの病気とは違う…
一気に線引きされた気分になりました
なぁに？
ママ～
この線から妊娠に悩まない世界
不妊の世界
何がいけなかったんだろう？
うわあああ
田口さんの世界と私の世界は違う詳しくは話せない
辛いことは続くものです
カズ君!! ただいま!
うそ
うわぁ
お…おかえり…
あせあせ
パタン
何を焦って隠したんだろう？
すぐ夕飯の支度するからね
あれ？ 牛乳がない…
牛乳？
さささっ
あっ オレ さっき使っちゃった コンビニで買ってくるよ
えっ 本当… ありがとう
いってきまーす
バタン
ノートパソコン…
何見てたのかな？ ああ真二がやってるSNSか…
どんなコト書いているのかなぁ…？
Fox book
SHINJI
5月26日
嫁が第二子妊娠中!
あ… 美奈ちゃん妊娠したんだ…
グッ…

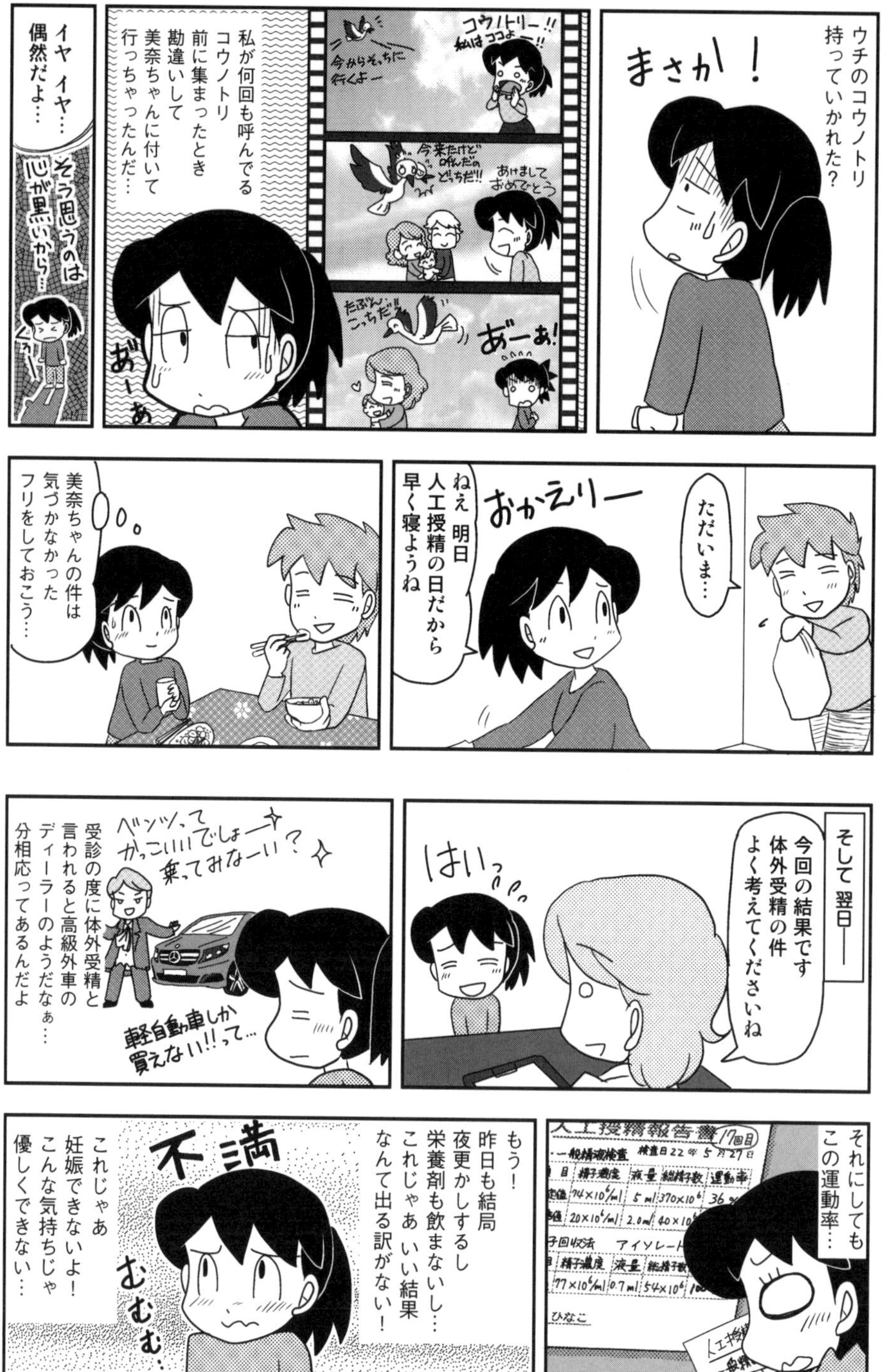
ウチのコウノトリ
持っていかれた？
まさか！
私が何回も呼んでる
コウノトリ
前に集まったとき
勘違いして
美奈ちゃんに付いて
行っちゃったんだ…
コウノトリー!!
私はココよー!!
今からそっちに行くよー
今来たけど呼んだのどっちだ!!
あけましておめでとう
たぶんこっちだ!!
あーぁ！
あーぁ
イヤ イヤ…
偶然だよ…
そう思うのは
心が黒いから…
ただいま…
おかえりー
ねぇ 明日
人工授精の日だから
早く寝ようね
美奈ちゃんの件は
気づかなかった
フリをしておこう…
そして 翌日──
今回の結果です
体外受精の件
よく考えてくださいね
はいっ
受診の度に体外受精と
言われると高級外車の
ディーラーのようだなぁ…
分相応ってあるんだよ
ベンツってかっこいいでしょー？
乗ってみなーい？
軽自動車しか買えない!!って…
それにしても
この運動率…
人工授精報告書 17回目
一般精液検査 検査日22年5月27日
精子濃度 液量 総精子数 運動率
74×10⁶/ml 5ml 370×10⁶ 36
20×10⁶/ml 2.0ml 40×10⁶
精子回収法 アイソレート
精子濃度 液量 総精子数
77×10⁶/ml 0.7ml 54×10⁶
ひなこ
もう！
昨日も結局
夜更かしするし
栄養剤も飲まないし…
これじゃあ いい結果
なんて出る訳がない！
不満
むむむ…
これじゃあ
妊娠できないよ！
こんな気持ちじゃ
優しくできない…

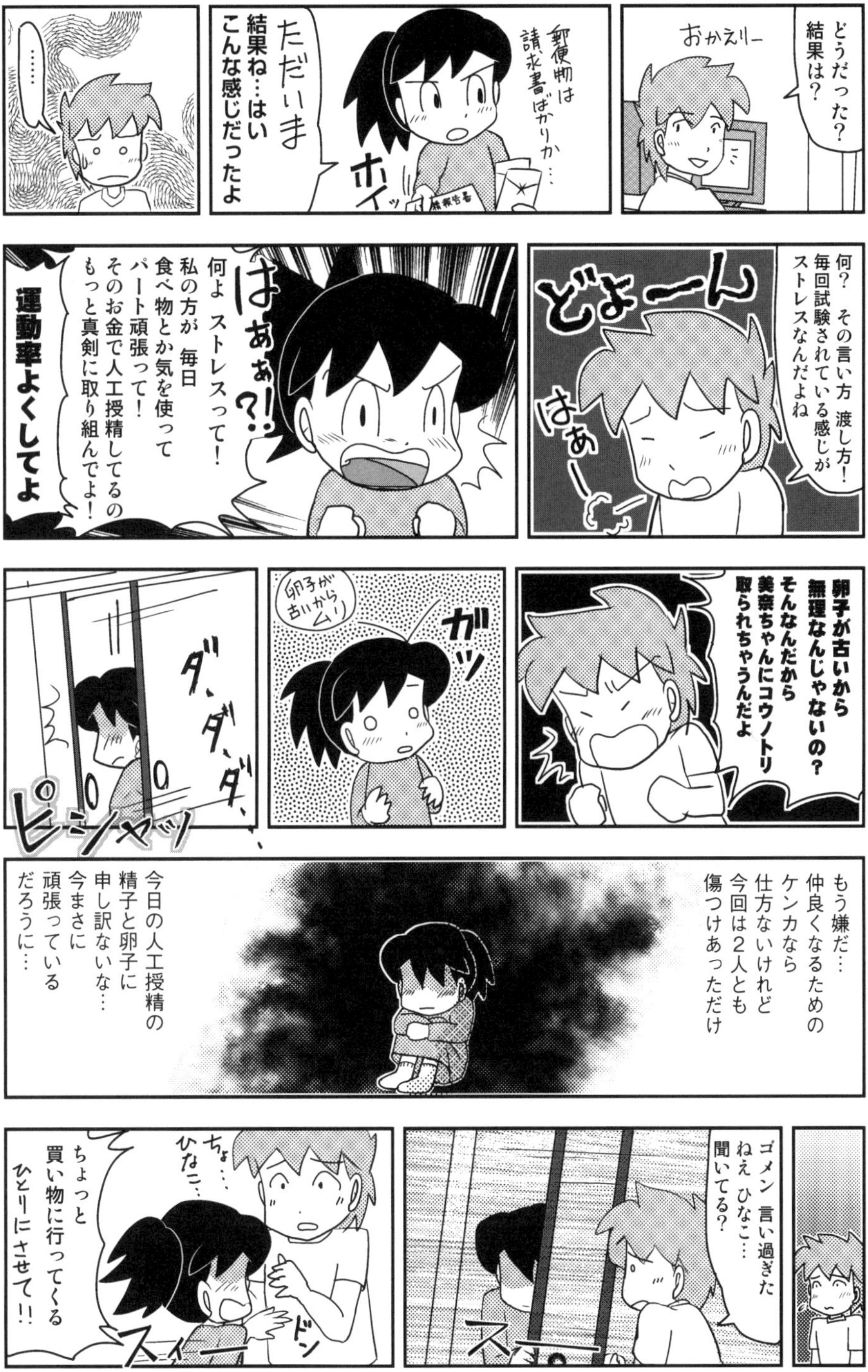

おかえりー
どうだった？結果は？
郵便物は請求書ばかりか…
ホイッ
ただいま
結果ね…はい こんな感じだったよ
……
何？ その言い方 渡し方！毎回試験されている感じがストレスなんだよね
どよーん
はぁー
はぁぁ？！
何よ ストレスって！
私の方が 毎日食べ物とか気を使ってパート頑張って！そのお金で人工授精してるのもっと真剣に取り組んでよ！
運動率よくしてよ
卵子が古いから無理なんじゃないの？そんなんだから美奈ちゃんにコウノトリ取られちゃうんだよ
卵子が古いからムリ
ガッ
ダ、ダ、ダ、
ピシャッ
もう嫌だ… 仲良くなるためのケンカなら仕方ないけれど 今回は2人とも傷つけあっただけ
今日の人工授精の精子と卵子に申し訳ないな… 今まさに頑張っているだろうに…
ゴメン 言い過ぎた ねえ ひなこ… 聞いてる？
スー
ちょ…ひなこ…
ちょっと買い物に行ってくる ひとりにさせて!!
スィー
ドン

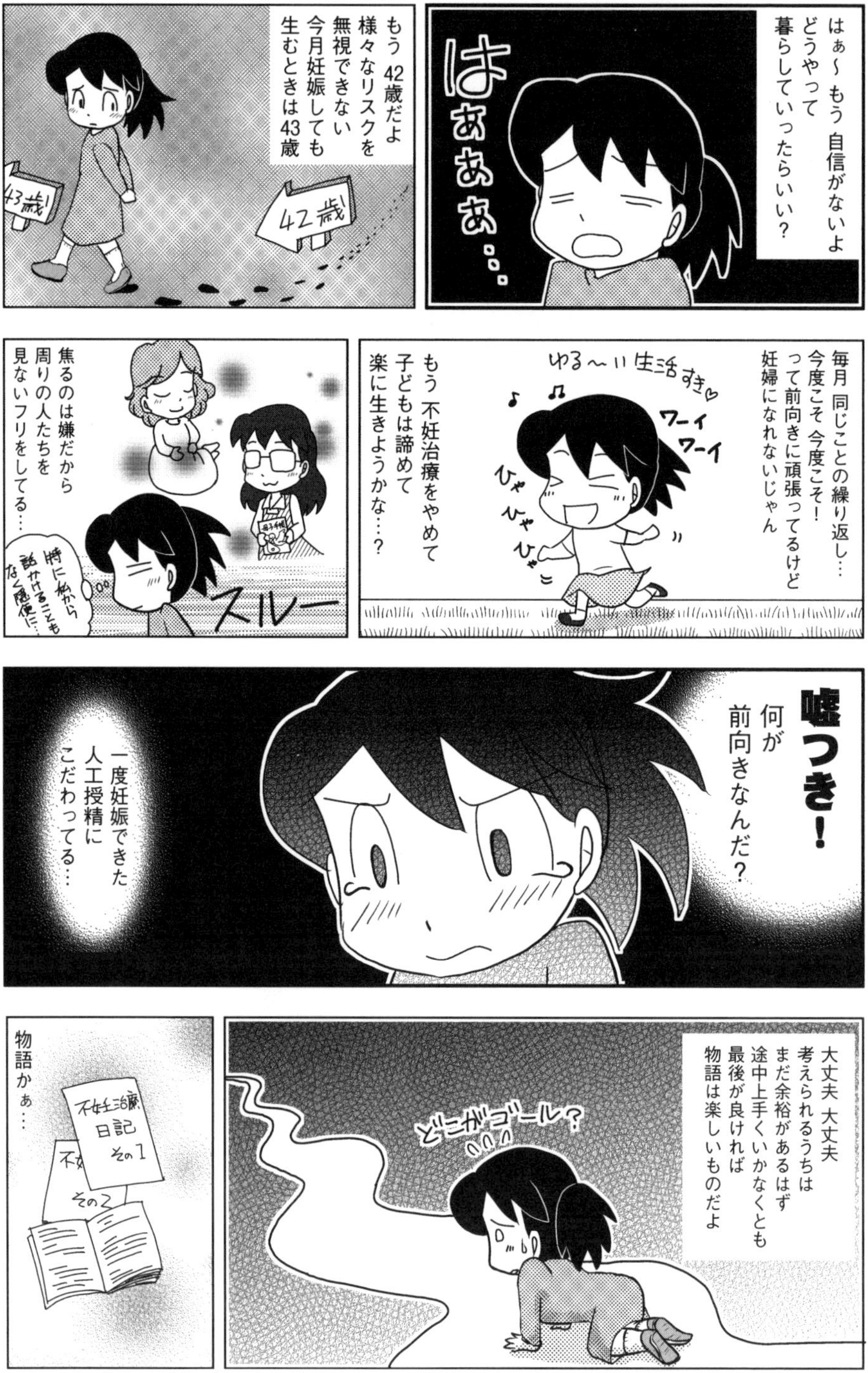
はぁ〜もう 自信がないよ
どうやって
暮らしていったらいい?
はぁぁぁ…
もう 42歳だよ
様々なリスクを
無視できない
今月妊娠しても
生むときは43歳
42歳
43歳
毎月 同じことの繰り返し…
今度こそ 今度こそ!
って前向きに頑張ってるけど
妊婦になれないじゃん
ゆる〜い生活すき♡
ワーイ ワーイ
ひゃひゃひゃ
もう 不妊治療をやめて
子どもは諦めて
楽に生きようかな…?
焦るのは嫌だから
周りの人たちを
見ないフリをしてる…
母子手帳
スルー
時に私から 話かけることも なく穏便に…
嘘つき!
何が
前向きなんだ?
一度妊娠できた
人工授精に
こだわってる…
大丈夫 大丈夫
考えられるうちは
まだ余裕があるはず
途中上手くいかなくとも
最後が良ければ
物語は楽しいものだよ
どこがゴール?
物語かぁ…
不妊治療
日記
その1
その2

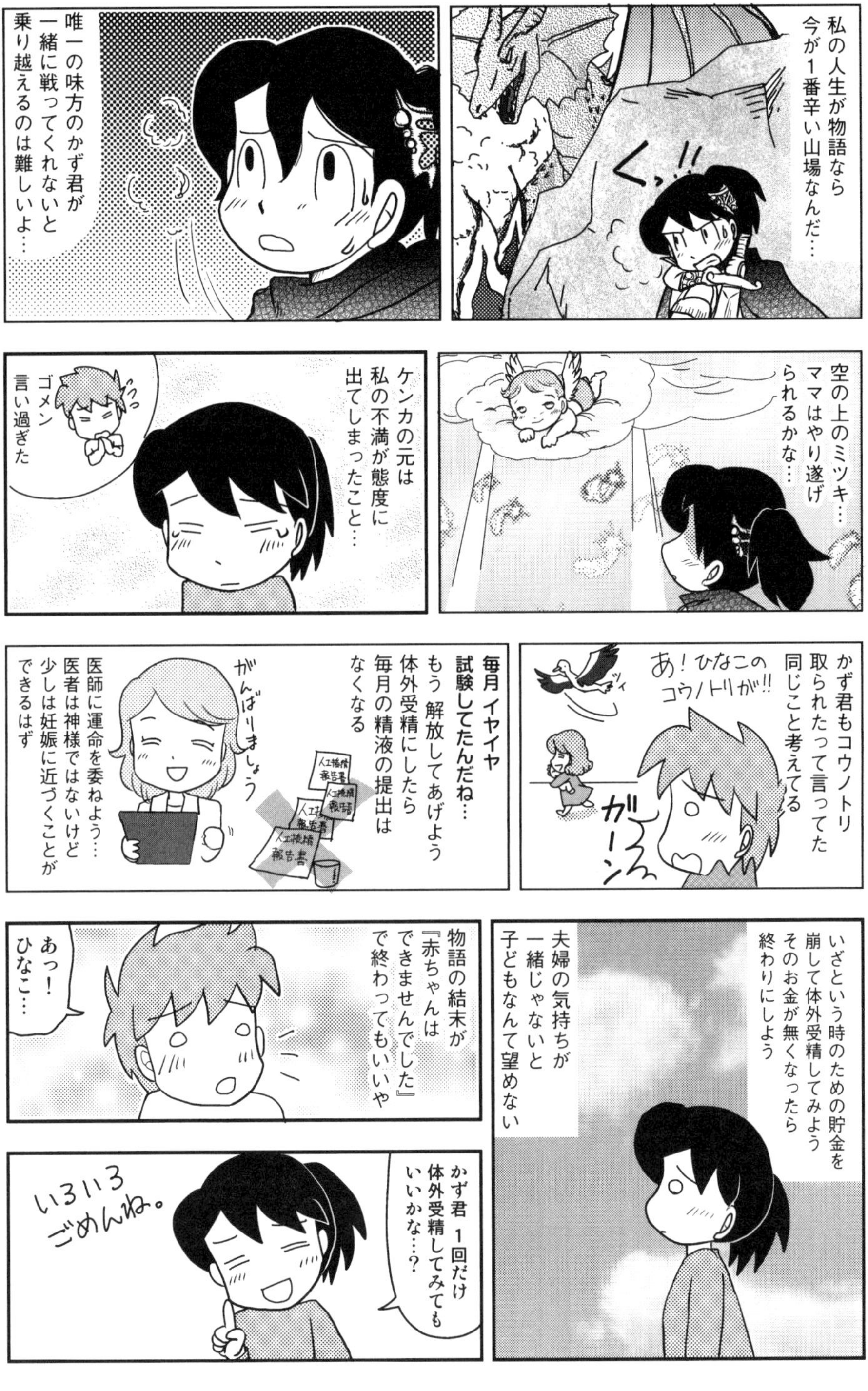
私の人生が物語なら
今が1番辛い山場なんだ…
くっ!!
唯一の味方のかず君が
一緒に戦ってくれないと
乗り越えるのは難しいよ…
空の上のミツキ…
ママはやり遂げられるかな…
ケンカの元は
私の不満が態度に
出てしまったこと…
ゴメン
言い過ぎた
かず君もコウノトリ
取られたって言ってた
同じこと考えてる
あ!ひなこのコウノトリが!!
ツィ
ガーン
毎月イヤイヤ
試験してたんだね…
もう解放してあげよう
体外受精にしたら
毎月の精液の提出は
なくなる
人工授精報告書
がんばりましょう
医師に運命を委ねよう…
医者は神様ではないけど
少しは妊娠に近づくことが
できるはず
いざという時のための貯金を
崩して体外受精してみよう
そのお金が無くなったら
終わりにしよう
夫婦の気持ちが
一緒じゃないと
子どもなんて望めない
物語の結末が
『赤ちゃんは
できませんでした』
で終わってもいいや
あっ!
ひなこ…
かず君 1回だけ
体外受精してみても
いいかな…?
いろいろ
ごめんね。

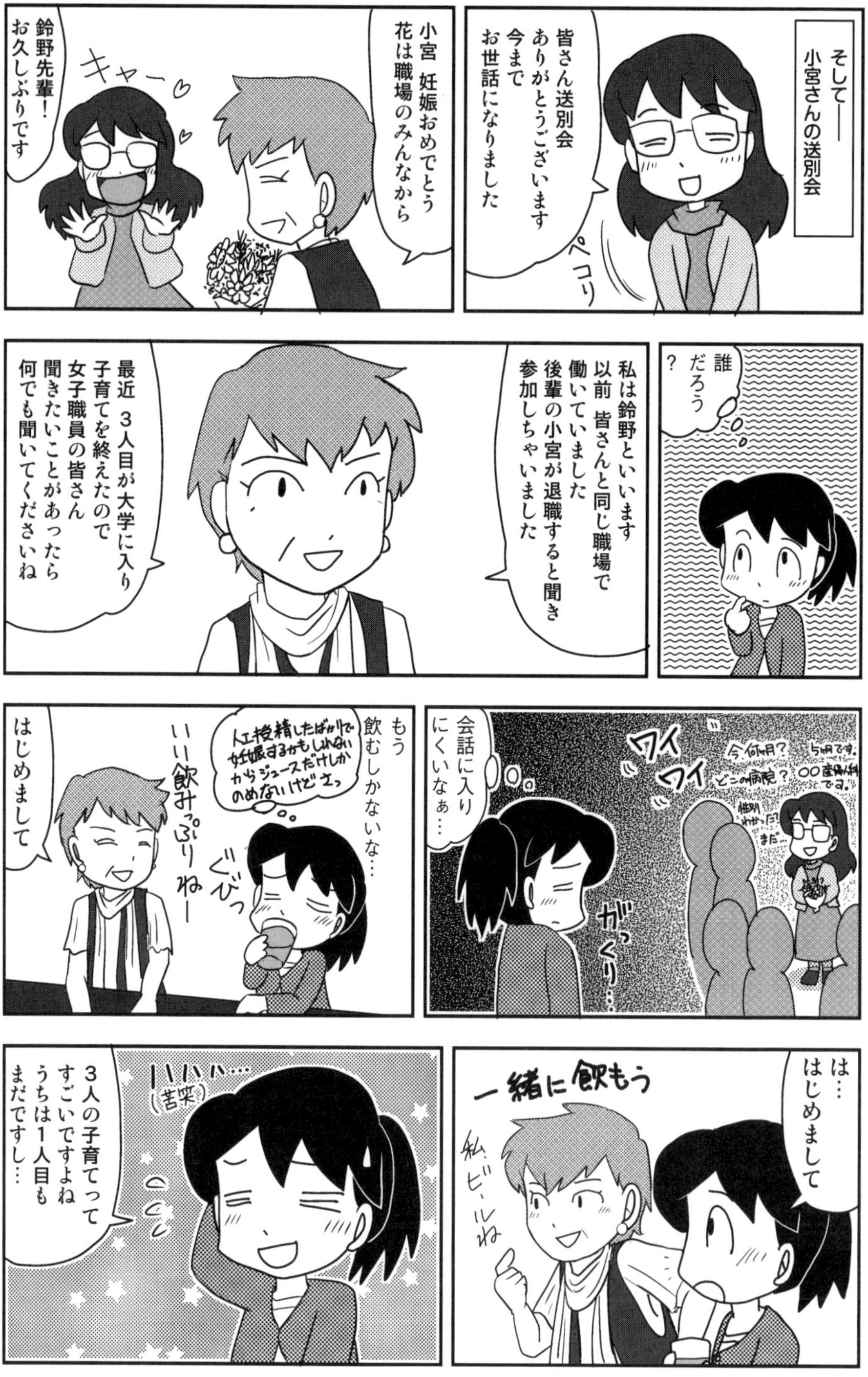
そして――
小宮さんの送別会
皆さん送別会
ありがとうございます
今まで
お世話になりました
ペコリ
小宮 妊娠おめでとう
花は職場のみんなから
キャー
鈴野先輩！
お久しぶりです
誰
だろう
？
私は鈴野といいます
以前 皆さんと同じ職場で
働いていました
後輩の小宮が退職すると聞き
参加しちゃいました
最近 3人目が大学に入り
子育てを終えたので
女子職員の皆さん
聞きたいことがあったら
何でも聞いてくださいね
会話に入り
にくいなぁ…
ワイワイ
今何ヶ月？
5ヶ月です。
どこの病院？
○○産婦人科です。
性別わかった？
まだ…
がっくり…
もう
飲むしかないな…
人工授精したばかりで
妊娠するかもしれない
からジュースだけしか
のめないけどさっ
ぐびっ
いい飲みっぷりねー
はじめまして
は…
はじめまして
一緒に飲もう
私、ビールね
3人の子育てって
すごいですよね
うちは1人目も
まだですし…
ハハハ…
(苦笑)

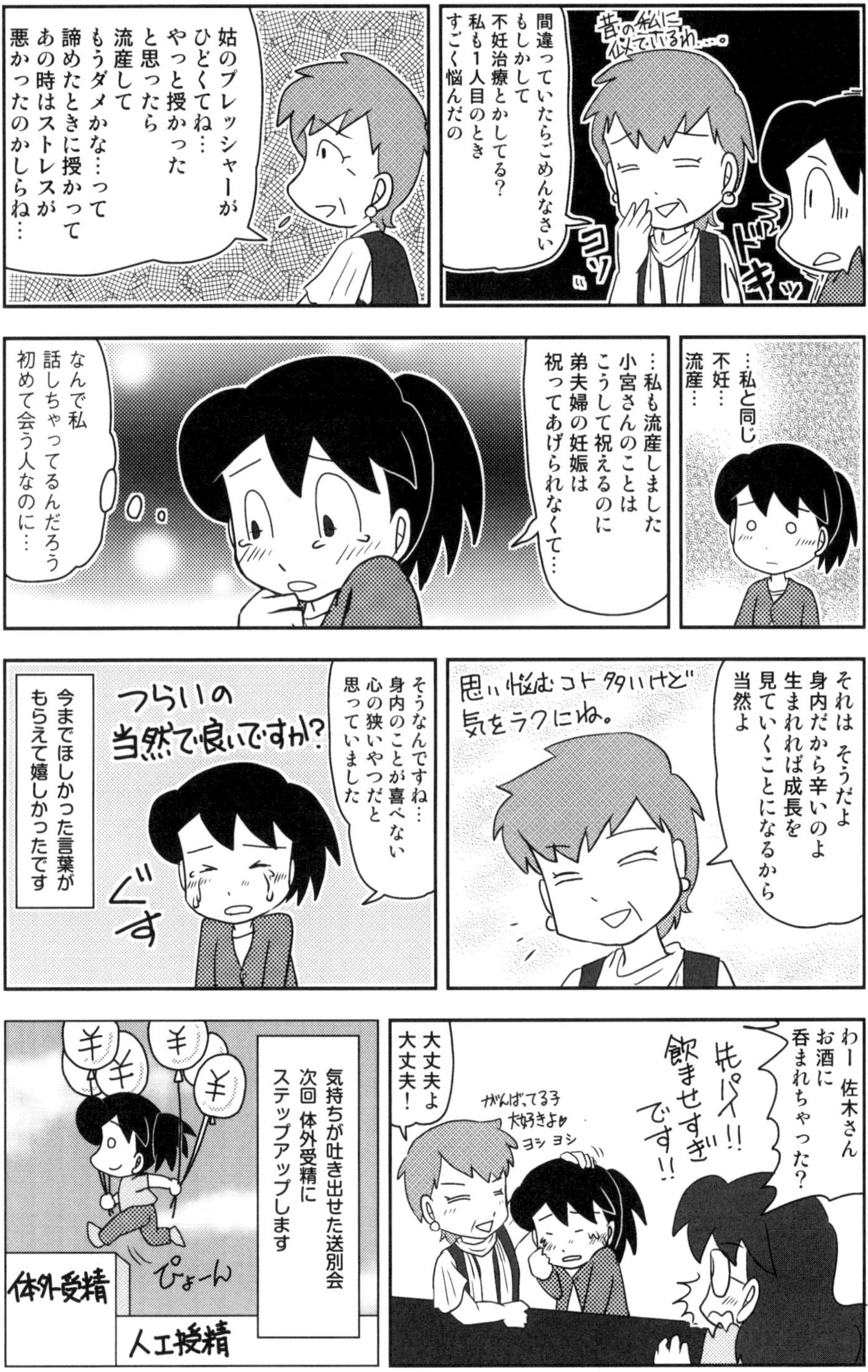
昔の私に似てるわ…。
間違っていたらごめんなさい もしかして不妊治療とかしてる？ 私も1人目のときすごく悩んだの
コソッ
ドキッ
姑のプレッシャーがひどくてね… やっと授かったと思ったら流産して もうダメかな…って諦めたときに授かって あの時はストレスが悪かったのかしらね…
…私と同じ 不妊… 流産…
…私も流産しました 小宮さんのことはこうして祝えるのに 弟夫婦の妊娠は祝ってあげられなくて…
なんで私話しちゃってるんだろう 初めて会う人なのに…
それは そうだよ 身内だから辛いのよ 生まれれば成長を見ていくことになるから当然よ
思い悩むコト多いけど気をラクにね。
そうなんですね… 身内のことが喜べない心の狭いやつだと思っていました
つらいの当然で良いですか!?
ぐす
今までほしかった言葉がもらえて嬉しかったです
わー 佐木さん お酒に呑まれちゃった？
先パイ!! 飲ませすぎです!!
大丈夫よ 大丈夫！
がんばってる子大好きよ♥
ヨシヨシ
気持ちが吐き出せた送別会 次回 体外受精にステップアップします
¥
体外受精
人工授精
ぴょーん

第18話 卵の成長

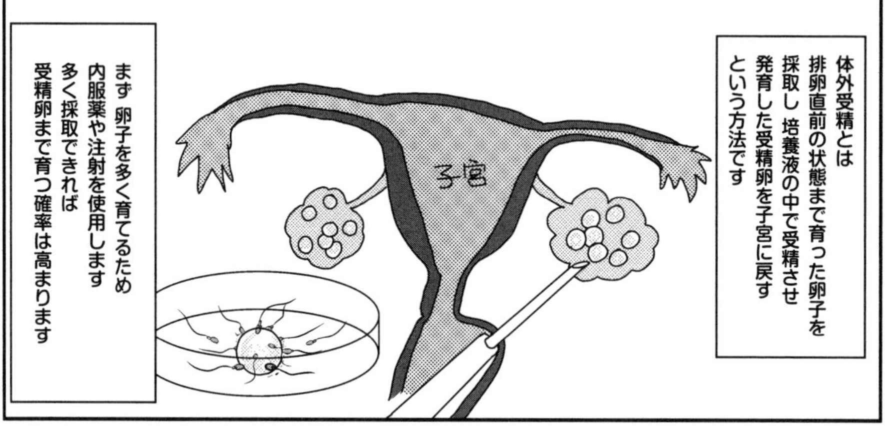
体外受精とは
排卵直前の状態まで育った卵子を
採取し 培養液の中で受精させ
発育した受精卵を子宮に戻す
という方法です
子宮
まず 卵子を多く育てるため
内服薬や注射を使用します
多く採取できれば
受精卵まで育つ確率は高まります

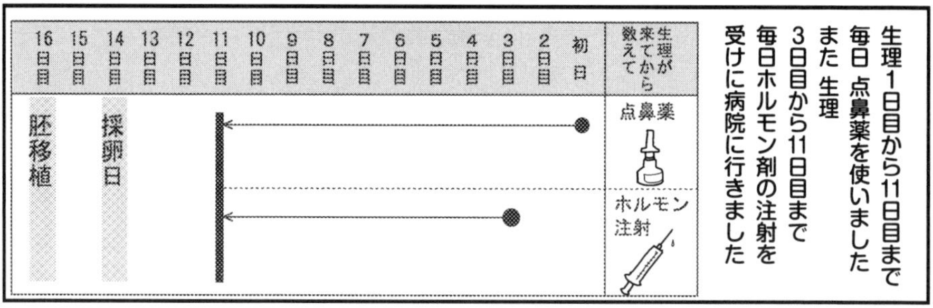
生理1日目から11日目まで
毎日 点鼻薬を使いました
また 生理
3日目から11日目まで
毎日ホルモン剤の注射を
受けに病院に行きました
生理が来てから数えて
初日
2日目
3日目
4日目
5日目
6日目
7日目
8日目
9日目
10日目
11日目
12日目
13日目
14日目
15日目
16日目
点鼻薬
ホルモン注射
採卵日
胚移植

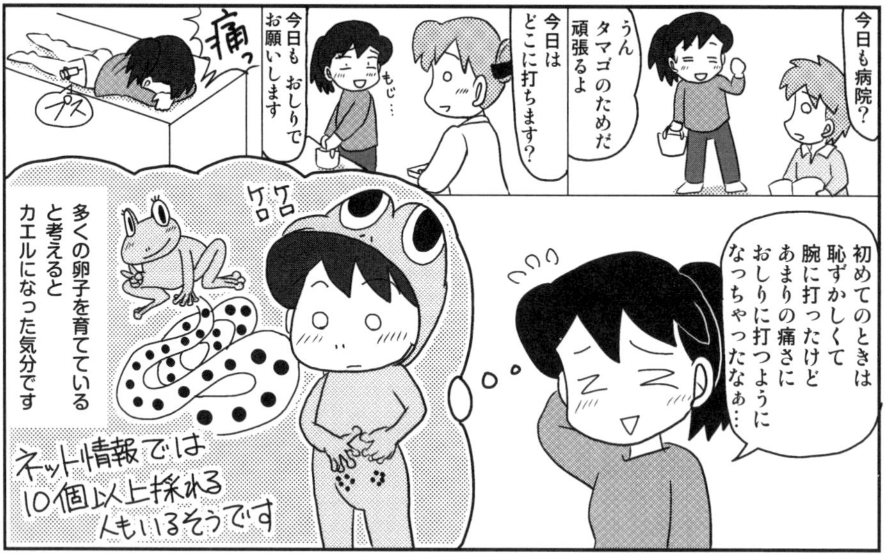
今日も病院?
うん タマゴのためだ 頑張るよ
今日はどこに打ちます?
今日もおしりでお願いします
もじ…
痛っ
ブス
初めてのときは恥ずかしくて腕に打ったけど あまりの痛さに おしりに打つように なっちゃったなぁ…
多くの卵子を育てていると考えるとカエルになった気分です
ケロケロ
ネット情報では10個以上採れる人もいるそうです

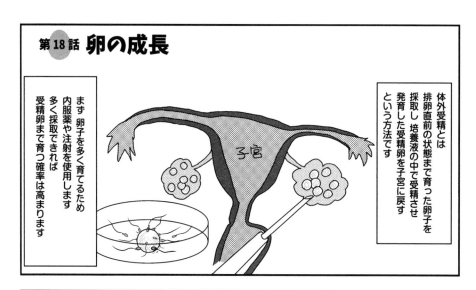

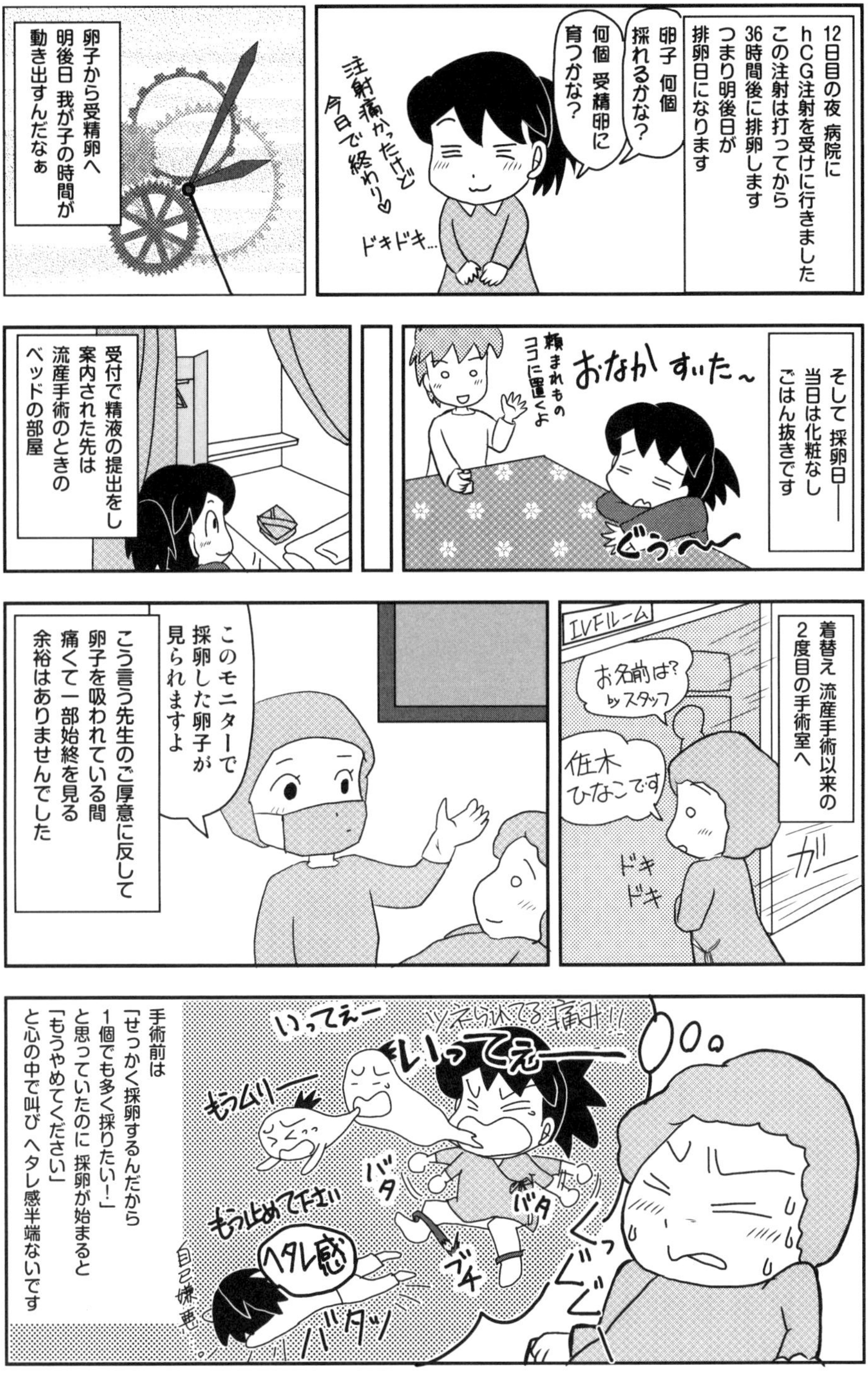
12日目の夜 病院に
hCG注射を受けに行きました
この注射は打ってから
36時間後に排卵します
つまり明後日が
排卵日になります
卵子 何個 採れるかな?
何個 受精卵に 育つかな?
注射痛かったけど 今日で終わり♡
ドキドキ…
卵子から受精卵へ
明後日 我が子の時間が
動き出すんだなぁ
そして 採卵日――
当日は化粧なし
ごはん抜きです
おなか すいた～
頼まれもの ココに置くよ
ぐぅ～
受付で精液の提出をし
案内された先は
流産手術のときの
ベッドの部屋
着替え 流産手術以来の
2度目の手術室へ
IVFルーム
お名前は? byスタッフ
佐木 ひなこです
ドキ ドキ
ガ
このモニターで
採卵した卵子が
見られますよ
こう言う先生のご厚意に反して
卵子を吸われている間
痛くて一部始終を見る
余裕はありませんでした
手術前は
「せっかく採卵するんだから
1個でも多く採りたい!」
と思っていたのに 採卵が始まると
「もうやめてください」
と心の中で叫び ヘタレ感半端ないです
ツネられてる痛み!!
いってえー
いってえ――
もうムリー
バタ
バタ
もう止めて下さい
ヘタレ感
自己嫌悪
ブチ
バタン

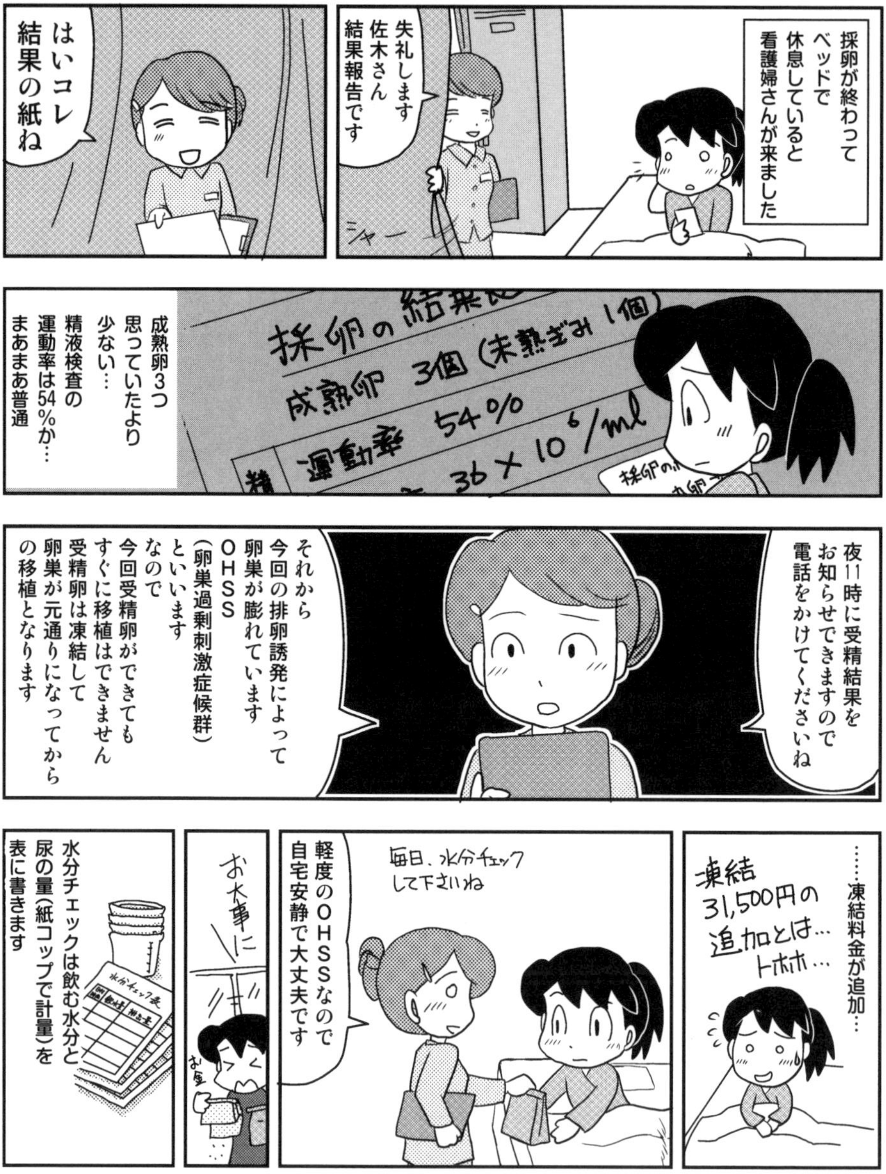
採卵が終わって
ベッドで
休息していると
看護婦さんが来ました
失礼します
佐木さん
結果報告です
シャー
はいコレ
結果の紙ね
採卵の結果
成熟卵 3個（未熟ぎみ1個）
運動率 54%
36×10⁶/ml
成熟卵3つ
思っていたより
少ない…
精液検査の
運動率は54%か…
まあまあ普通
夜11時に受精結果を
お知らせできますので
電話をかけてくださいね
それから
今回の排卵誘発によって
卵巣が膨れています
OHSS
（卵巣過剰刺激症候群）
といいます
なので
今回受精卵ができても
すぐに移植はできません
受精卵は凍結して
卵巣が元通りになってから
の移植となります
……凍結料金が追加…
凍結
31,500円の
追加とは…
トホホ…
毎日、水分チェック
して下さいね
軽度のOHSSなので
自宅安静で大丈夫です
お大事に
お金
水分チェックは飲む水分と
尿の量（紙コップで計量）を
表に書きます
水分チェック表
夜11時に
受精結果が出ます
今気になるのは
自分の身体より
受精卵の方です
ちゃんと育つかな？
そわ
そわ
時間、まだ？
ふはぁー
ドキドキ
そわ
チクタク

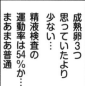

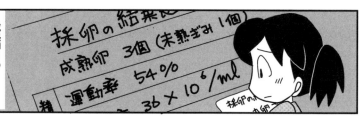

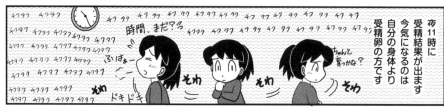

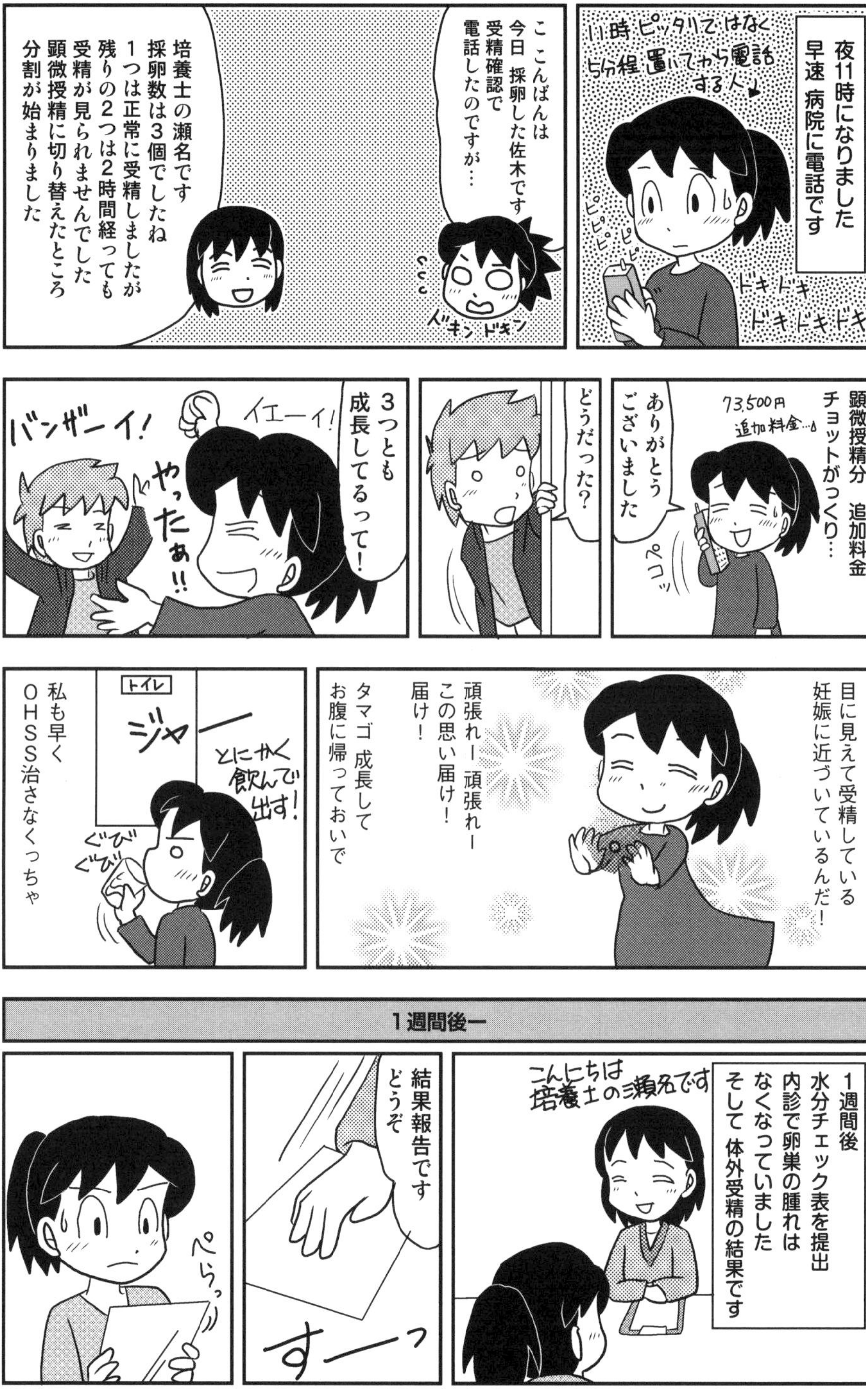

夜11時になりました
早速 病院に電話です
11時ピッタリではなく
5分程置いてから電話する人↓
ピピピピピ
ドキドキ
ドキドキドキドキ
こんばんは
今日 採卵した佐木です
受精確認で
電話したのですが…
ドキンドキン
培養士の瀬名です
採卵数は3個でしたね
1つは正常に受精しましたが
残りの2つは2時間経っても
受精が見られませんでした
顕微授精に切り替えたところ
分割が始まりました
顕微授精分 追加料金
チョットがっくり…
73,500円
追加料金…
ありがとう
ございました
ペコッ
どうだった？
3つとも
成長してるって！
イエーイ！
バンザーイ！
やったぁ!!
目に見えて受精している
妊娠に近づいているんだ！
頑張れー頑張れー
この思い届け！
届け！
タマゴ 成長して
お腹に帰っておいで
トイレ
ジャー
とにかく
飲んで
出す！
ぐびぐびぐび
私も早く
OHSS治さなくっちゃ
1週間後ー
1週間後
水分チェック表を提出
内診で卵巣の腫れは
なくなっていました
そして 体外受精の結果です
こんにちは
培養士の瀬名です
結果報告です
どうぞ
すーっ
ぺらっ

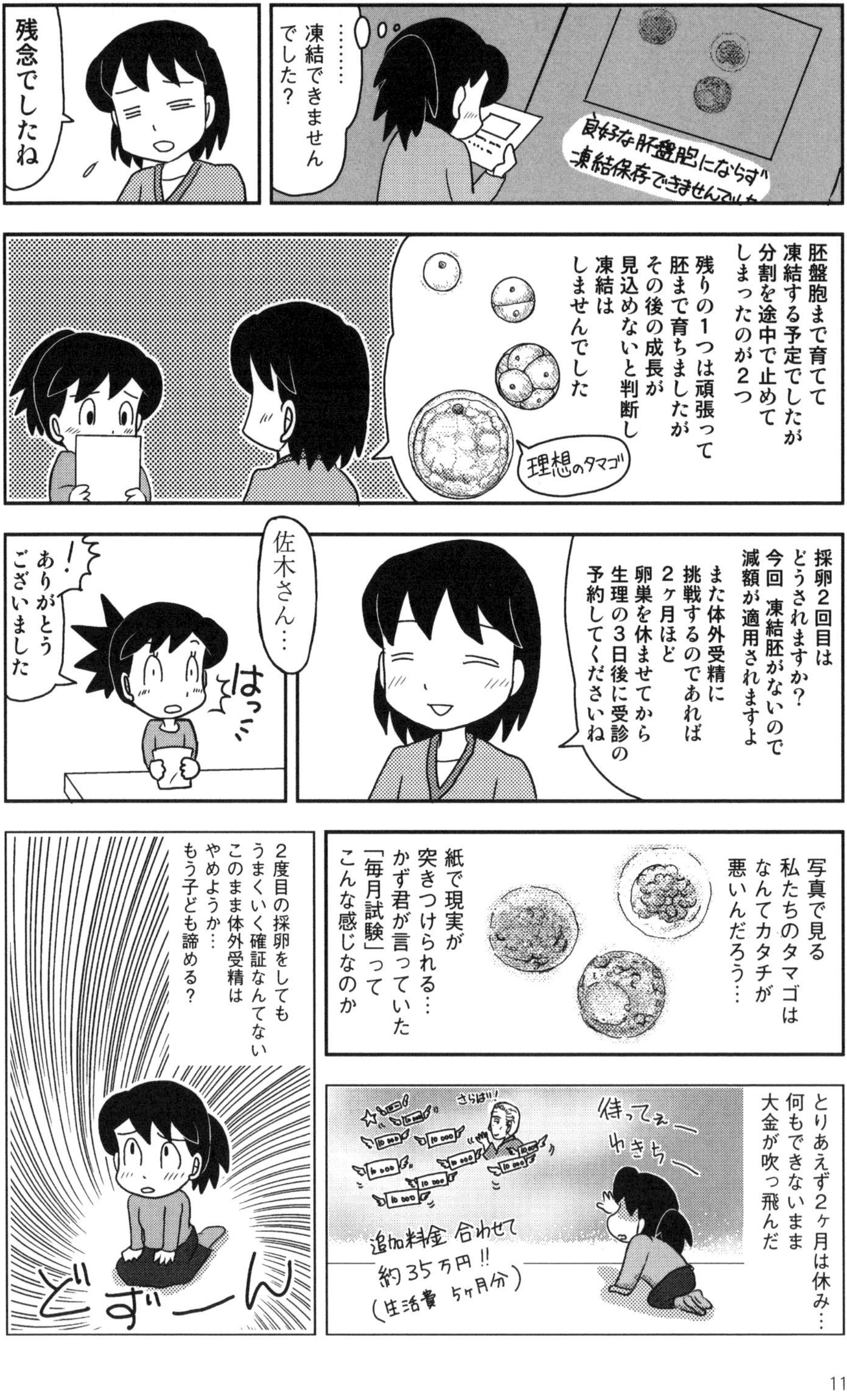
良好な胚盤胞にならず
凍結保存できませんでした
………
凍結できませんでした？
残念でしたね
胚盤胞まで育てて凍結する予定でしたが分割を途中で止めてしまったのが2つ
残りの1つは頑張って胚まで育ちましたがその後の成長が見込めないと判断し凍結はしませんでした
理想のタマゴ
採卵2回目はどうされますか？
今回 凍結胚がないので減額が適用されますよ
また体外受精に挑戦するのであれば2ヶ月ほど卵巣を休ませてから生理の3日後に受診の予約してくださいね
佐木さん…
はっ
！
ありがとうございました
写真で見る私たちのタマゴはなんてカタチが悪いんだろう…
紙で現実が突きつけられる…
かず君が言っていた「毎月試験」ってこんな感じなのか
とりあえず2ヶ月は休み…
何もできないまま大金が吹っ飛んだ
待ってぇー
ゆきちー
さらば!!
追加料金 合わせて
約35万円!!
(生活費 5ヶ月分)
2度目の採卵をしてもうまくいく確証なんてない
このまま体外受精はやめようか…
もう子ども諦める？
どずーん

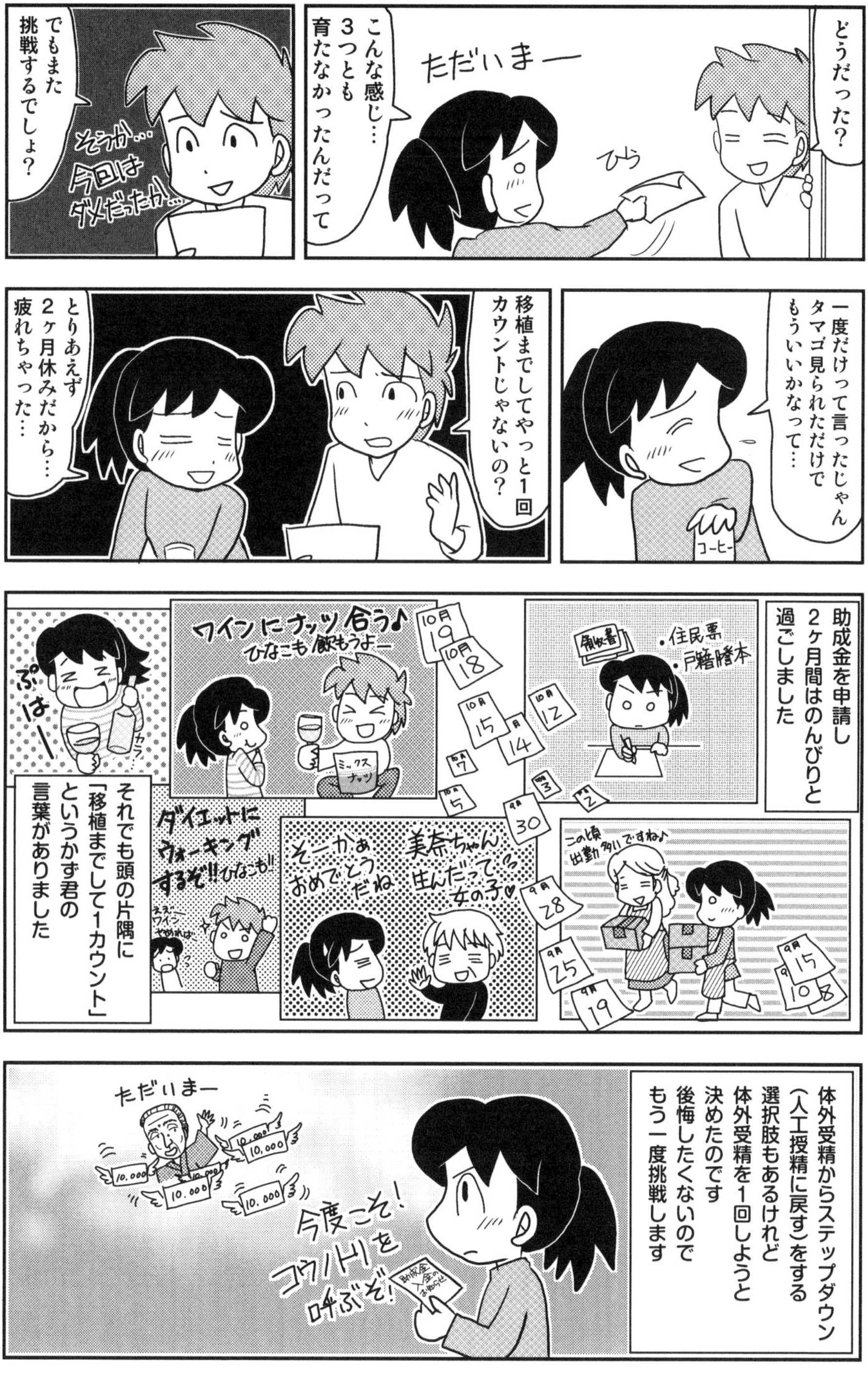
どうだった？
ただいまー
ぴら
こんな感じ…
3つとも
育たなかったんだって
でもまた
挑戦するでしょ？
そうか…
今回は
ダメだったか…
一度だけって言ったじゃん
タマゴ見られただけで
もういいかなって…
コーヒー
移植までしてやっと1回
カウントじゃないの？
とりあえず
2ヶ月休みだから…
疲れちゃった…
助成金を申請し
2ヶ月間はのんびりと
過ごしました
領収書
・住民票
・戸籍謄本
この頃
出勤多いですね♪
ワインにナッツ合う♪
ひなこも飲もうよー
ミックスナッツ
ぷはー
カラ
そーかぁ
おめでとうだね
美奈ちゃん
生んだって
女の子♥
ダイエットに
ウォーキング
するぞ!! ひなこも!!
えぇーワインやめれば…
それでも頭の片隅に
「移植までして1カウント」
というかず君の
言葉がありました
体外受精からステップダウン
（人工授精に戻す）をする
選択肢もあるけれど
体外受精を1回しようと
決めたのです
後悔したくないので
もう一度挑戦します
ただいまー
10,000
今度こそ！
コウノトリを
呼ぶぞ！
助成金入金のお知らせ

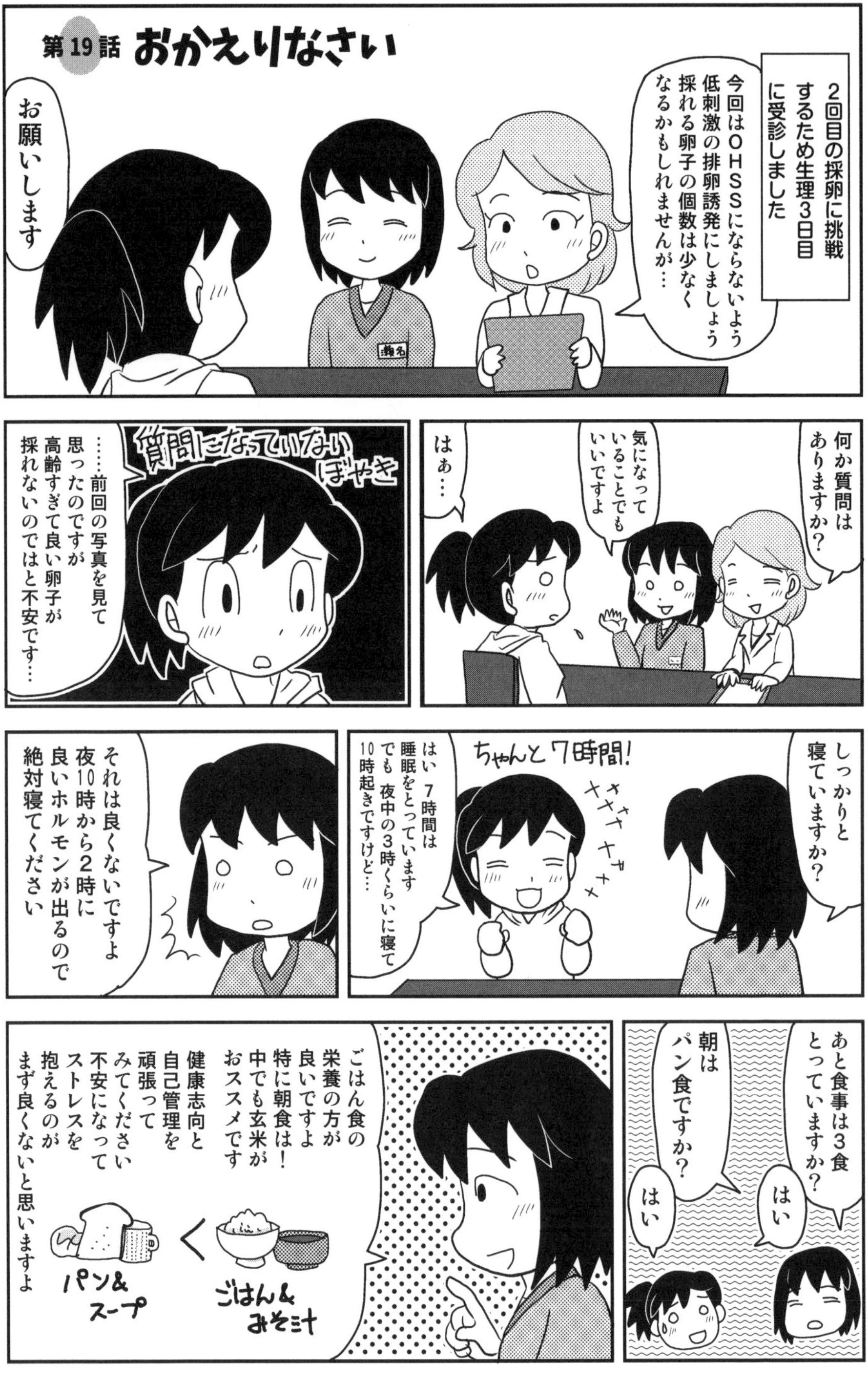
第19話 おかえりなさい
2回目の採卵に挑戦するため生理3日目に受診しました
今回はOHSSにならないよう低刺激の排卵誘発にしましょう採れる卵子の個数は少なくなるかもしれませんが…
お願いします
何か質問はありますか?
気になっていることでもいいですよ
はぁ…
質問になっていないぼやき
……前回の写真を見て思ったのですが高齢すぎて良い卵子が採れないのではと不安です……
しっかりと寝ていますか?
ちゃんと7時間!
はい 7時間は睡眠をとっています でも 夜中の3時くらいに寝て10時起きですけど…
それは良くないですよ 夜10時から2時に良いホルモンが出るので絶対寝てください
あと食事は3食とっていますか?
はい
朝はパン食ですか?
はい
ごはん食の栄養の方が良いですよ 特に朝食は! 中でも玄米がおススメです 健康志向と自己管理を頑張ってみてください 不安になってストレスを抱えるのがまず良くないと思いますよ
パン&スープ
ごはん&みそ汁

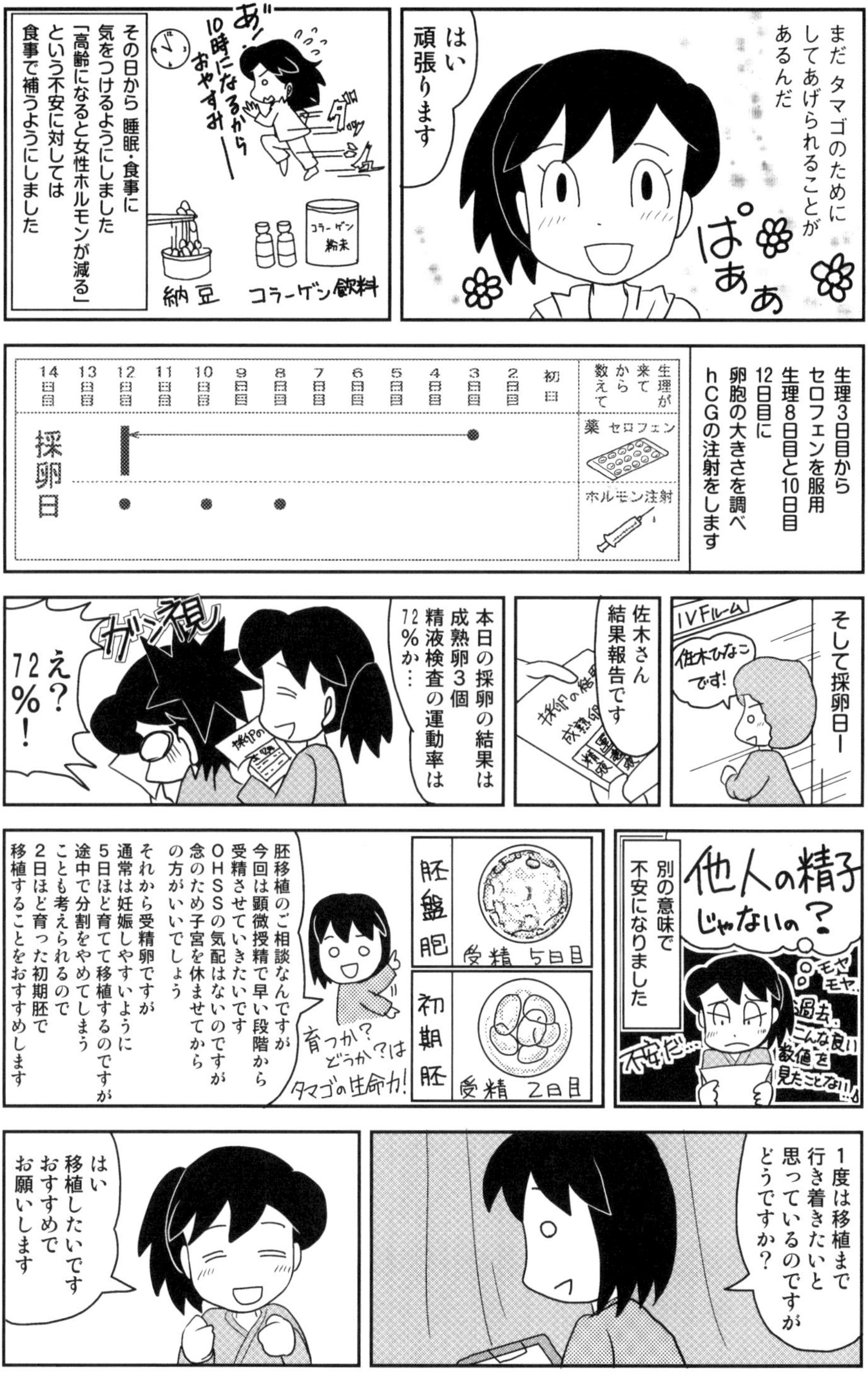
まだタマゴのためにしてあげられることがあるんだ
ぱぁあ
はい頑張ります
その日から睡眠・食事に気をつけるようにしました「高齢になると女性ホルモンが減る」という不安に対しては食事で補うようにしました
あ！
10時になるからおやすみー
コラーゲン粉末
コラーゲン飲料
納豆
生理3日目からセロフェンを服用 生理8日目と10日目 12日目に卵胞の大きさを調べ hCGの注射をします
生理が来てから数えて
初日 2日目 3日目 4日目 5日目 6日目 7日目 8日目 9日目 10日目 11日目 12日目 13日目 14日目
薬 セロフェン
ホルモン注射
採卵日
そして採卵日ー
IVFルーム
佐木ひなこです！
佐木さん結果報告です
採卵の結果
成熟卵
本日の採卵の結果は成熟卵3個 精液検査の運動率は
72%か…
ガン視
え？72%！
他人の精子じゃないの？
別の意味で不安になりました
モヤモヤ…
過去、こんな良い数値を見たことない…！
不安だ…
胚盤胞
受精5日目
初期胚
受精2日目
胚移植のご相談なんですが 今回は顕微授精で早い段階から受精させていきたいです OHSSの気配はないのですが念のため子宮を休ませてからの方がいいでしょう それから受精卵ですが通常は妊娠しやすいように5日ほど育てて移植するのですが途中で分割をやめてしまうことも考えられるので2日ほど育った初期胚で移植することをおすすめします
育つか？どうか？はタマゴの生命力！
1度は移植まで行き着きたいと思っているのですがどうですか？
はい移植したいです おすすめでお願いします

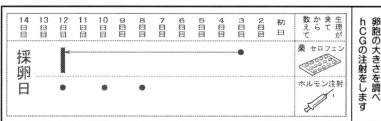

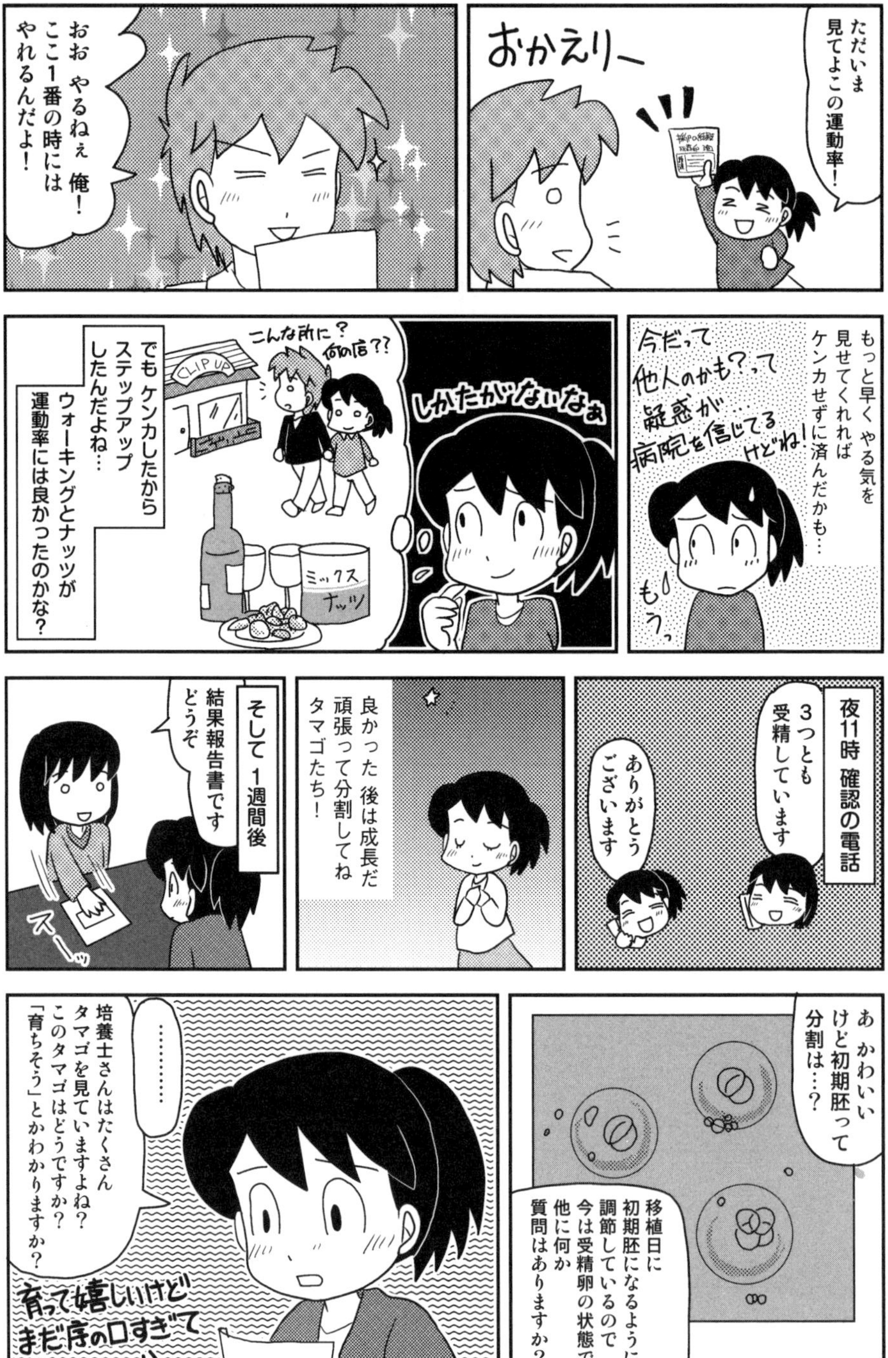
ただいま
見てよこの運動率!
おかえりー
おお やるねぇ 俺!
ここ1番の時には
やれるんだよ!
もっと早くやる気を
見せてくれれば
ケンカせずに済んだかも…
今だって
他人のかも?って
疑惑が…
病院を信じてるけどね!
もうっ
しかたがないなぁ
こんな所に?
何の店??
CLIP UP
でもケンカしたから
ステップアップ
したんだよね…
ウォーキングとナッツが
運動率には良かったのかな?
ミックス
ナッツ
夜11時 確認の電話
3つとも
受精しています
ありがとう
ございます
良かった 後は成長だ
頑張って分割してね
タマゴたち!
そして1週間後
結果報告書です
どうぞ
スーッ
あ かわいい
けど初期胚って
分割は…?
移植日に
初期胚になるように
調節しているので
今は受精卵の状態です
他に何か
質問はありますか?
……………
培養士さんはたくさん
タマゴを見ていますよね?
このタマゴはどうですか?
「育ちそう」とかわかりますか?
育って嬉しいけど
まだ序の口すぎて
喜んでいいのか…

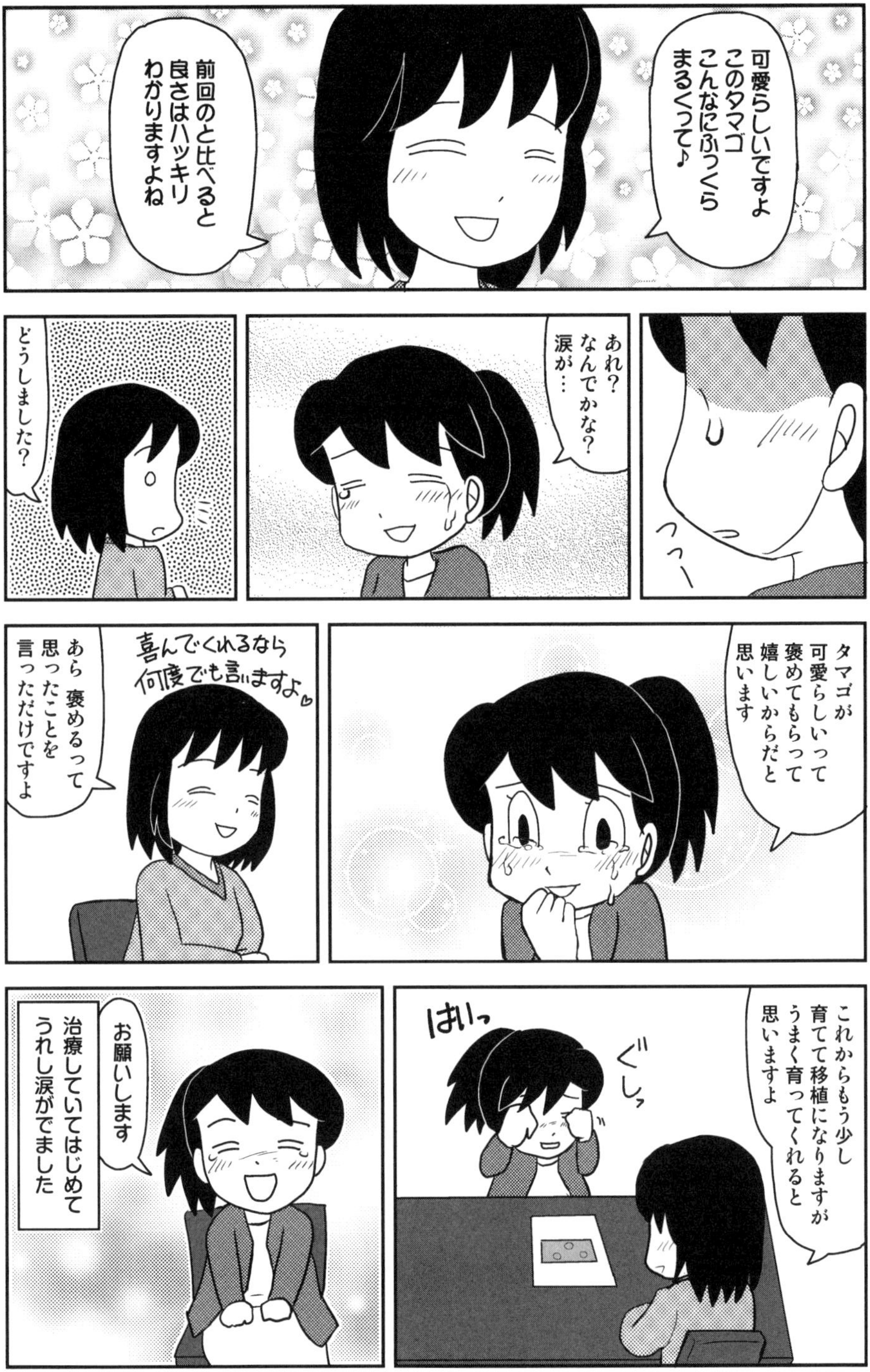
可愛らしいですよ
このタマゴ
こんなにふっくら
まるくって♪
前回のと比べると
良さはハッキリ
わかりますよね
あれ?
なんでかな?
涙が…
どうしました?
タマゴが
可愛らしいって
褒めてもらって
嬉しいからだと
思います
あら 褒めるって
思ったことを
言っただけですよ
喜んでくれるなら
何度でも言いますよ♥
これからもう少し
育てて移植になりますが
うまく育ってくれると
思いますよ
はいっ
ぐしっ
お願いします
治療していてはじめて
うれし涙がでました

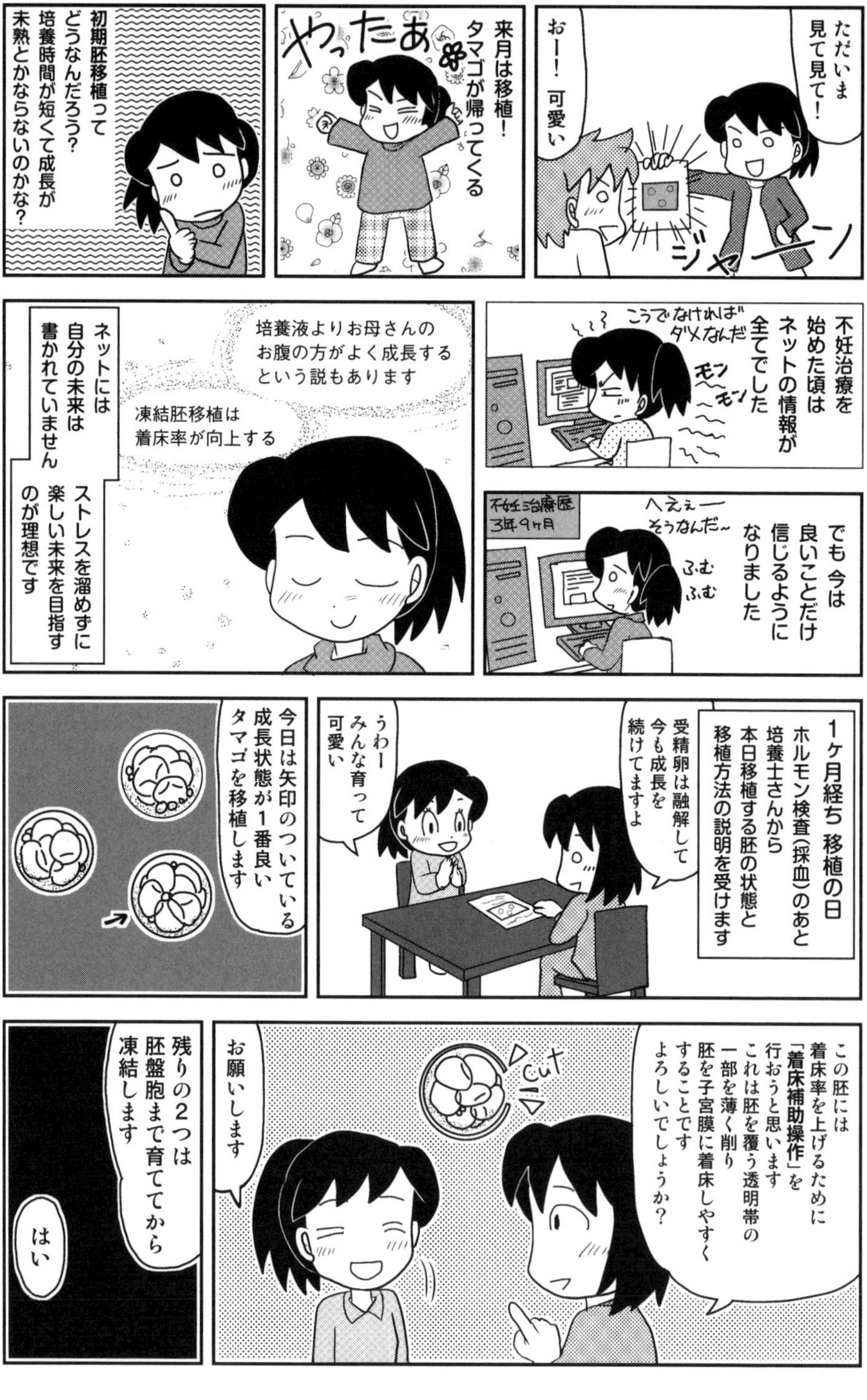
ただいま
見て見て!
お―! 可愛い
ジャーーン
来月は移植!
タマゴが帰ってくる
やったぁ
初期胚移植って
どうなんだろう?
培養時間が短くて成長が
未熟とかならないのかな?
不妊治療を
始めた頃は
ネットの情報が
全てでした
こうでなければ
ダメなんだ
モンモン
不妊治療歴
3年9ヶ月
でも 今は
良いことだけ
信じるように
なりました
へえぇー
そうなんだ~
ふむ
ふむ
培養液よりお母さんの
お腹の方がよく成長する
という説もあります
凍結胚移植は
着床率が向上する
ネットには
自分の未来は
書かれていません
ストレスを溜めずに
楽しい未来を目指す
のが理想です
1ヶ月経ち 移植の日
ホルモン検査(採血)のあと
培養士さんから
本日移植する胚の状態と
移植方法の説明を受けます
受精卵は融解して
今も成長を
続けてますよ
うわー
みんな育って
可愛い
今日は矢印のついている
成長状態が1番良い
タマゴを移植します
この胚には
着床率を上げるために
「着床補助操作」を
行おうと思います
これは胚を覆う透明帯の
一部を薄く削り
胚を子宮膜に着床しやすく
することです
よろしいでしょうか?
cut
お願いします
残りの2つは
胚盤胞まで育ててから
凍結します
はい

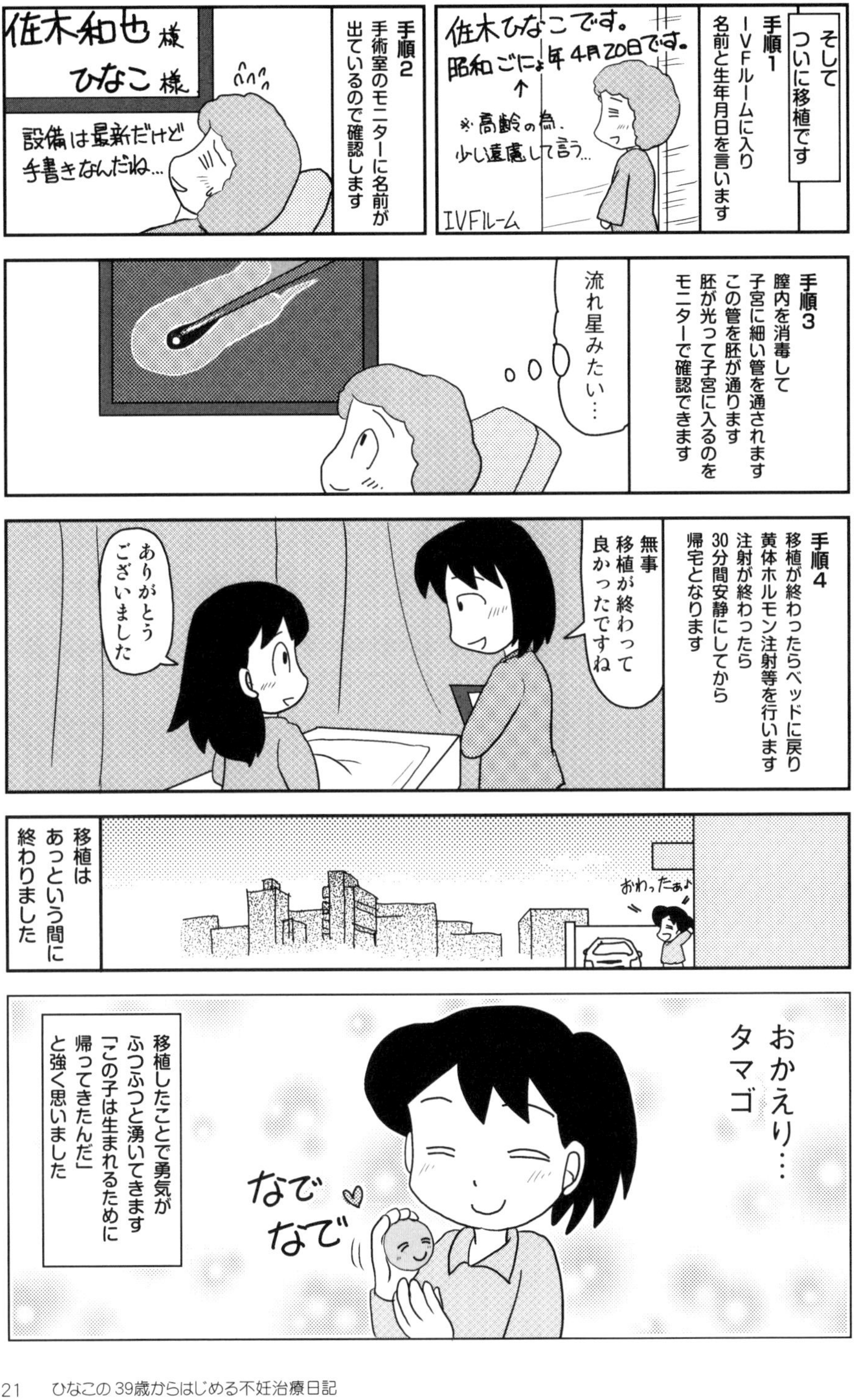
そして
ついに移植です
手順1
IVFルームに入り
名前と生年月日を言います
佐木ひなこです。
昭和ごにょ年4月20日です。
※高齢の為、
少し遠慮して言う…
IVFルーム
手順2
手術室のモニターに名前が
出ているので確認します
佐木和也様
ひなこ様
設備は最新だけど
手書きなんだね…
手順3
膣内を消毒して
子宮に細い管を通されます
この管を胚が通り
胚が光って子宮に入るのを
モニターで確認できます
流れ星みたい…
手順4
移植が終わったらベッドに戻り
黄体ホルモン注射等を行います
注射が終わったら
30分間安静にしてから
帰宅となります
無事
移植が終わって
良かったですね
ありがとう
ございました
おわったぁ♪
移植は
あっという間に
終わりました
おかえり…
タマゴ
なで
なで
移植したことで勇気が
ふつふつと湧いてきます
「この子は生まれるために
帰ってきたんだ」
と強く思いました

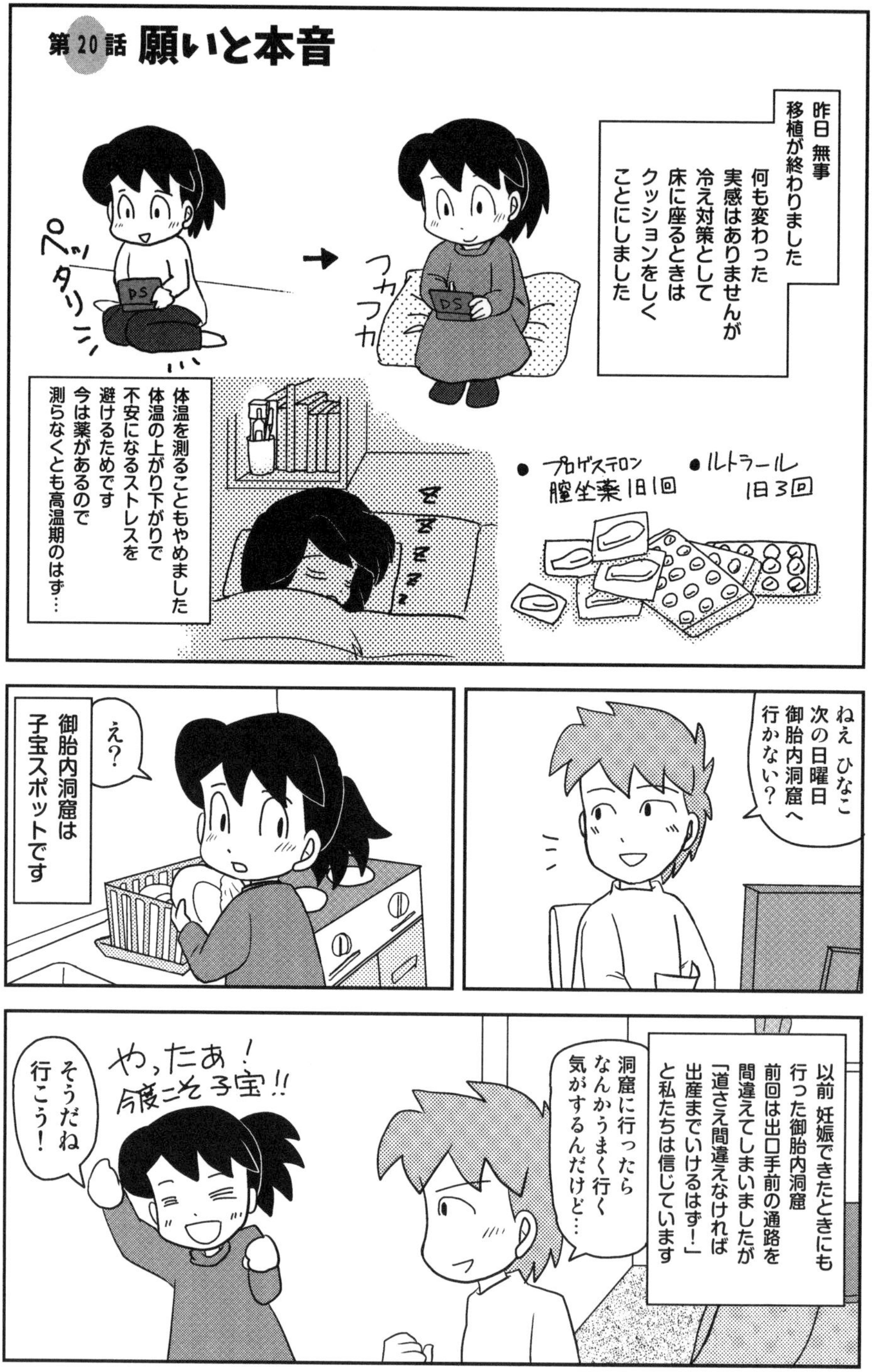
第20話 願いと本音
昨日 無事 移植が終わりました 何も変わった実感はありませんが 冷え対策として 床に座るときは クッションをしく ことにしました
ペッタリ
フカフカ
体温を測ることもやめました 体温の上がり下がりで 不安になるストレスを 避けるためです 今は薬があるので 測らなくとも高温期のはず…
プロゲステロン 膣坐薬1日1回
ルトラール 1日3回
ねえ ひなこ 次の日曜日 御胎内洞窟へ 行かない？
え？
御胎内洞窟は 子宝スポットです
以前 妊娠できたときにも 行った御胎内洞窟 前回は出口手前の通路を 間違えてしまいましたが 「道さえ間違えなければ 出産までいけるはず！」 と私たちは信じています
洞窟に行ったら なんかうまく行く 気がするんだけど…
やったぁ！ 今度こそ子宝!!
そうだね 行こう！

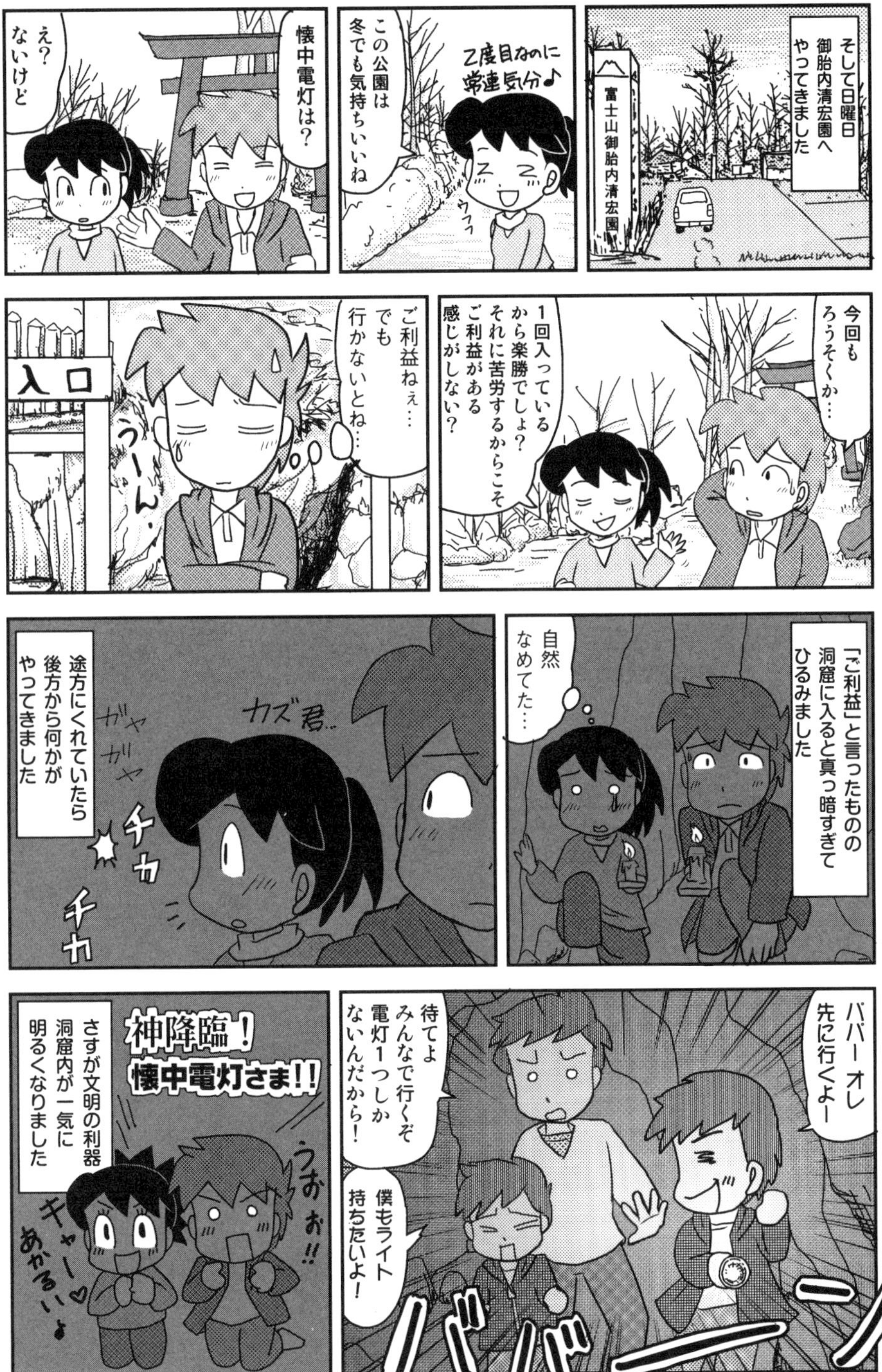
そして日曜日 御胎内清宏園へ やってきました
富士山御胎内清宏園
2度目なのに 常連気分♪
この公園は 冬でも気持ちいいね
ウフフ
懐中電灯は？
え？ ないけど
今回も ろうそくか…
1回入っているから楽勝でしょ？ それに苦労するからこそ ご利益がある 感じがしない？
ご利益ねぇ… でも 行かないとね…
う～ん…
入口
「ご利益」と言ったものの 洞窟に入ると真っ暗すぎて ひるみました
自然 なめてた…
途方にくれていたら 後方から何かが やってきました
カズ君…
がやがや
チカ チカ
パパー オレ 先に行くよー
待てよ みんなで行くぞ 電灯1つしか ないんだから！
僕もライト 持ちたいよ！
ババーーン
さすが文明の利器 洞窟内が一気に 明るくなりました
神降臨！
懐中電灯さま!!
うおぉ!!
キャー♡ あかるいょ

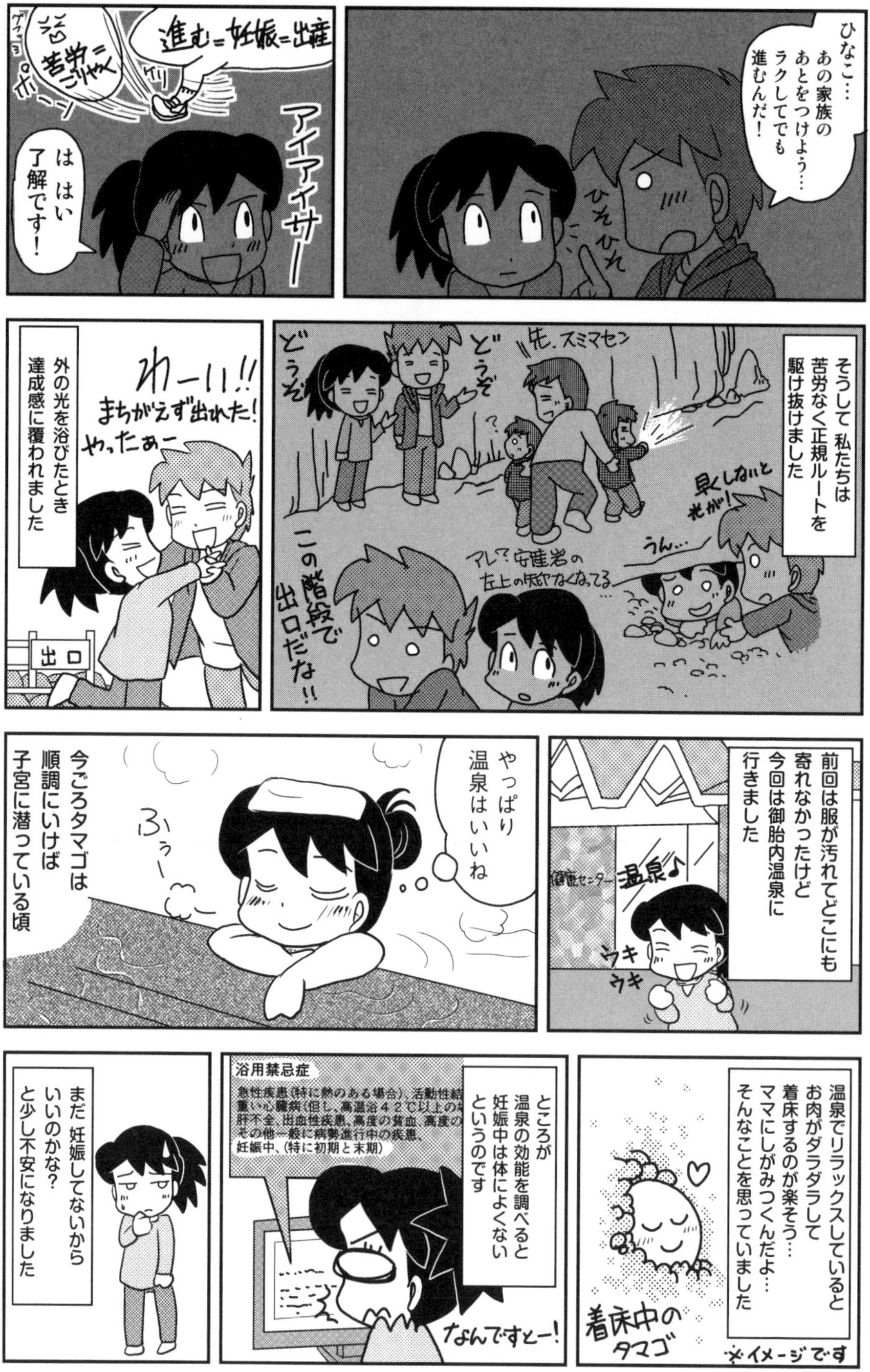
ひなこ…
あの家族の
あとをつけよう…
ラクしてでも
進むんだ!
ひそひそ
進む＝妊娠＝出産
苦労＝ごりやく
ケリ
ポーン
アイアイサー
は はい
了解です!
そうして 私たちは
苦労なく正規ルートを
駆け抜けました
先、スミマセン
どうぞ
どうぞ
早くしないと
光が!
うん…
アレ?安産岩の
左上の矢印なくなってる…
この階段で
出口だな!!
外の光を浴びたとき
達成感に覆われました
わーい!!
まちがえず出れた!
やったぁー
出口
前回は服が汚れてどこにも
寄れなかったけど
今回は御胎内温泉に
行きました
健康センター 温泉♪
ウキ
ウキ
やっぱり
温泉はいいね
ふぅ～
今ごろタマゴは
順調にいけば
子宮に潜っている頃
温泉でリラックスしていると
お肉がダラダラして
着床するのが楽そう…
ママにしがみつくんだよ…
そんなことを思っていました
着床中の
タマゴ
※イメージです
ところが
温泉の効能を調べると
妊娠中は体によくない
というのです
浴用禁忌症
急性疾患(特に熱のある場合)、活動性結
重い心臓病(但し、高温浴42℃以上の
肝不全、出血性疾患、高度の貧血、高度の
その他一般に病勢進行中の疾患。
妊娠中、(特に初期と末期)
なんですとー!
まだ 妊娠してないから
いいのかな?
と少し不安になりました

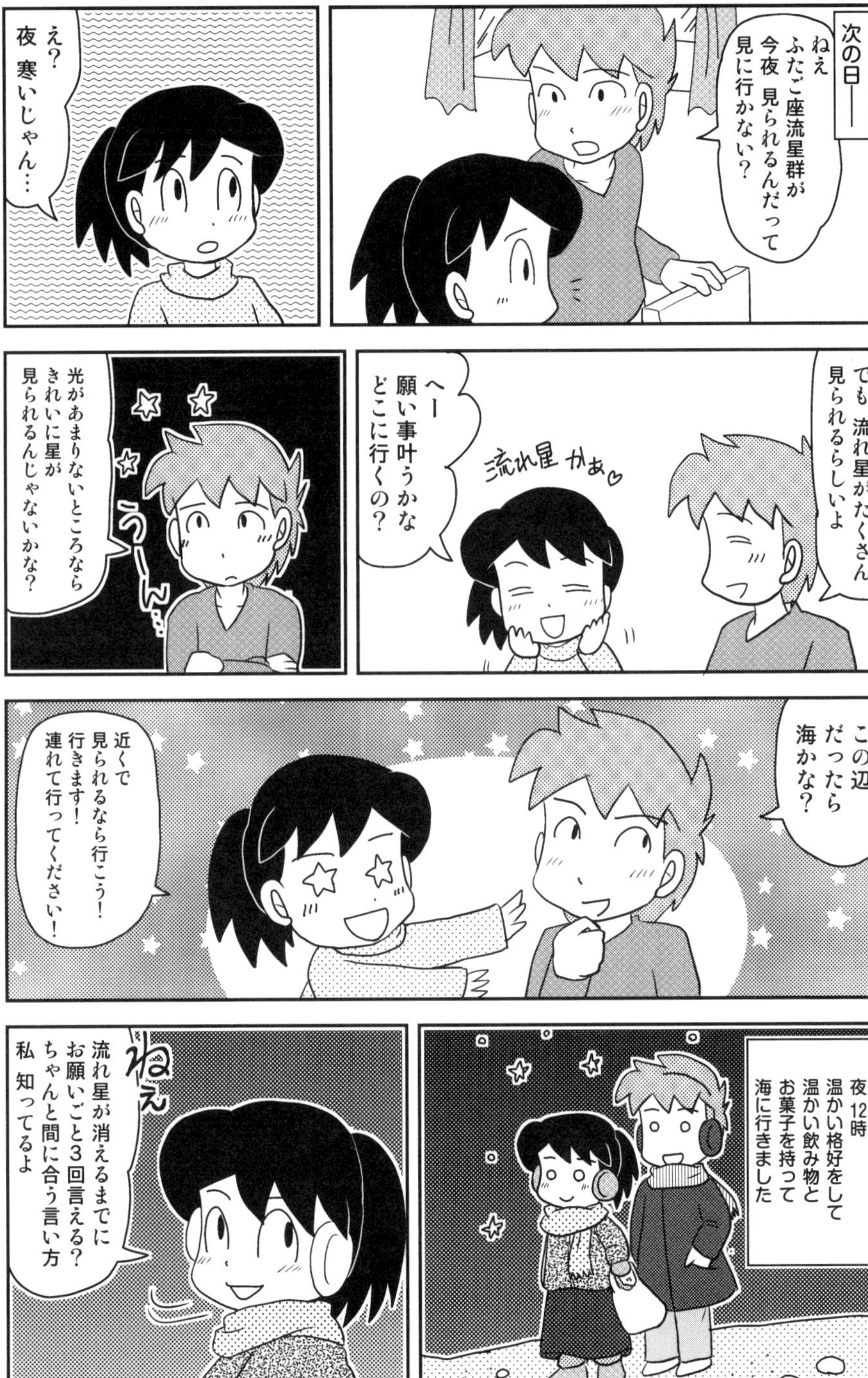
次の日――
ねえ
ふたご座流星群が
今夜 見られるんだって
見に行かない？
え？
夜 寒いじゃん…
でも 流れ星がたくさん
見られるらしいよ
流れ星かあ
へー
願い事叶うかな
どこに行くの？
う～ん…
光があまりないところなら
きれいに星が
見られるんじゃないかな？
この辺
だったら
海かな？
近くで
見られるなら行こう！
行きます！
連れて行ってください！
夜12時
温かい格好をして
温かい飲み物と
お菓子を持って
海に行きました
ねえ
流れ星が消えるまでに
お願いごと3回言える？
ちゃんと間に合う言い方
私 知ってるよ

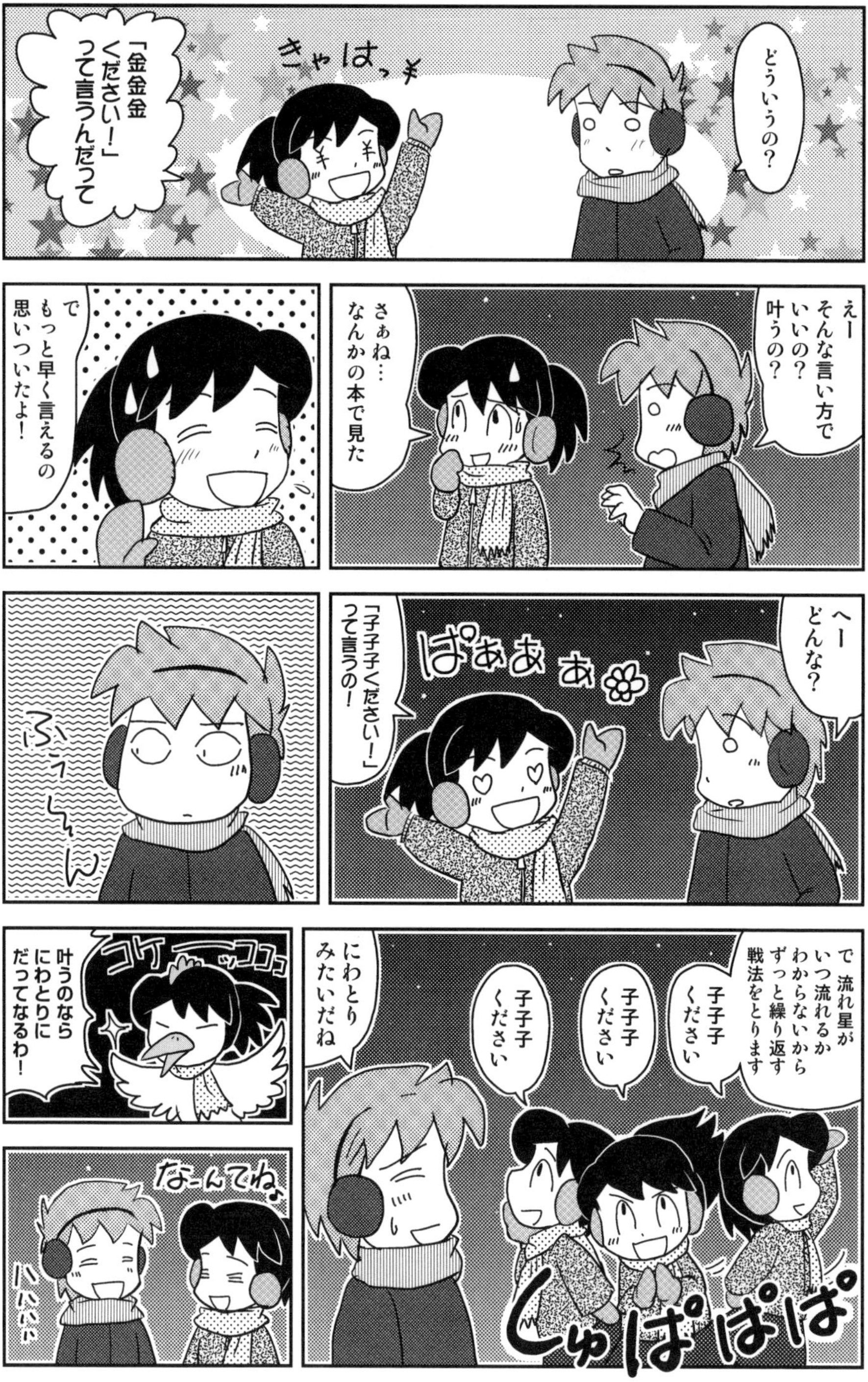
どういうの？
きゃはっ
「金金金ください！」って言うんだって
えーそんな言い方でいいの？叶うの？
さぁね…なんかの本で見た
でもっと早く言えるの思いついたよ！
へーどんな？
ぱぁぁぁ
「子子子ください！」って言うの！
ふーーん
で流れ星がいつ流れるかわからないからずっと繰り返す戦法をとります
子子子ください
子子子ください
子子子ください
にわとりみたいだね
しゅぱぱぱ
コケーーッココココ
叶うのならにわとりにだってなるわ！
なーんてね♪
ハハハ

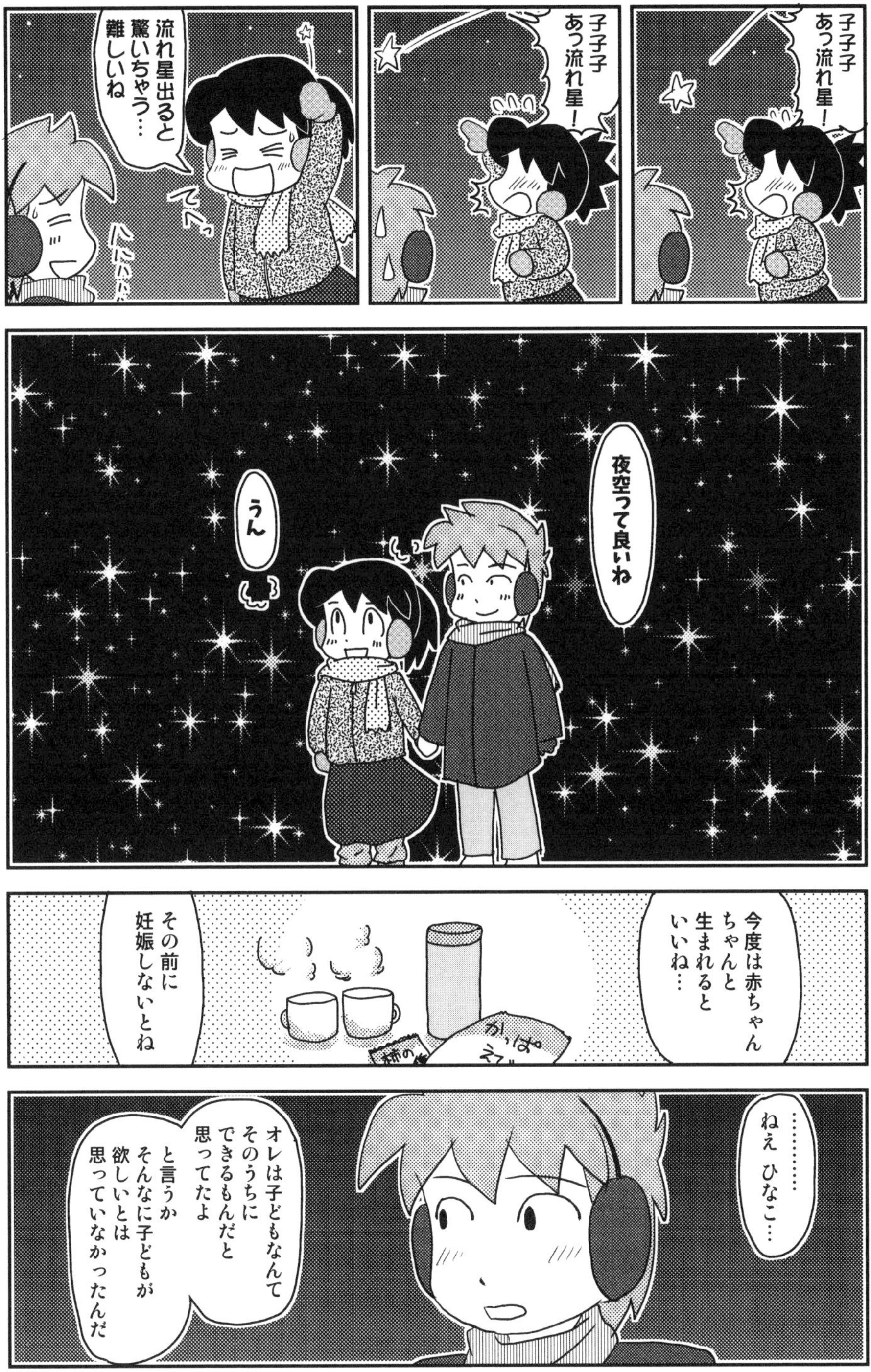
子子子
あっ流れ星！
子子子
あっ流れ星！
流れ星出ると驚いちゃう…
難しいね
てへっ
夜空って良いね
うん
今度は赤ちゃんちゃんと生まれるといいね…
その前に妊娠しないとね
……
ねえ ひなこ…
オレは子どもなんてそのうちにできるもんだと思ってたよ
と言うかそんなに子どもが欲しいとは思っていなかったんだ

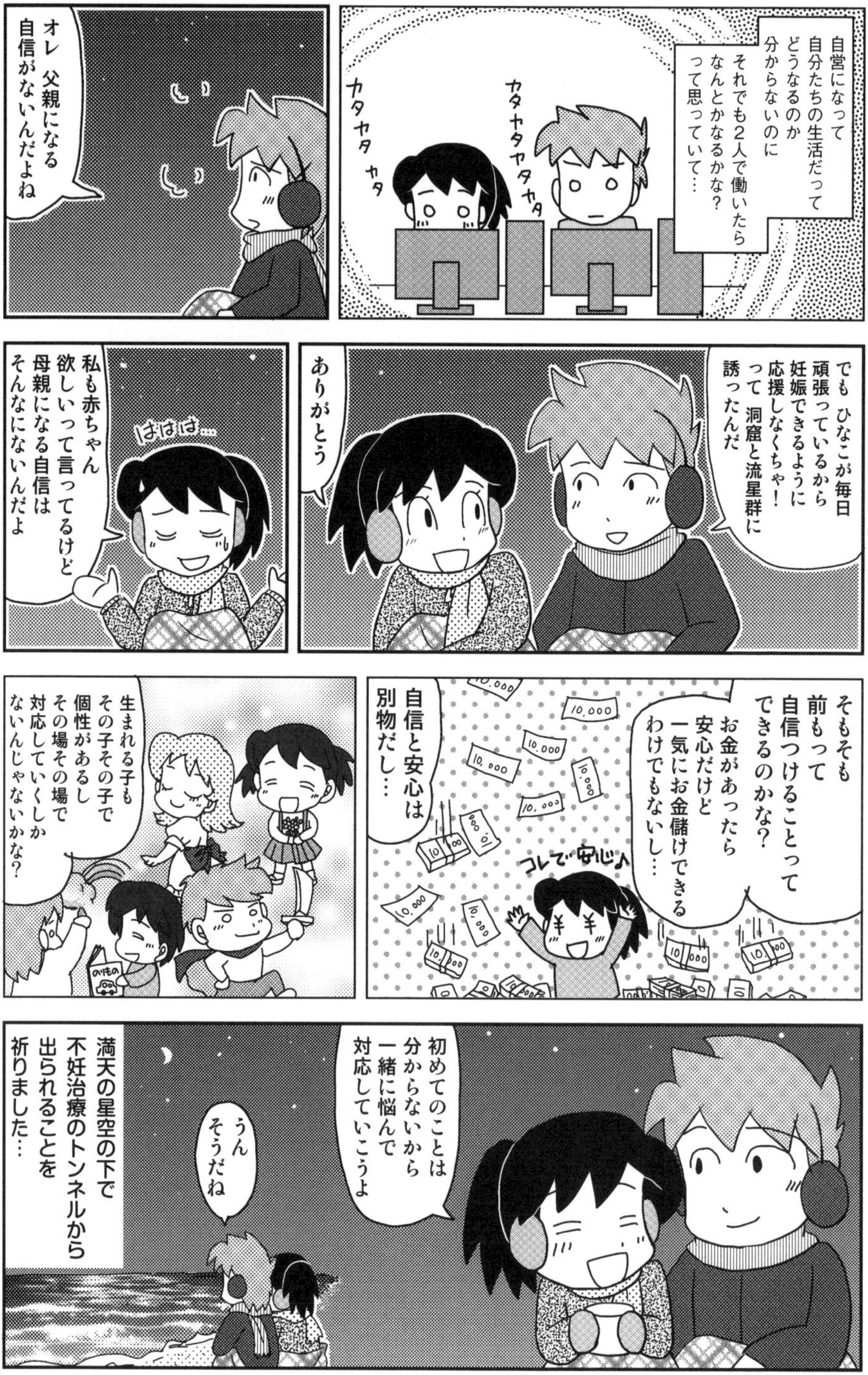
自営になって
自分たちの生活だって
どうなるのか
分からないのに
それでも2人で働いたら
なんとかなるかな？
って思っていて…
カタカタカタカタ
カタカタ カタ
オレ 父親になる
自信がないんだよね
でも ひなこが毎日
頑張っているから
妊娠できるように
応援しなくちゃ！
って 洞窟と流星群に
誘ったんだ
ありがとう
ははは…
私も赤ちゃん
欲しいって言ってるけど
母親になる自信は
そんなにないんだよ
そもそも
前もって
自信つけることって
できるのかな？
お金があったら
安心だけど
一気にお金儲けできる
わけでもないし…
コレで安心♪
自信と安心は
別物だし…
生まれる子も
その子その子で
個性があるし
その場その場で
対応していくしか
ないんじゃないかな？
初めてのことは
分からないから
一緒に悩んで
対応していこうよ
うん
そうだね
満天の星空の下で
不妊治療のトンネルから
出られることを
祈りました…

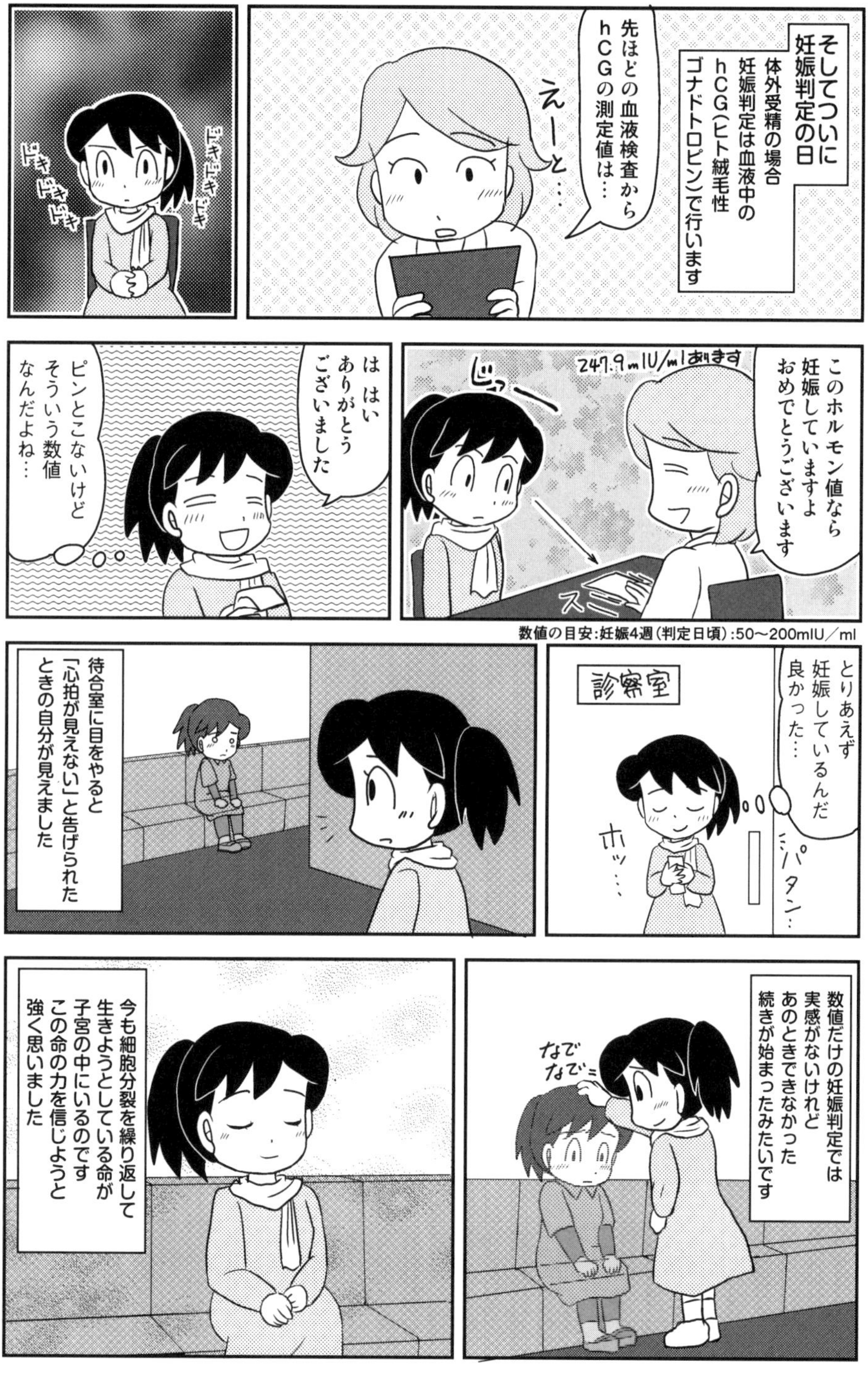
そしてついに妊娠判定の日
体外受精の場合妊娠判定は血液中のhCG(ヒト絨毛性ゴナドトロピン)で行います
えーと…
先ほどの血液検査からhCGの測定値は…
ドキドキドキ
ドキドキドキ
このホルモン値なら妊娠していますよおめでとうございます
247.9mIU/mlあります
じっー
スッ
はは はいありがとうございました
ピンとこないけどそういう数値なんだよね…
数値の目安:妊娠4週(判定日頃):50〜200mIU/ml
診察室
とりあえず妊娠しているんだ良かった…
ホッ…
パタン…
待合室に目をやると「心拍が見えない」と告げられたときの自分が見えました
数値だけの妊娠判定では実感がないけれどあのときできなかった続きが始まったみたいです
なでなで
今も細胞分裂を繰り返して生きようとしている命が子宮の中にいるのです
この命の力を信じようと強く思いました

第21話 生命力を信じて

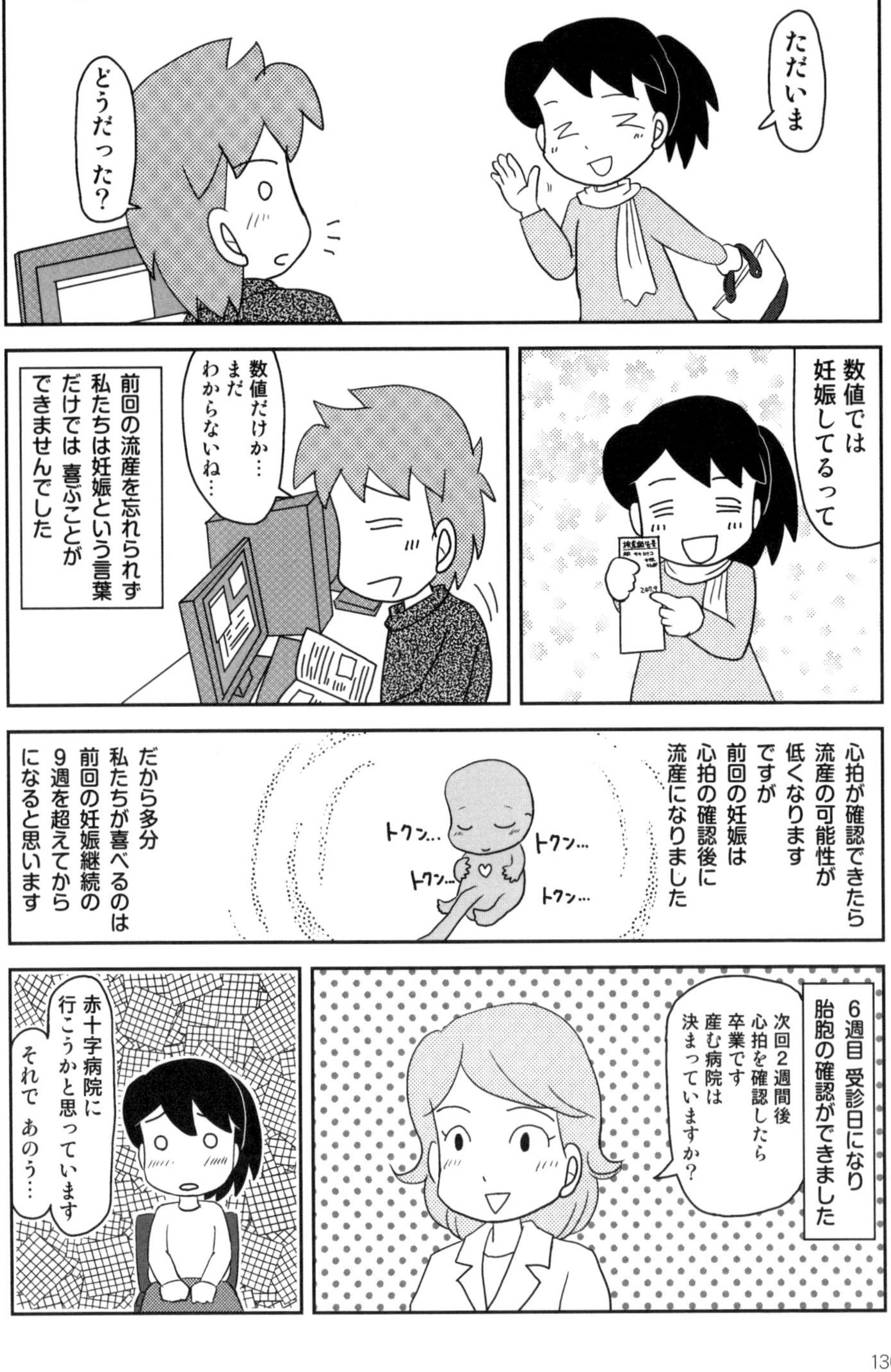
ただいま
どうだった?
数値では妊娠してるって
数値だけか… まだ わからないね…
前回の流産を忘れられず 私たちは妊娠という言葉だけでは 喜ぶことができませんでした
心拍が確認できたら流産の可能性が低くなりますですが 前回の妊娠は心拍の確認後に流産になりました
トクン…
トクン…
トクン…
トクン…
だから多分 私たちが喜べるのは前回の妊娠継続の9週を超えてからになると思います
6週目 受診日になり胎胞の確認ができました
次回2週間後 心拍を確認したら卒業です 産む病院は決まっていますか?
赤十字病院に行こうかと思っています
それで あのう…

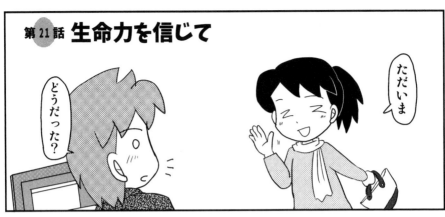

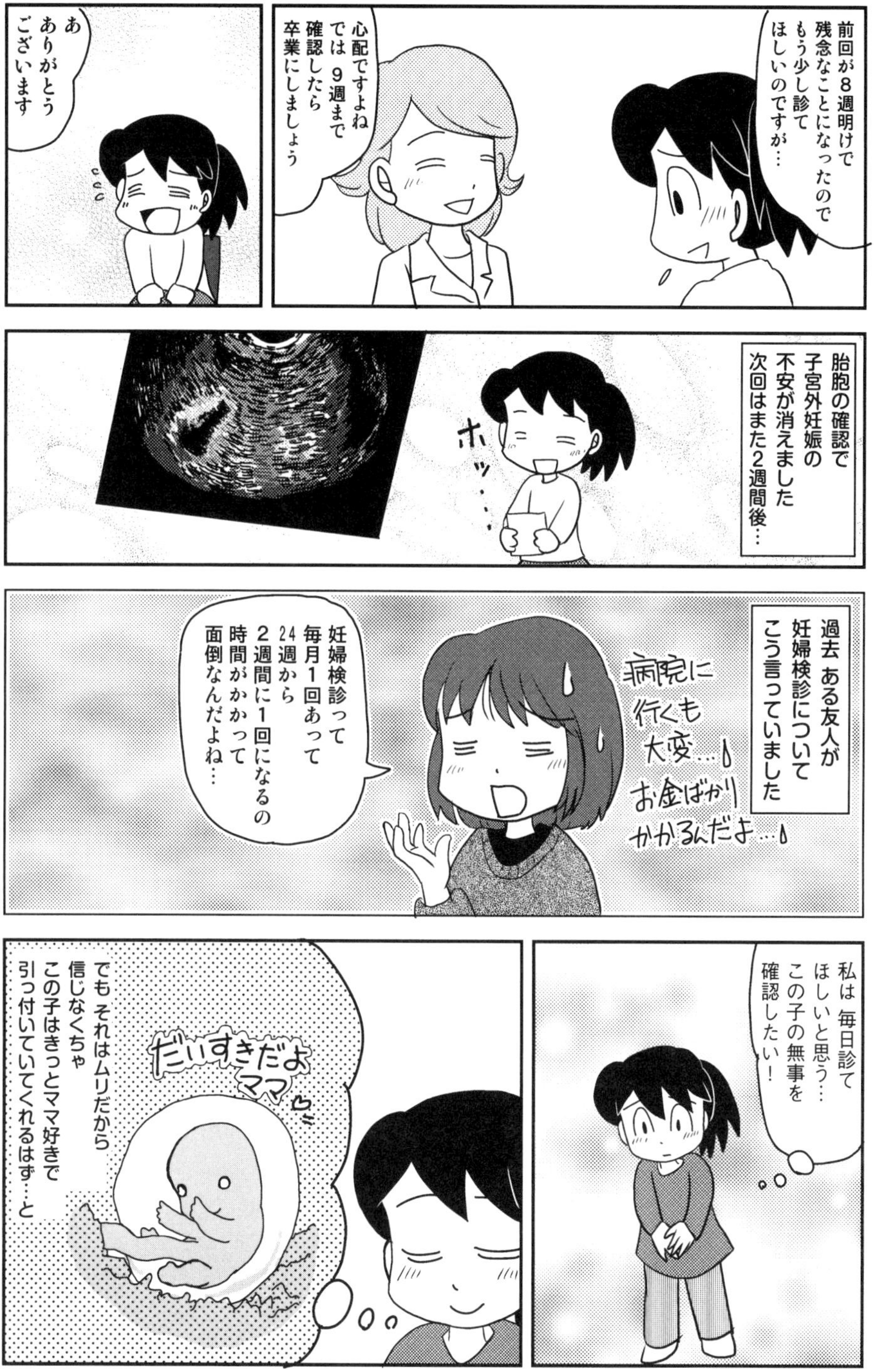
前回が8週明けで
残念なことになったので
もう少し診て
ほしいのですが…
心配ですよね
では9週まで
確認したら
卒業にしましょう
あ
ありがとう
ございます
胎胞の確認で
子宮外妊娠の
不安が消えました
次回はまた2週間後…
ホッ…
過去 ある友人が
妊婦検診について
こう言っていました
病院に行くも大変…
お金ばかりかかるんだよ…
妊婦検診って
毎月1回あって
24週から
2週間に1回になるの
時間がかかって
面倒なんだよね…
私は 毎日診て
ほしいと思う…
この子の無事を
確認したい!
でもそれはムリだから
信じなくちゃ
この子はきっとママ好きで
引っ付いていてくれるはず…と
だいすきだよ
ママ

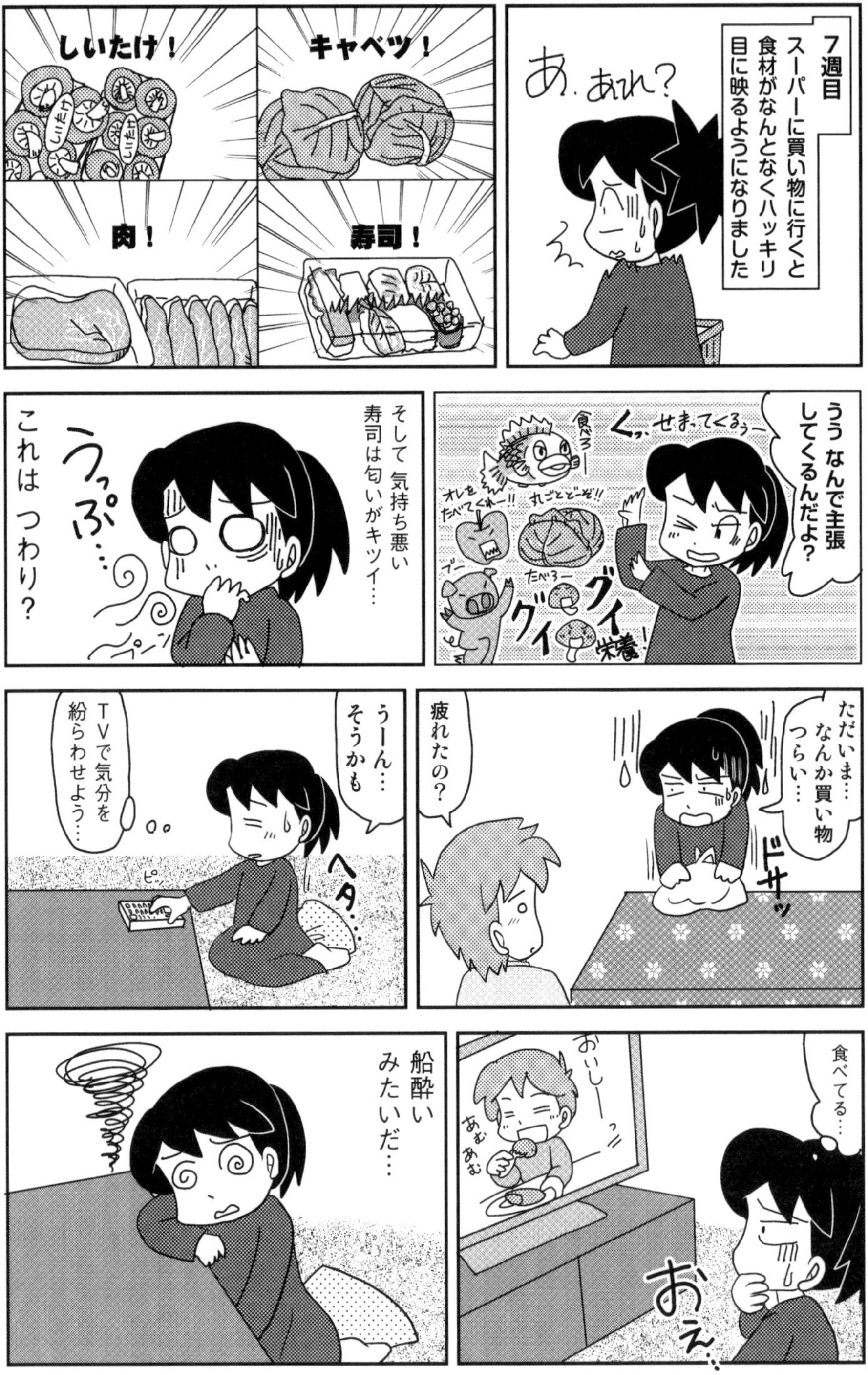
7週目
スーパーに買い物に行くと食材がなんとなくハッキリ目に映るようになりました
あ、あれ？
キャベツ！
しいたけ！
寿司！
肉！
うう なんで主張してくるんだよ？
くっ、せまってくるぅ〜
食べろ
オレをたべてくれ〜!!
丸ごとどーぞ!!
ブー
たべろ〜
グイ
グイ
栄養！
そして 気持ち悪い
寿司は匂いがキツイ…
うっぷ…
プーン
これは つわり？
ただいま… なんか買い物 つらい…
ドサッ
疲れたの？
うーん… そうかも
ピッ
ヘタ…
TVで気分を紛らわせよう…
食べてる…
おいしーっ
あむ あむ
おえ…
船酔い みたいだ…

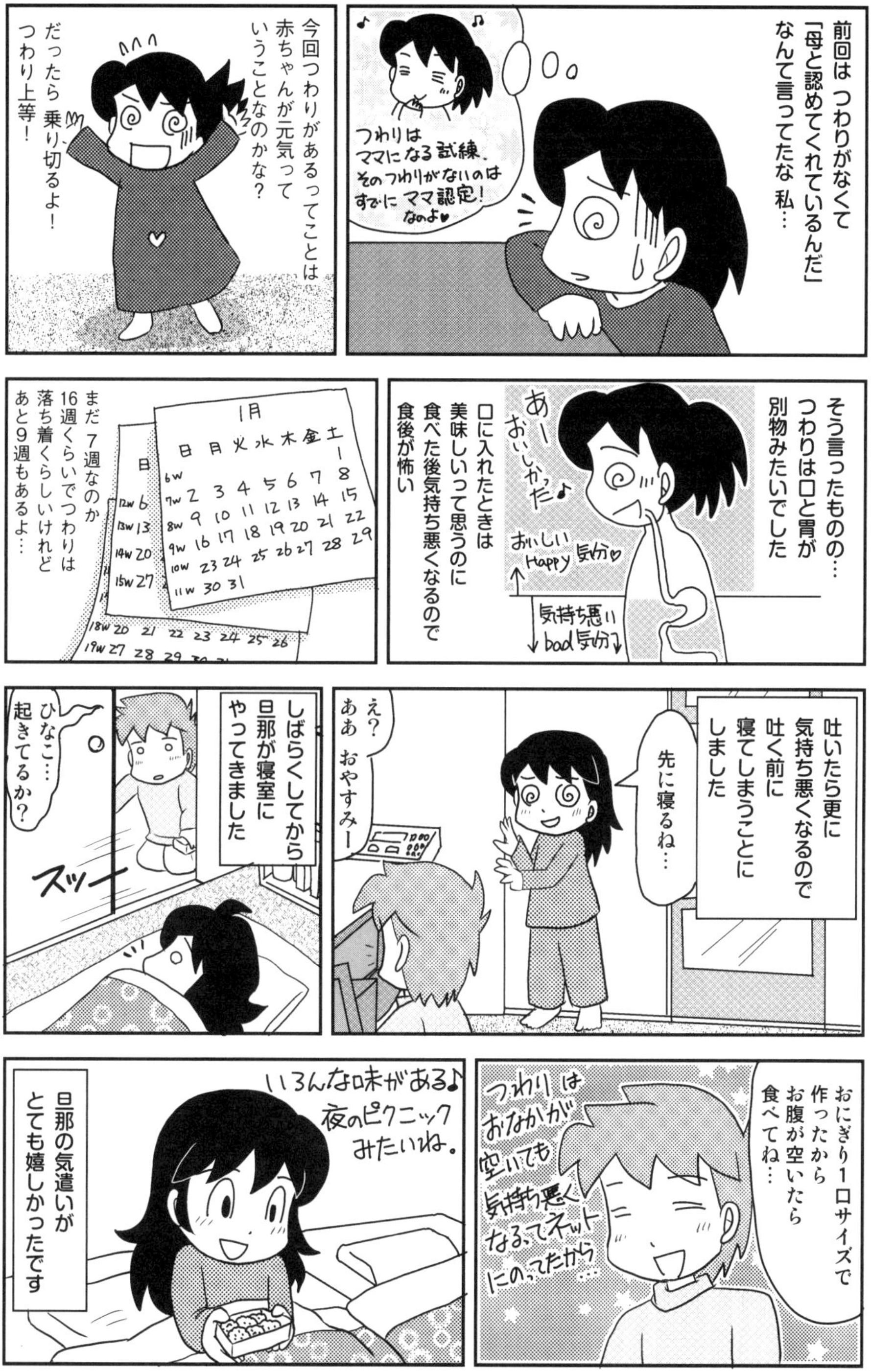
前回は つわりがなくて
「母と認めてくれているんだ」
なんて言ってたな 私…
つわりは ママになる試練。そのつわりがないのは すでに ママ認定! なのよ♥
今回つわりがあるってことは 赤ちゃんが元気って いうことなのかな?
だったら つわり上等! 乗り切るよ!
そう言ったものの… つわりは口と胃が 別物みたいでした
あー おいしかった♪
おいしい Happy 気分♥
気持ち悪い bad 気分
口に入れたときは 美味しいって思うのに 食べた後気持ち悪くなるので 食後が怖い
1月
日 月 火 水 木 金 土
1
6w
7w 2 3 4 5 6 7 8
8w 9 10 11 12 13 14 15
9w 16 17 18 19 20 21 22
10w 23 24 25 26 27 28 29
11w 30 31
12w 6
13w 13
14w 20
15w 27
18w 20 21 22 23 24 25 26
19w 27 28 29
まだ 7週なのか 16週くらいでつわりは 落ち着くらしいけれど あと9週もあるよ…
吐いたら更に 気持ち悪くなるので 吐く前に 寝てしまうことに しました
先に寝るね…
え? ああ おやすみー
しばらくしてから 旦那が寝室に やってきました
ひなこ… 起きてるか?
スッー
おにぎり1口サイズで 作ったから お腹が空いたら 食べてね…
つわり は おなかが 空いても 気持ち悪く なるってネット にのってたから…
いろんな味がある♪ 夜のピクニック みたいね。
旦那の気遣いが とても嬉しかったです

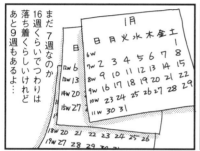

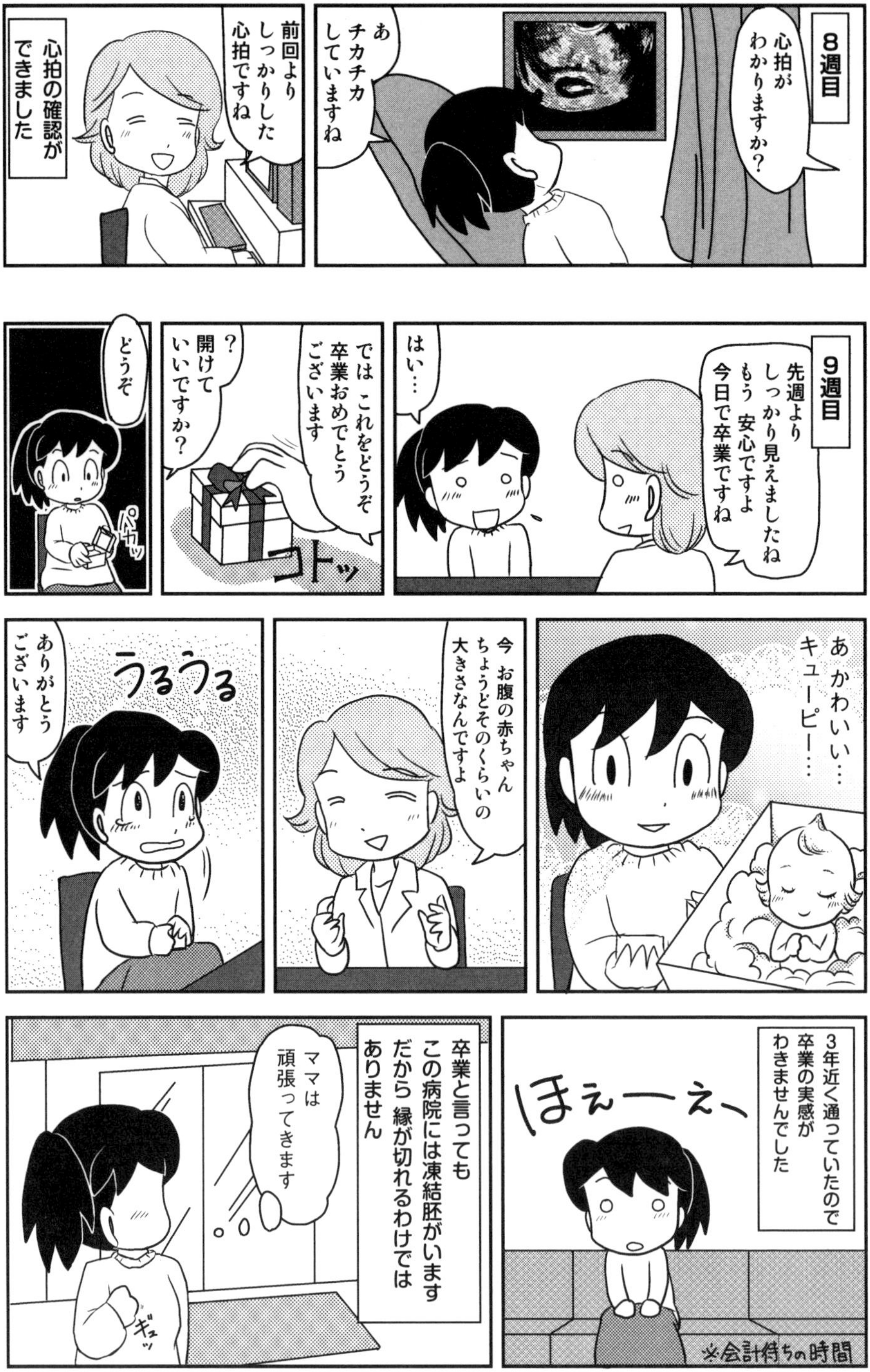
8週目
心拍がわかりますか？
あ チカチカしていますね
前回よりしっかりした心拍ですね
心拍の確認ができました
9週目
先週よりしっかり見えましたね もう 安心ですよ 今日で卒業ですね
はい…
では これをどうぞ 卒業おめでとうございます
コトッ
？開けていいですか？
どうぞ
パカッ
あ かわいい… キューピー…
今 お腹の赤ちゃん ちょうどそのくらいの大きさなんですよ
うるうる
ありがとうございます
3年近く通っていたので卒業の実感がわきませんでした
ほぇーえ〜
※会計待ちの時間
卒業と言ってもこの病院には凍結胚がいます だから 縁が切れるわけではありません
ママは頑張ってきます
ギュッ

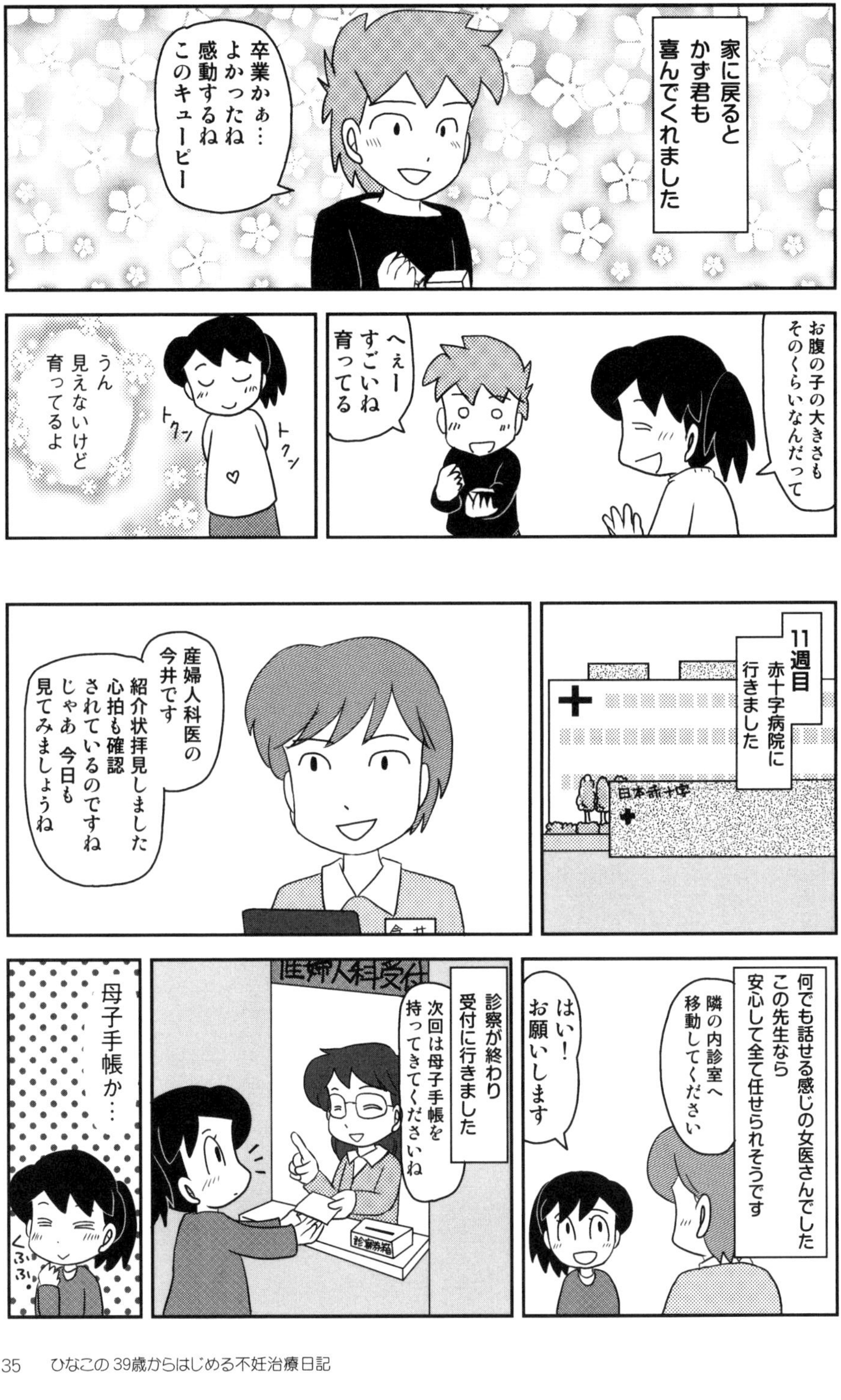
家に戻ると
かず君も
喜んでくれました
卒業かぁ…
よかったね
感動するね
このキューピー
お腹の子の大きさも
そのくらいなんだって
へぇー
すごいね
育ってる
うん
見えないけど
育ってるよ
トクン
トクン
11週目
赤十字病院に
行きました
日本赤十字
産婦人科医の
今井です
紹介状拝見しました
心拍も確認
されているのですね
じゃあ 今日も
見てみましょうね
何でも話せる感じの女医さんでした
この先生なら
安心して全て任せられそうです
隣の内診室へ
移動してください
はい!
お願いします
診察が終わり
受付に行きました
産婦人科受付
次回は母子手帳を
持ってきてくださいね
診察券箱
母子手帳か…
くふふ

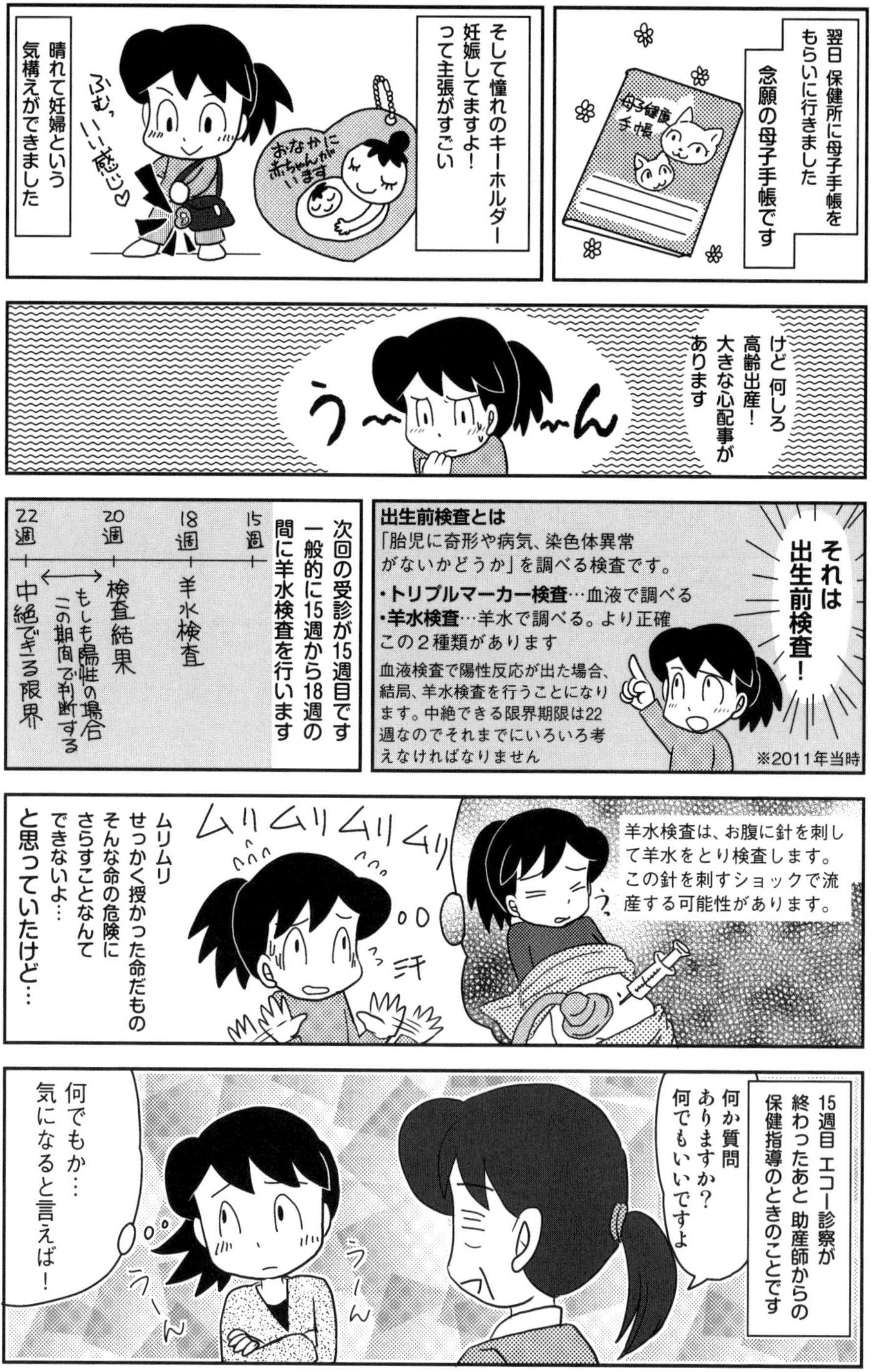
翌日 保健所に母子手帳をもらいに行きました
念願の母子手帳です
母子健康手帳
そして憧れのキーホルダー
妊娠してますよ！って主張がすごい
おなかに赤ちゃんがいます
ふむっ いい感じ♡
晴れて妊婦という気構えができました
けど 何しろ高齢出産！
大きな心配事があります
う〜〜ん
それは出生前検査！
出生前検査とは
「胎児に奇形や病気、染色体異常がないかどうか」を調べる検査です。
・トリプルマーカー検査…血液で調べる
・羊水検査…羊水で調べる。より正確
この2種類があります
血液検査で陽性反応が出た場合、結局、羊水検査を行うことになります。中絶できる限界期限は22週なのでそれまでにいろいろ考えなければなりません
※2011年当時
次回の受診が15週目です 一般的に15週から18週の間に羊水検査を行います
15週
18週 羊水検査
20週 検査結果
もしも陽性の場合この期間で判断する
22週 中絶できる限界
羊水検査は、お腹に針を刺して羊水をとり検査します。この針を刺すショックで流産する可能性があります。
ムリムリムリムリ
ムリムリ せっかく授かった命だもの そんな命の危険にさらすことなんてできないよ…
と思っていたけど…
15週目 エコー診察が終わったあと 助産師からの保健指導のときのことです
何か質問ありますか？ 何でもいいですよ
何でもか… 気になると言えば！
う〜ん
う〜ん

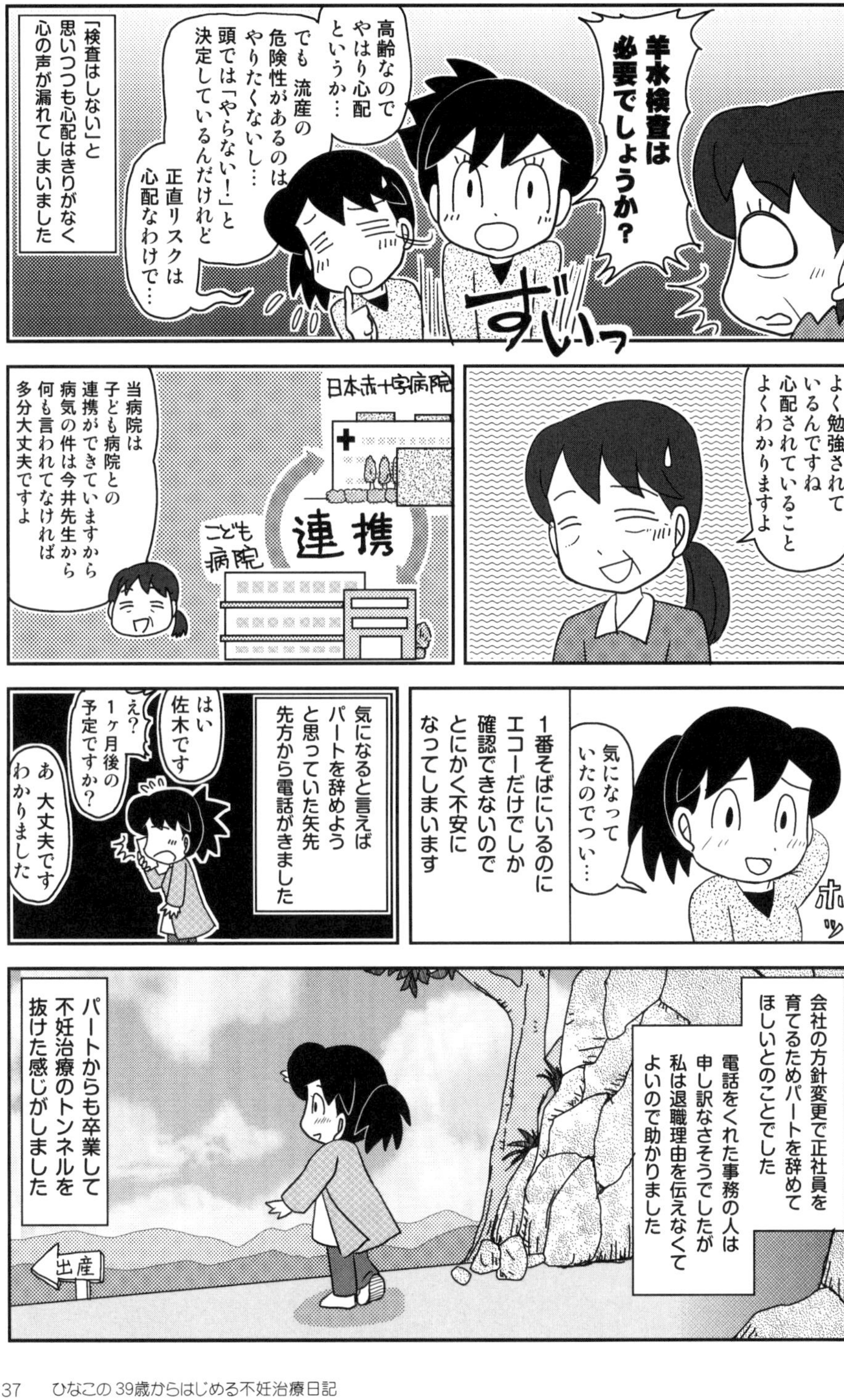

羊水検査は必要でしょうか？
ずいっ
高齢なのでやはり心配というか…
でも 流産の危険性があるのはやりたくないし…
頭では「やらない！」と決定しているんだけれど正直リスクは心配なわけで…
「検査はしない」と思いつつも心配はきりがなく心の声が漏れてしまいました
よく勉強されているんですね心配されていることよくわかりますよ
当病院は子ども病院との連携ができていますから病気の件は今井先生から何も言われてなければ多分大丈夫ですよ
日本赤十字病院
こども病院
連携
ホッ
気になっていたのでつい…
1番そばにいるのにエコーだけでしか確認できないのでとにかく不安になってしまいます
気になると言えばパートを辞めようと思っていた矢先先方から電話がきました
はい佐木です
え？1ヶ月後の予定ですか？
あ 大丈夫ですわかりました
会社の方針変更で正社員を育てるためパートを辞めてほしいとのことでした
電話をくれた事務の人は申し訳なさそうでしたが私は退職理由を伝えなくてよいので助かりました
パートからも卒業して不妊治療のトンネルを抜けた感じがしました
出産

第22話 一歩一歩

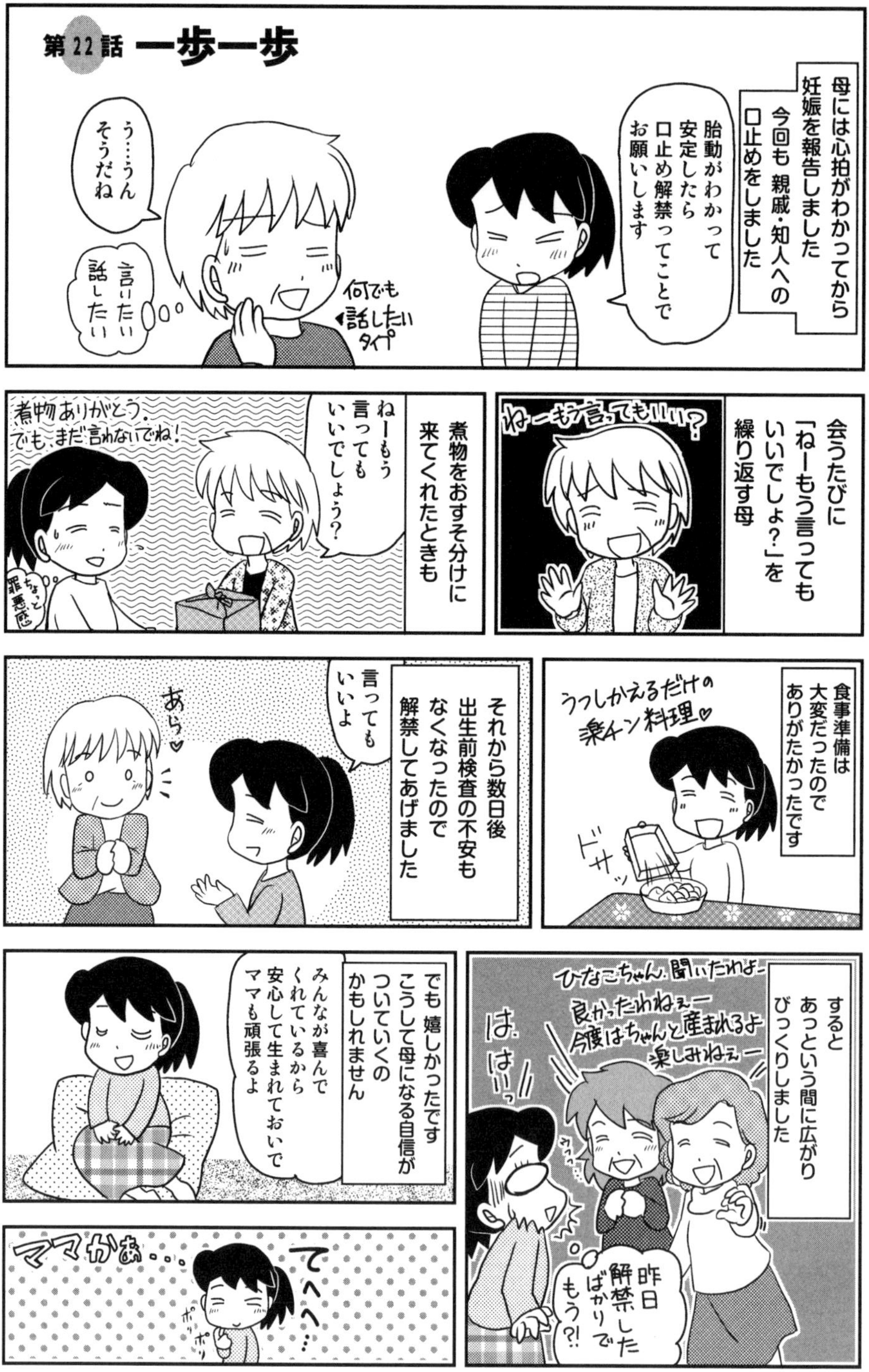
母には心拍がわかってから妊娠を報告しました
今回も 親戚・知人への口止めをしました
胎動がわかって安定したら口止め解禁ってことでお願いします
う…うん そうだね
言いたい 話したい
何でも話したいタイプ
会うたびに「ねーもう言ってもいいでしょ?」を繰り返す母
ねーもう言ってもいい?
煮物をおすそ分けに来てくれたときも
ねーもう言ってもいいでしょう?
煮物ありがとう。でも、まだ言わないでね!
ちょっと罪悪感
食事準備は大変だったのでありがたかったです
うつしかえるだけの楽チン料理♡
ドサッ
それから数日後 出生前検査の不安もなくなったので解禁してあげました
言ってもいいよ
あら♡
すると あっという間に広がり びっくりしました
ひなこちゃん、聞いたわよー
良かったわねぇー
今度はちゃんと産まれるよ
楽しみねぇー
は、はいっ
昨日解禁したばかりでもう?!
でも嬉しかったです こうして母になる自信がついていくのかもしれません
みんなが喜んでくれているから安心して生まれておいで ママも頑張るよ
ママかぁ…。
てへへ…
ポリポリ

赤ちゃんグッズと安産祈願

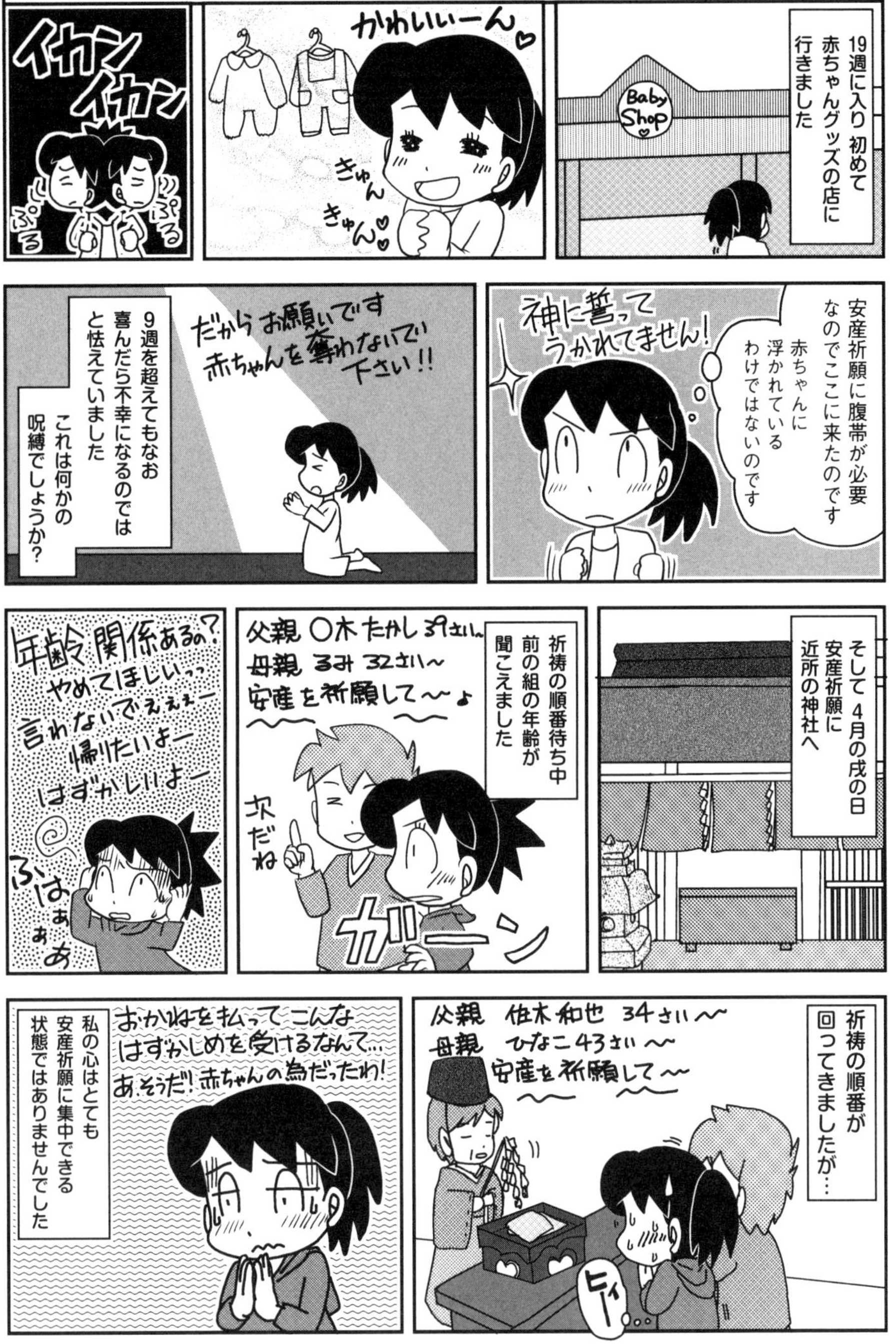

19週に入り 初めて 赤ちゃんグッズの店に 行きました
Baby Shop
かわいいーん
きゅん きゅん
イカン イカン
ぷる ぷる
安産祈願に腹帯が必要 なのでここに来たのです
赤ちゃんに 浮かれている わけではないのです
神に誓って うかれてません!
9週を超えてもなお 喜んだら不幸になるのでは と怯えていました
だからお願いです 赤ちゃんを奪わないで 下さい!!
これは何かの 呪縛でしょうか?
そして 4月の戌の日 安産祈願に 近所の神社へ
祈祷の順番待ち中 前の組の年齢が 聞こえました
父親 ○木たかし 39さい〜
母親 るみ 32さい〜
安産を祈願して〜ょ
次だね
ガーン
年齢関係あるの? やめてほしいっっ 言わないでぇぇぇー 帰りたいよー はずかしいよー
ふはぁぁあ
祈祷の順番が 回ってきましたが…
父親 佐木和也 34さい〜
母親 ひなこ43さい〜
安産を祈願して〜
ヒィー
おかねを払ってこんな はずかしめを受けるなんて… あ そうだ! 赤ちゃんの為だったわ!
私の心はとても 安産祈願に集中できる 状態ではありませんでした

抜けきれない不妊治療トンネルの呪縛

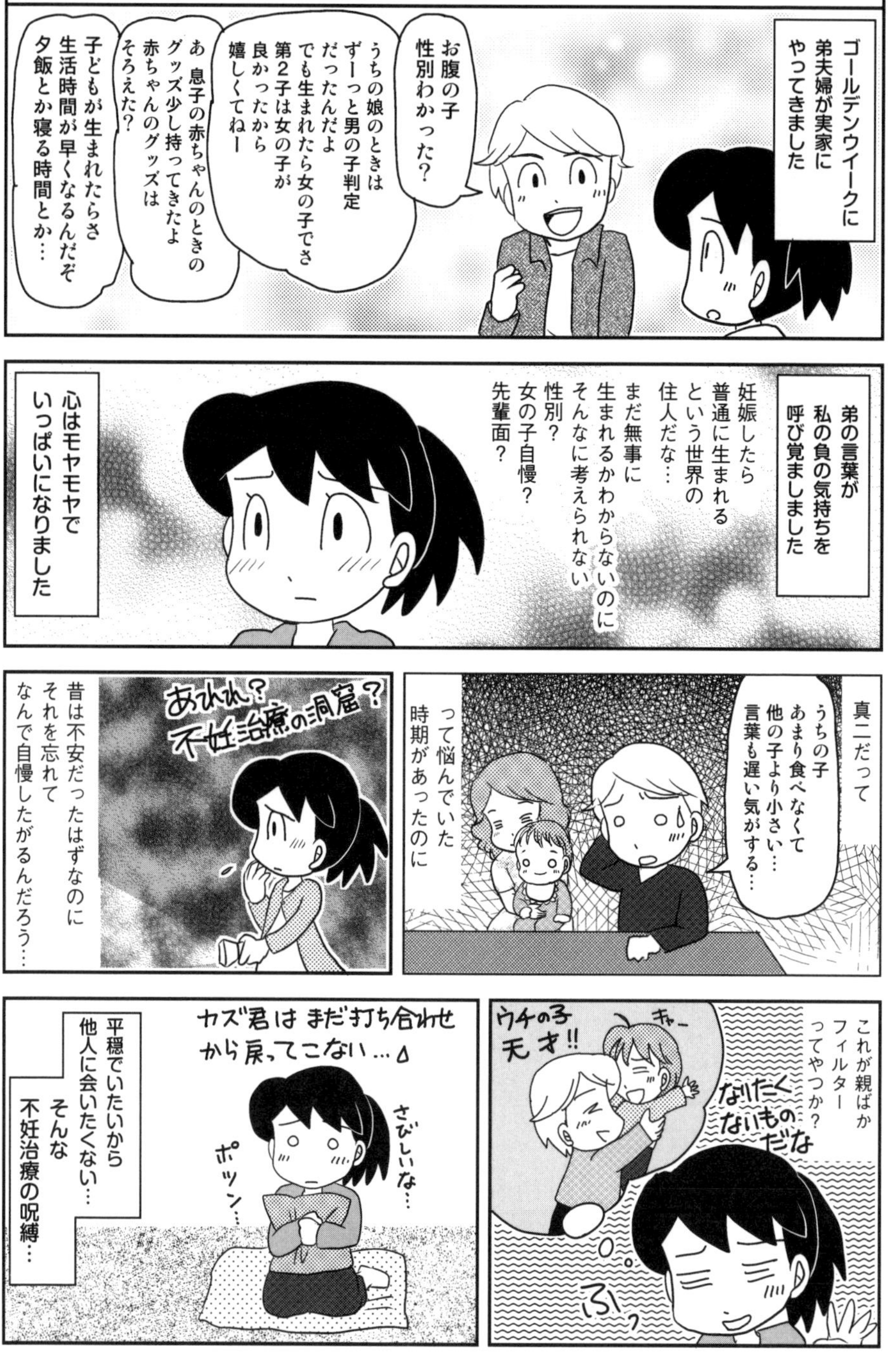
ゴールデンウイークに弟夫婦が実家にやってきました
お腹の子性別わかった?
うちの娘のときはずーっと男の子判定だったんだよ でも生まれたら女の子でさ 第2子は女の子が良かったから嬉しくてねー
あ 息子の赤ちゃんのときのグッズ少し持ってきたよ 赤ちゃんのグッズはそろえた?
子どもが生まれたらさ 生活時間が早くなるんだぞ 夕飯とか寝る時間とか…
弟の言葉が私の負の気持ちを呼び覚ましました
妊娠したら普通に生まれるという世界の住人だな… まだ無事に生まれるかわからないのにそんなに考えられない 性別? 女の子自慢? 先輩面?
心はモヤモヤでいっぱいになりました
真二だって
うちの子あまり食べなくて他の子より小さい… 言葉も遅い気がする…
って悩んでいた時期があったのに
あれれ? 不妊治療の洞窟?
昔は不安だったはずなのにそれを忘れてなんで自慢したがるんだろう…
これが親ばかってやつか?
ウチの子天才!!
キャー
なりたくないものだな
ふっ
カズ君は まだ打ち合わせから戻ってこない…
さびしいな…
ポッツン…
平穏でいたいから他人に会いたくない… そんな不妊治療の呪縛…

心に強く安心を

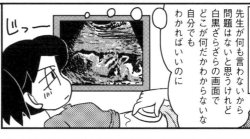

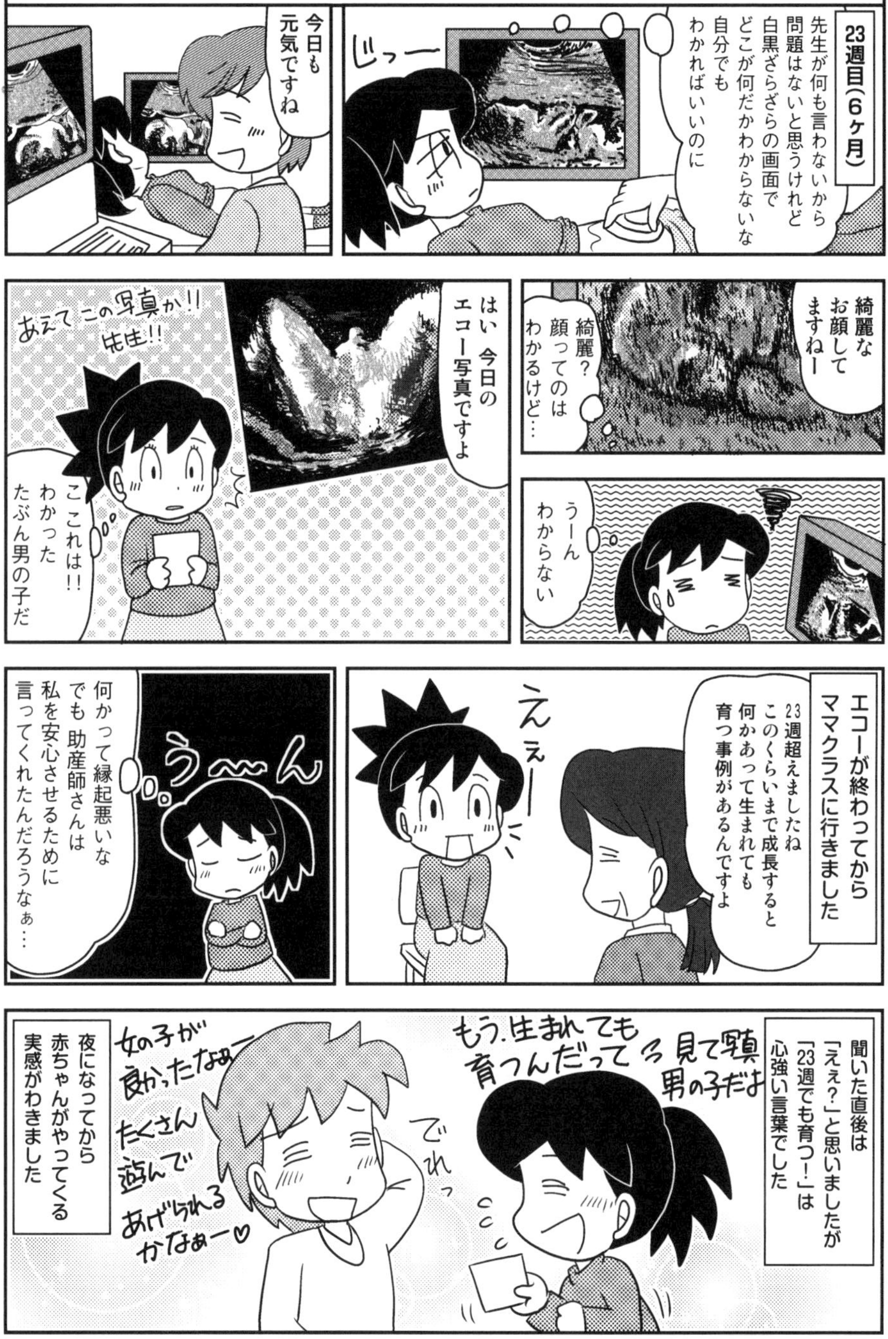
23週目(6ヶ月)
じっー
先生が何も言わないから問題はないと思うけれど白黒ざらざらの画面でどこが何だかわからないな自分でもわかればいいのに
今日も元気ですね
綺麗なお顔してますねー
綺麗?顔ってのはわかるけど…
うーん わからない
はい 今日のエコー写真ですよ
あえてこの写真か!! 先生!!
ここれは!! わかった たぶん男の子だ
エコーが終わってからママクラスに行きました
23週超えましたね このくらいまで成長すると何かあって生まれても育つ事例があるんですよ
えぇー
う〜ん
何かって縁起悪いな でも助産師さんは私を安心させるために言ってくれたんだろうなぁ…
聞いた直後は「ええ?」と思いましたが「23週でも育つ!」は心強い言葉でした
もう.生まれても育つんだって 見て写真 男の子だよ
でれっ
女の子が良かったなぁー たくさん遊んであげられるかなぁー♡
夜になってから赤ちゃんがやってくる実感がわきました

生まれてくる前の疑惑、いろいろな親心

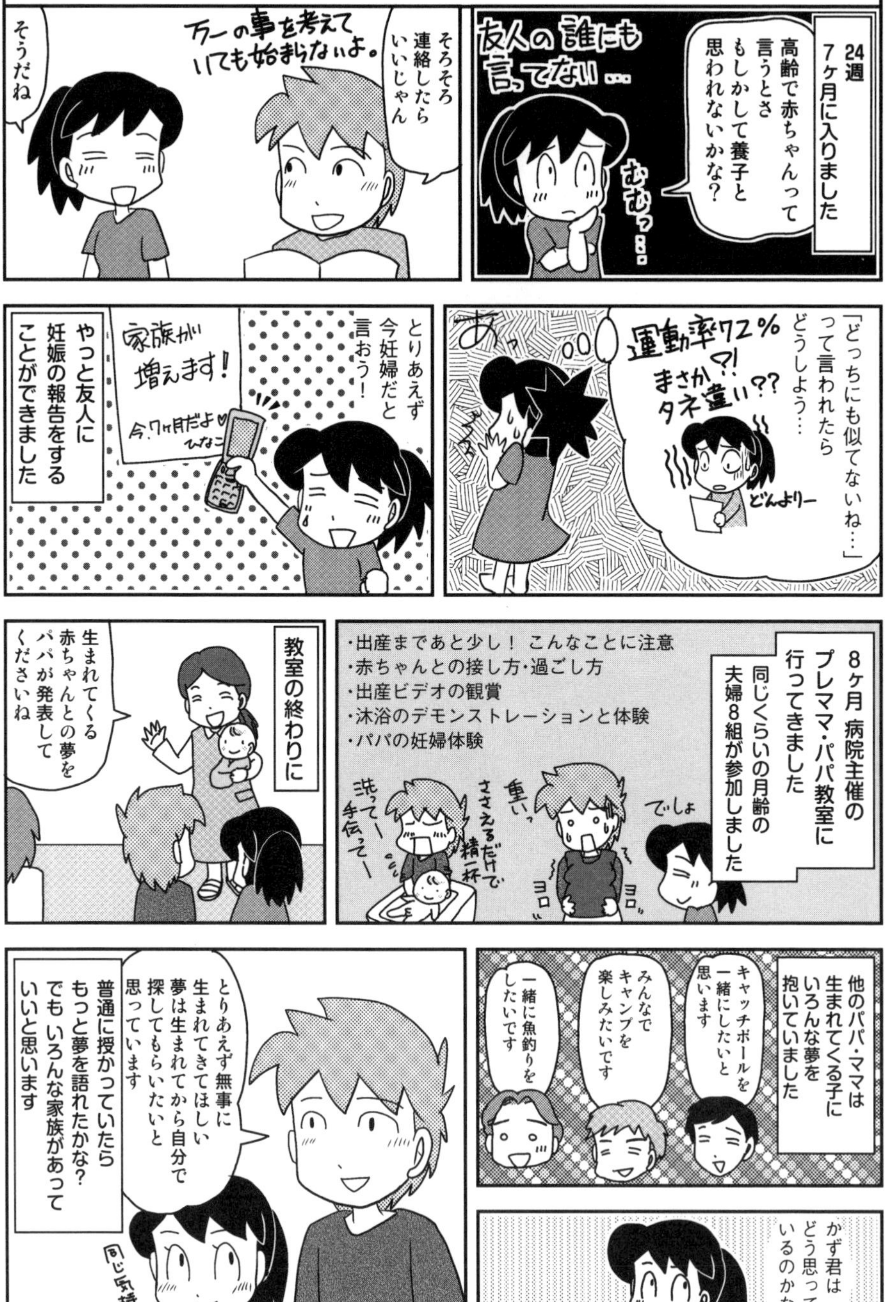
24週
7ヶ月に入りました
高齢で赤ちゃんって言うとさ もしかして養子と思われないかな?
友人の誰にも言ってない…
むむっ…。
そろそろ連絡したらいいじゃん
万一の事を考えていても始まらないよ。
そうだね
「どっちにも似てないね…」って言われたらどうしよう…
運動率72%
まさか?! タネ違い??
どんよりー
あっ
とりあえず今妊婦だと言おう!
家族が増えます!
今7ヶ月だよ♥ ひなこ
やっと友人に妊娠の報告をすることができました
8ヶ月 病院主催のプレママ・パパ教室に行ってきました
同じくらいの月齢の夫婦8組が参加しました
・出産まであと少し! こんなことに注意
・赤ちゃんとの接し方・過ごし方
・出産ビデオの観賞
・沐浴のデモンストレーションと体験
・パパの妊婦体験
洗って手伝ってー
ささえるだけで精一杯
重いっ
ヨロ
ヨロ
でしょ
教室の終わりに
生まれてくる赤ちゃんとの夢をパパが発表してくださいね
他のパパ・ママは生まれてくる子にいろんな夢を抱いていました
キャッチボールを一緒にしたいと思います
みんなでキャンプを楽しみたいです
一緒に魚釣りをしたいです
かず君はどう思っているのかな?
とりあえず無事に生まれてきてほしい 夢は生まれてから自分で探してもらいたいと思っています
普通に授かっていたらもっと夢を語れたかな? でもいろんな家族があっていいと思います
同じ気持ち♥

逆子

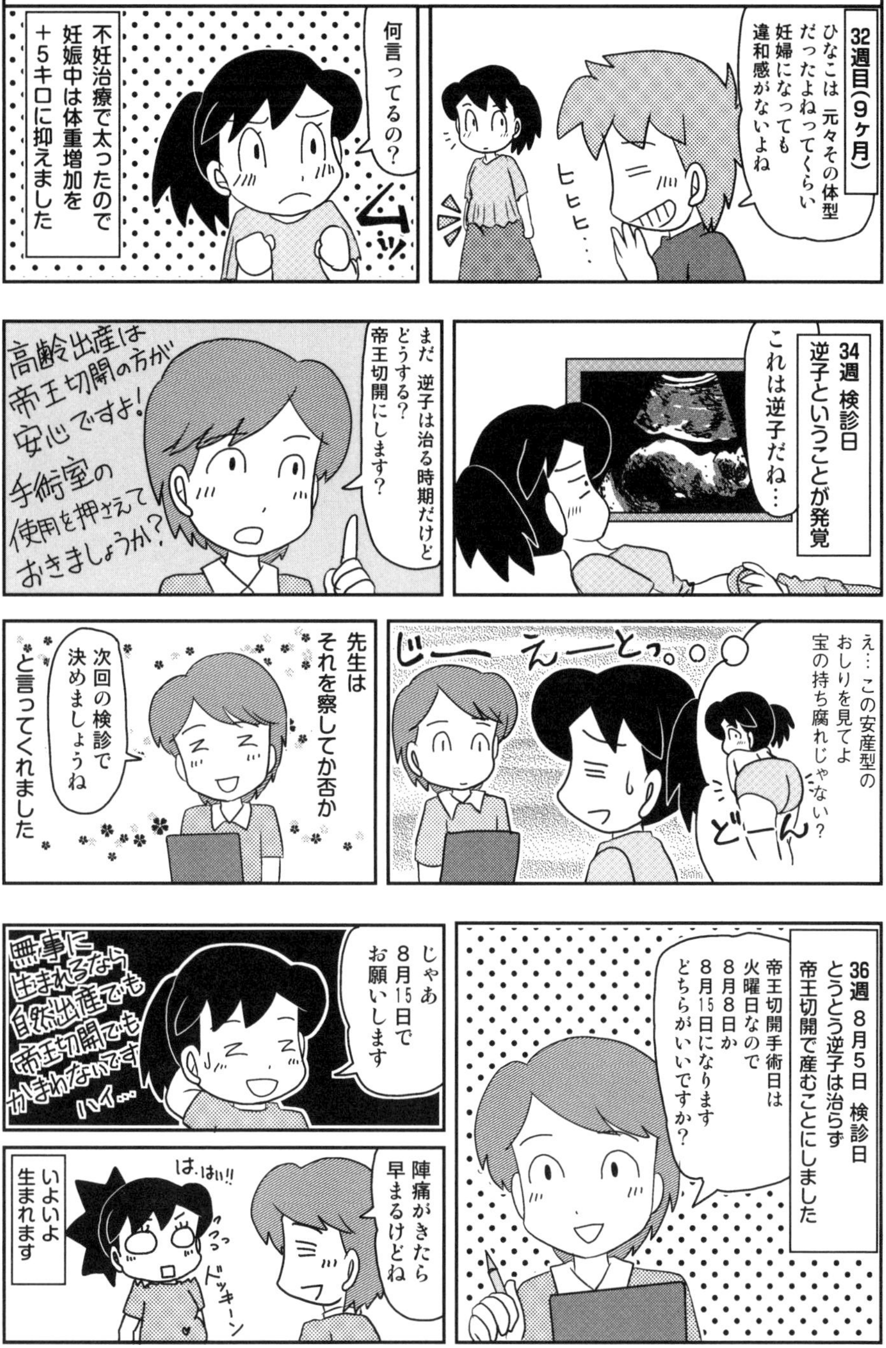
32週目(9ケ月)
ひなこは 元々その体型だったよねってくらい妊婦になっても違和感がないよね
ヒヒヒ…
何言ってるの？
ムッ
不妊治療で太ったので妊娠中は体重増加を＋5キロに抑えました
34週 検診日 逆子ということが発覚
これは逆子だね…
まだ 逆子は治る時期だけどどうする？帝王切開にします？
高齢出産は帝王切開の方が安心ですよ! 手術室の使用を押さえておきましょうか？
え… この安産型のおしりを見てよ宝の持ち腐れじゃない？
じーーえーとっ。
どーん
先生はそれを察してか否か
次回の検診で決めましょうね
と言ってくれました
36週 8月5日 検診日 とうとう逆子は治らず帝王切開で産むことにしました
帝王切開手術日は火曜日なので8月8日か8月15日になりますどちらがいいですか？
じゃあ8月15日でお願いします
無事に生まれるなら自然出産でも帝王切開でもかまわないです
ハイ…
陣痛がきたら早まるけどね
は、はい!!
ドッキーン
いよいよ生まれます

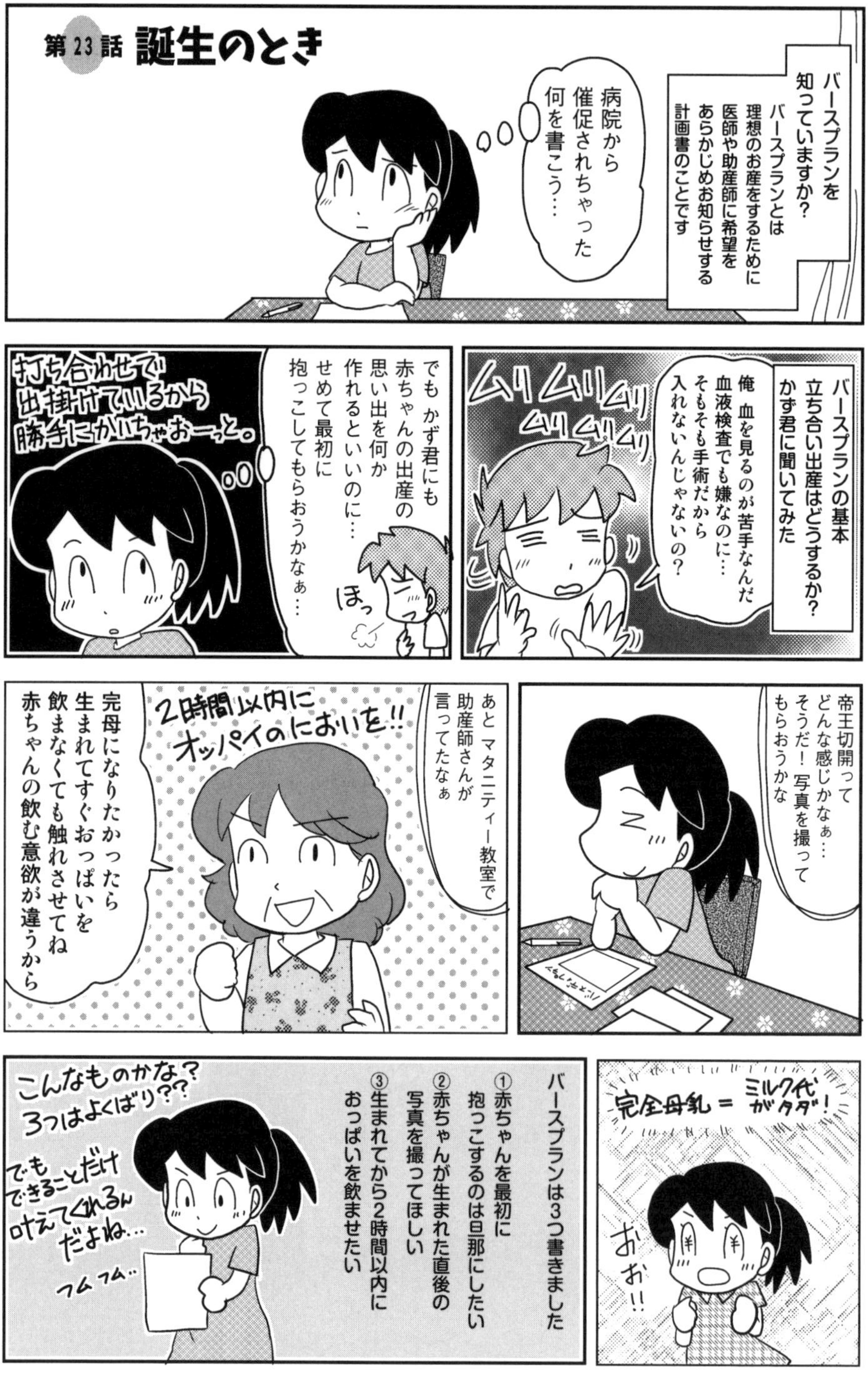
第23話 誕生のとき
バースプランを知っていますか?
バースプランとは理想のお産をするために医師や助産師に希望をあらかじめお知らせする計画書のことです
病院から催促されちゃった何を書こう…
バースプランの基本 立ち合い出産はどうするか? かず君に聞いてみた
俺 血を見るのが苦手なんだ 血液検査でも嫌なのに… そもそも手術だから入れないんじゃないの?
ムリムリムリ ムリムリムリ
でもかず君にも赤ちゃんの出産の思い出を作れるといいのに… せめて最初に抱っこしてもらおうかなぁ…
ほっ
打ち合わせで出掛けているから勝手にかいちゃおーっと。
帝王切開ってどんな感じかなぁ… そうだ! 写真を撮ってもらおうかな
あと マタニティー教室で助産師さんが言ってたなぁ
2時間以内にオッパイのにおいを!!
完母になりたかったら生まれてすぐおっぱいを飲まなくても触れさせせてね 赤ちゃんの飲む意欲が違うから
完全母乳=ミルク代がタダ!
おお!!
バースプランは3つ書きました
①赤ちゃんを最初に抱っこするのは旦那にしたい
②赤ちゃんが生まれた直後の写真を撮ってほしい
③生まれてから2時間以内におっぱいを飲ませたい
こんなものかな? 3つはよくばり???
でもできることだけ叶えてくれるんだよね…
フムフム…

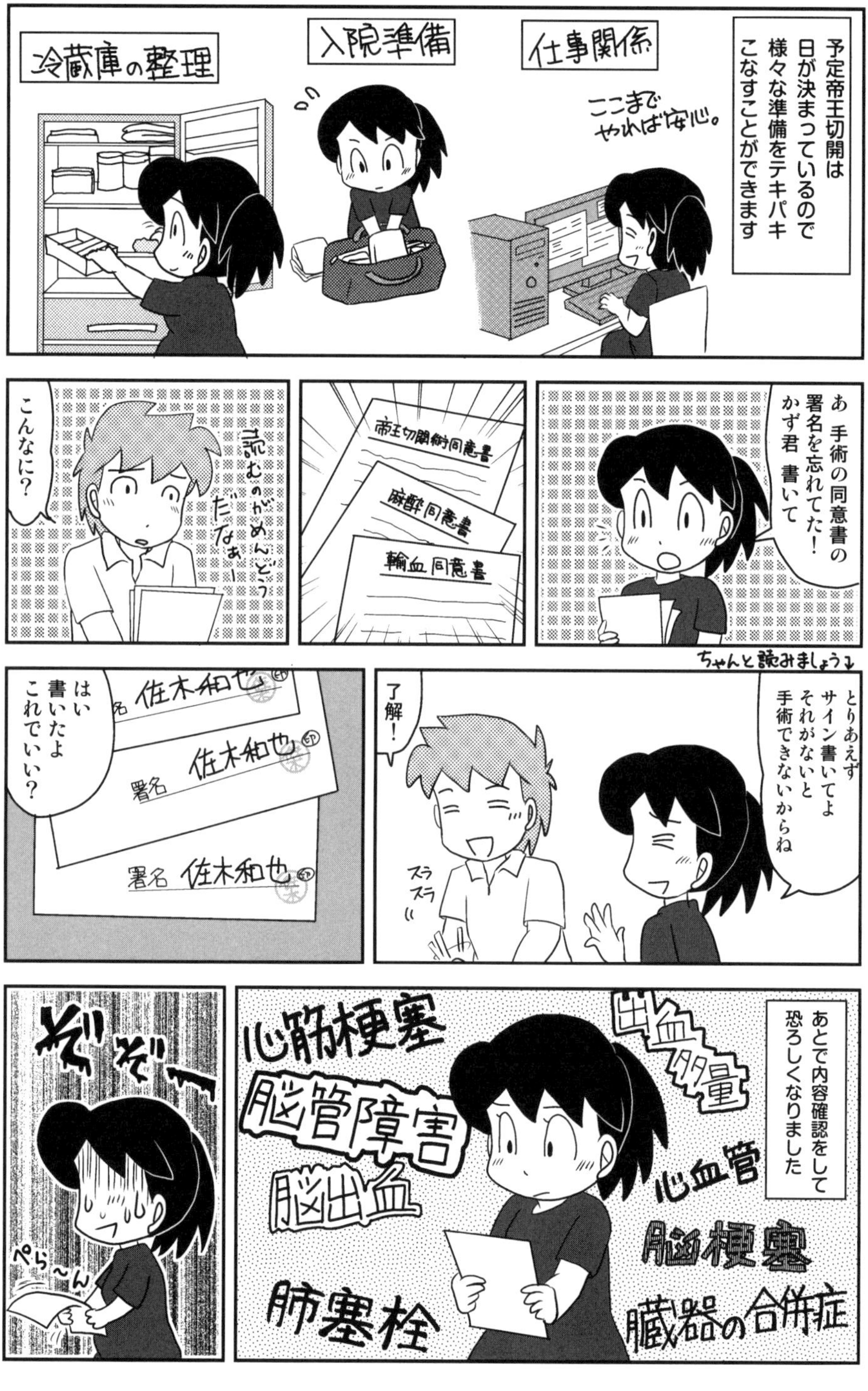

予定帝王切開は
日が決まっているので
様々な準備をテキパキ
こなすことができます
仕事関係
ここまでやれば安心。
入院準備
冷蔵庫の整理
あ 手術の同意書の
署名を忘れてた!
かず君 書いて
帝王切開術同意書
麻酔同意書
輸血同意書
こんなに?
読むのがめんどうだなぁー
ちゃんと読みましょう↓
とりあえず
サイン書いてよ
それがないと
手術できないからね
了解!
スラスラ
はい
書いたよ
これでいい?
署名 佐木和也
署名 佐木和也
署名 佐木和也
あとで内容確認をして
恐ろしくなりました
心筋梗塞
脳管障害
脳出血
出血多量
心血管
脳梗塞
肺塞栓
臓器の合併症
ぞぞ～
ぺら～ん

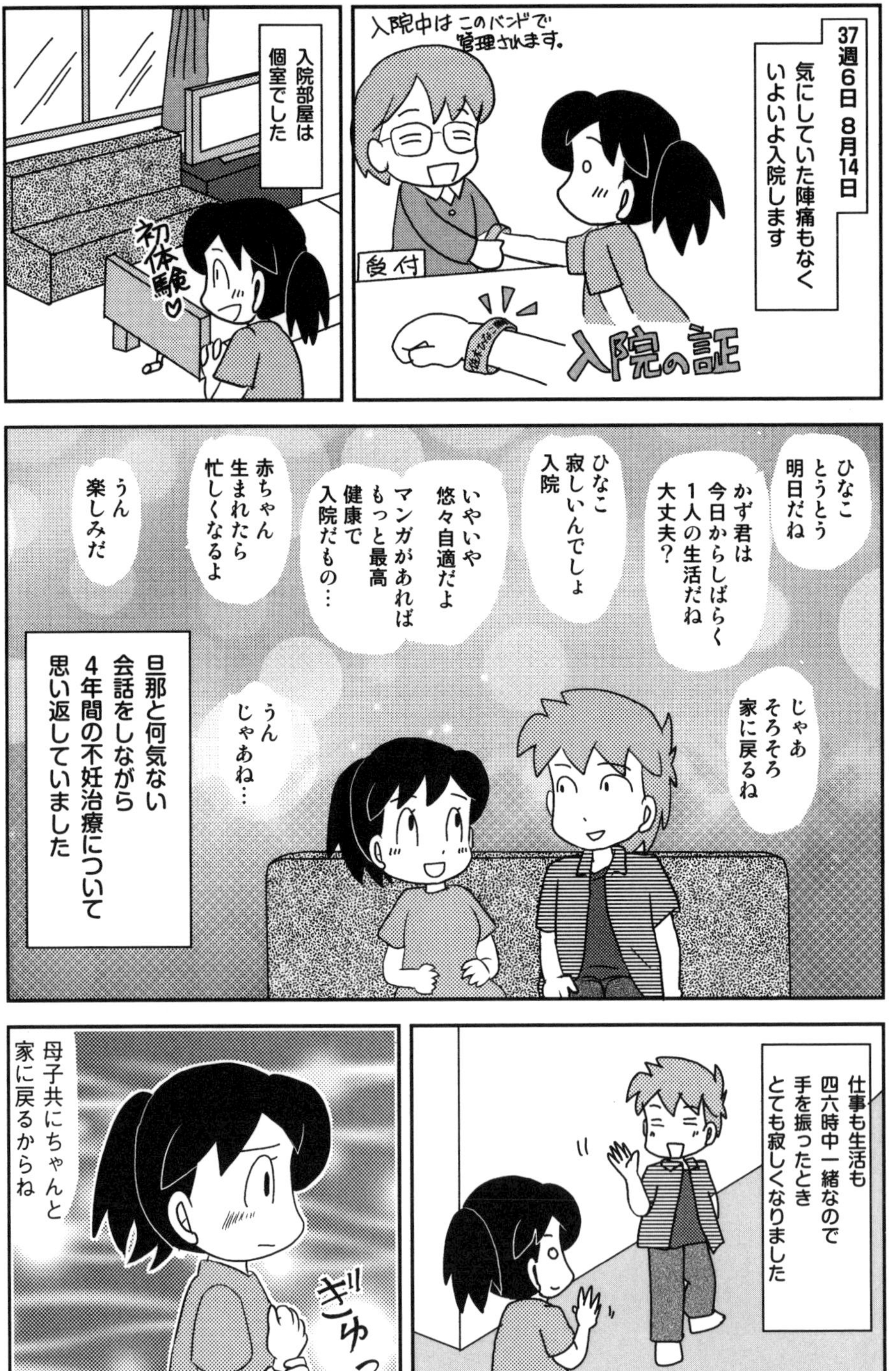
37週6日 8月14日
気にしていた陣痛もなく
いよいよ入院します
入院中はこのバンドで管理されます。
受付
入院の証
入院部屋は
個室でした
初体験♡
ひなこ
とうとう
明日だね
かず君は
今日からしばらく
1人の生活だね
大丈夫?
ひなこ
寂しいんでしょ
入院
いやいや
悠々自適だよ
マンガがあれば
もっと最高
健康で
入院だもの…
赤ちゃん
生まれたら
忙しくなるよ
うん
楽しみだ
じゃあ
そろそろ
家に戻るね
うん
じゃあね…
旦那と何気ない
会話をしながら
4年間の不妊治療について
思い返していました
仕事も生活も
四六時中一緒なので
手を振ったとき
とても寂しくなりました
母子共にちゃんと
家に戻るからね
ぎゅっ

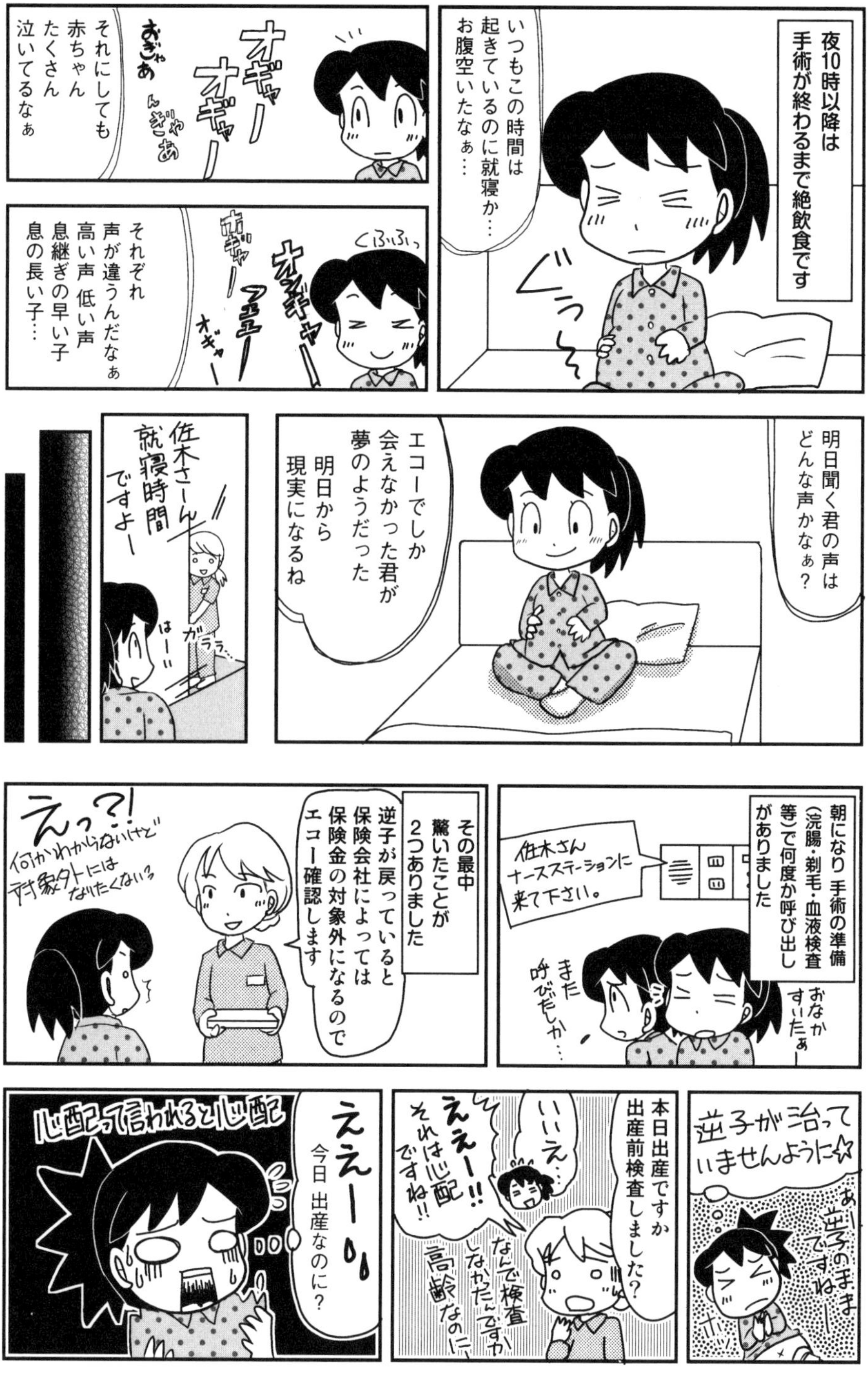

夜10時以降は
手術が終わるまで絶飲食です
グゥ～
いつもこの時間は
起きているのに就寝か…
お腹空いたなぁ…
オギャー
オギャー
おぎゃあ
んぎゃあ
それにしても
赤ちゃん
たくさん
泣いてるなぁ
くふふっ
オンギャー
ホギャー
フエェー
オギャー
それぞれ
声が違うんだなぁ
高い声 低い声
息継ぎの早い子
息の長い子…
明日聞く君の声は
どんな声かなぁ？
エコーでしか
会えなかった君が
夢のようだった
明日から
現実になるね
佐木さーん
就寝時間
ですよー
ガラ…
はーい
朝になり 手術の準備
（浣腸・剃毛・血液検査
等）で何度か呼び出し
がありました
佐木さん
ナースステーションに
来て下さい。
また
呼びだしか…
おなか
すいたぁー
その最中
驚いたことが
2つありました
逆子が戻っていると
保険会社によっては
保険金の対象外になるので
エコー確認します
えっ？！
何がわからないけど
対象外にはなりたくない
逆子が治っていませんように☆
あー
逆子のままですねー
ホッ
本日出産ですが
出産前検査しました？
いいえ…
えぇー!!
それは心配
ですね!!
なんで検査
しなかったんですか
高齢なのに
えぇー
今日 出産なのに？
心配って言われると心配

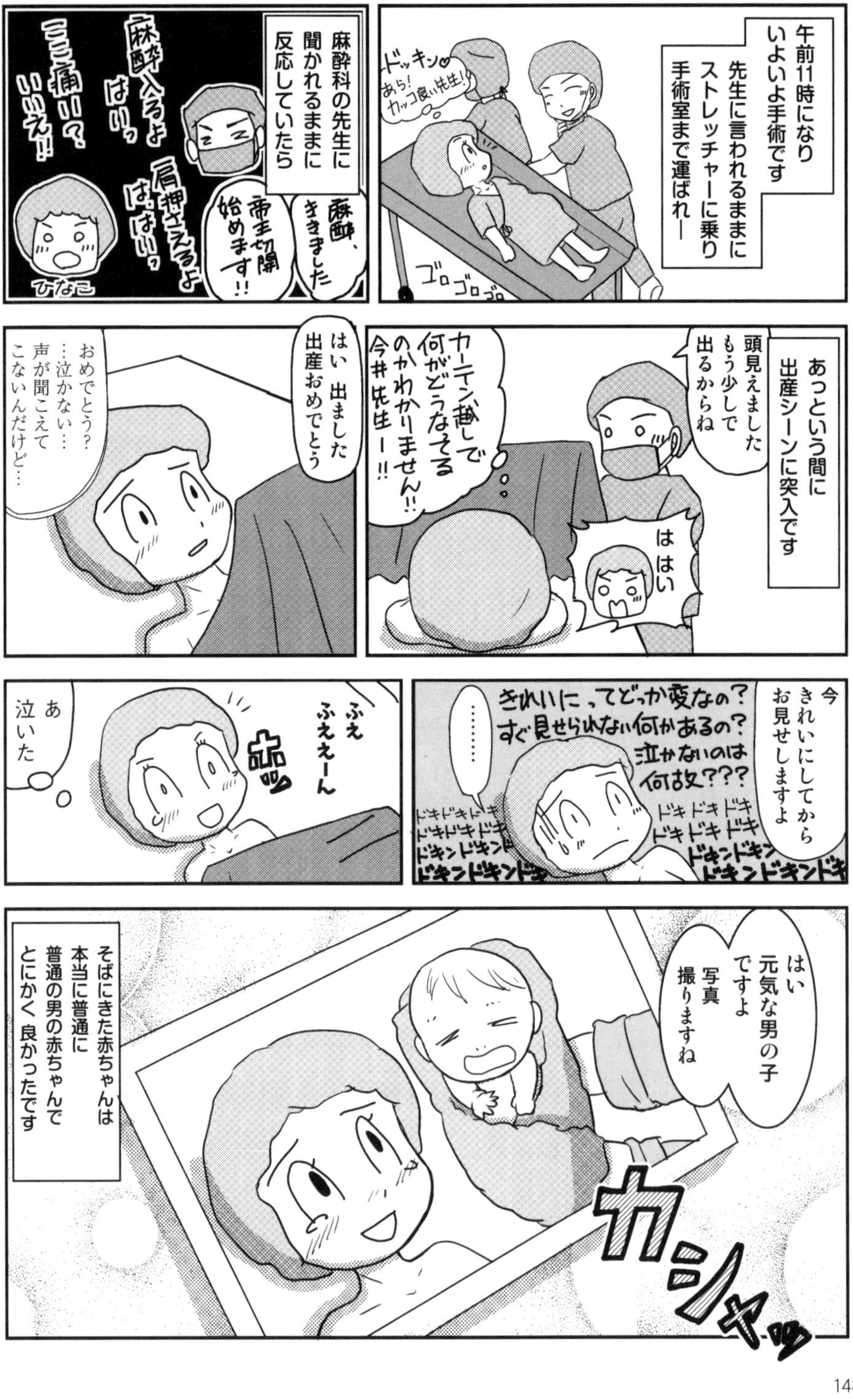
午前11時になり いよいよ手術です
先生に言われるままに ストレッチャーに乗り 手術室まで運ばれー
ドッキン♡
あら! カッコ良い先生!
ゴロゴロゴロ
麻酔科の先生に 聞かれるままに 反応していたら
麻酔、ききました
帝王切開 始めます!!
麻酔入るよ はいっ
肩押さえるよ は、はいっ
ここ痛い? いいえ!!
ひなこ
あっという間に 出産シーンに突入です
頭見えました もう少しで 出るからね
は はい
カーテン越しで 何がどうなってる のかわかりません!! 今井先生ー!!
はい 出ました 出産おめでとう
おめでとう? …泣かない… 声が聞こえて こないんだけど…
今 きれいにしてから お見せしますよ
……
きれいにってどっか変なの? すぐ見せられない何かあるの? 泣かないのは 何故???
ドキドキドキ ドキドキドキ ドキンドキン ドキンドキンドキ
ドキドキドキ ドキドキドキ ドキンドキン ドキンドキンドキ
ふえ ふええーん
あ 泣いた
はい 元気な男の子 ですよ 写真 撮りますね
そばにきた赤ちゃんは 本当に普通に 普通の男の赤ちゃんで とにかく良かったです
カシャーッ

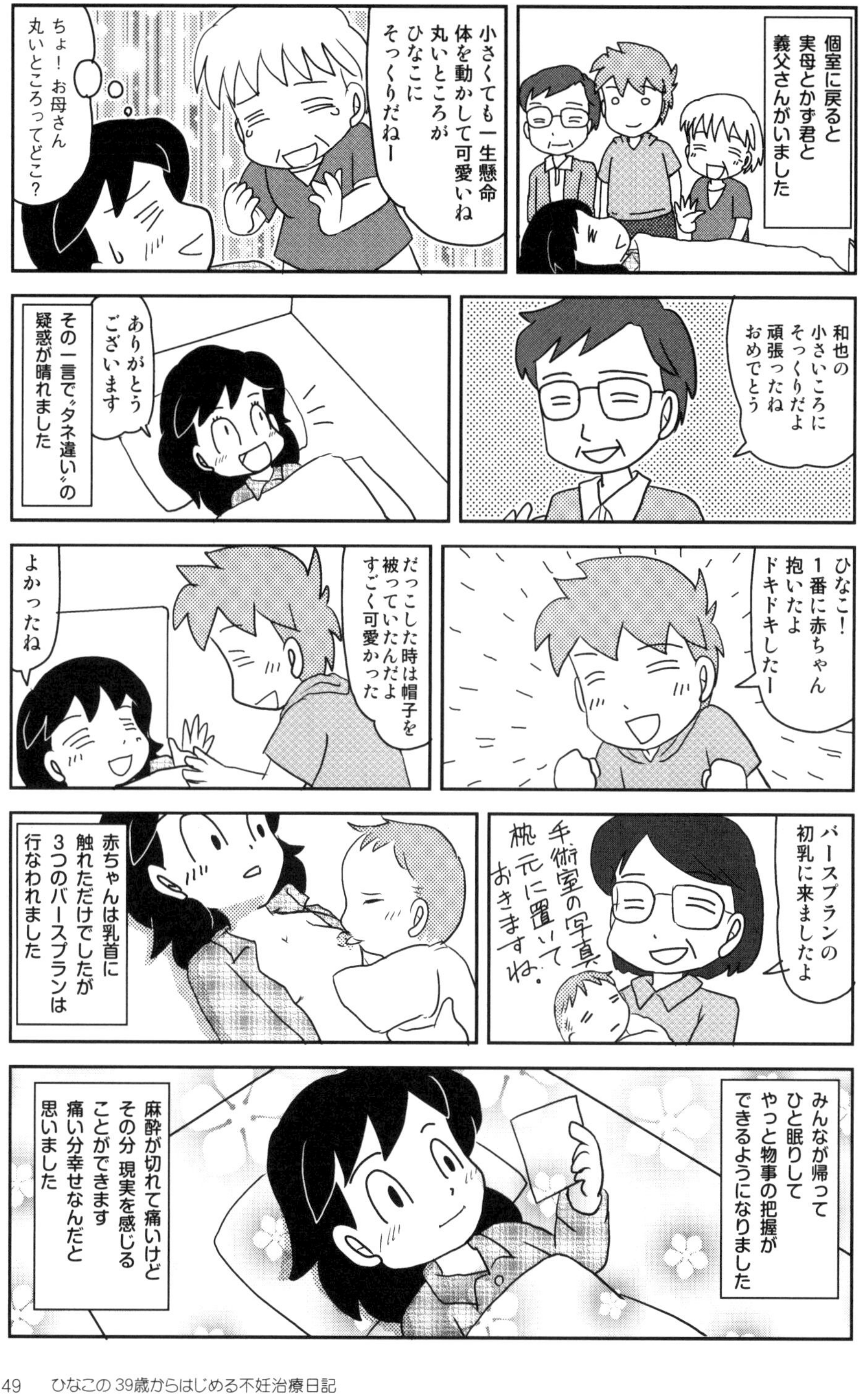
個室に戻ると実母とかず君と義父さんがいました
小さくても一生懸命体を動かして可愛いね丸いところがひなこにそっくりだねー
ちょ！お母さん丸いところってどこ？
和也の小さいころにそっくりだよ頑張ったねおめでとう
ありがとうございます
その一言で〝タネ違い〟の疑惑が晴れました
ひなこ！1番に赤ちゃん抱いたよドキドキしたー
だっこした時は帽子を被っていたんだよすごく可愛かった
よかったね
バースプランの初乳に来ましたよ
手術室の写真枕元に置いておきますね。
赤ちゃんは乳首に触れただけでしたが3つのバースプランは行なわれました
みんなが帰ってひと眠りしてやっと物事の把握ができるようになりました
麻酔が切れて痛いけどその分現実を感じることができます痛い分幸せなんだと思いました

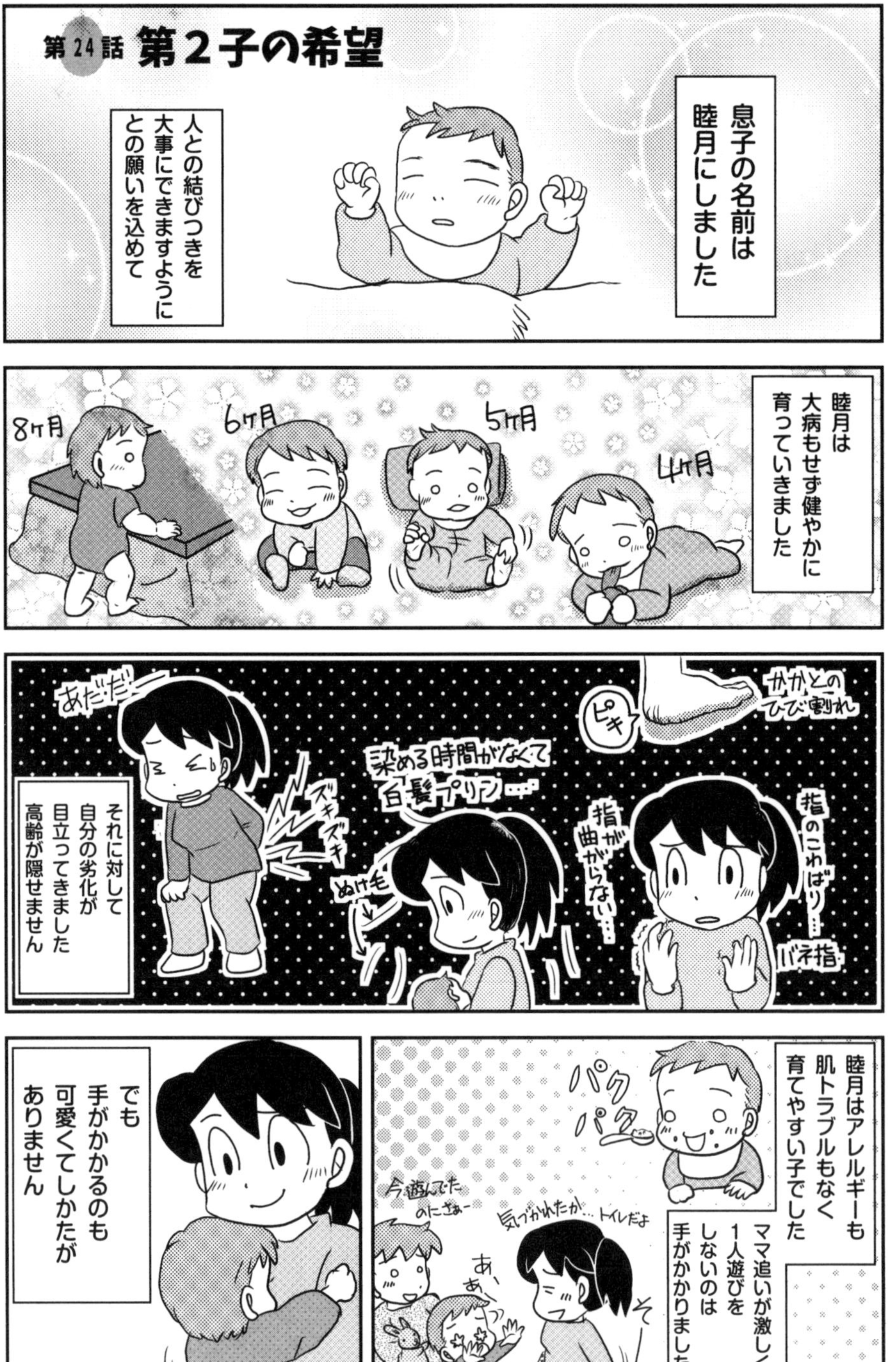

第24話 第2子の希望
息子の名前は睦月にしました
人との結びつきを大事にできますようにとの願いを込めて
睦月は大病もせず健やかに育っていきました
4ヶ月
5ヶ月
6ヶ月
8ヶ月
かかとのひび割れ
ピキ
指のこわばり…
バネ指
指が曲がらない…
染める時間がなくて白髪プリン…
ぬけ毛
ズキズキ
あだだー
それに対して自分の劣化が目立ってきました高齢が隠せません
睦月はアレルギーも肌トラブルもなく育てやすい子でした
パクパク
ママ追いが激しく1人遊びをしないのは手がかかりました
気づかれたか… トイレだよ
そ
あ、あ、
今遊んでたのにさぁー
でも手がかかるのも可愛くてしかたがありません

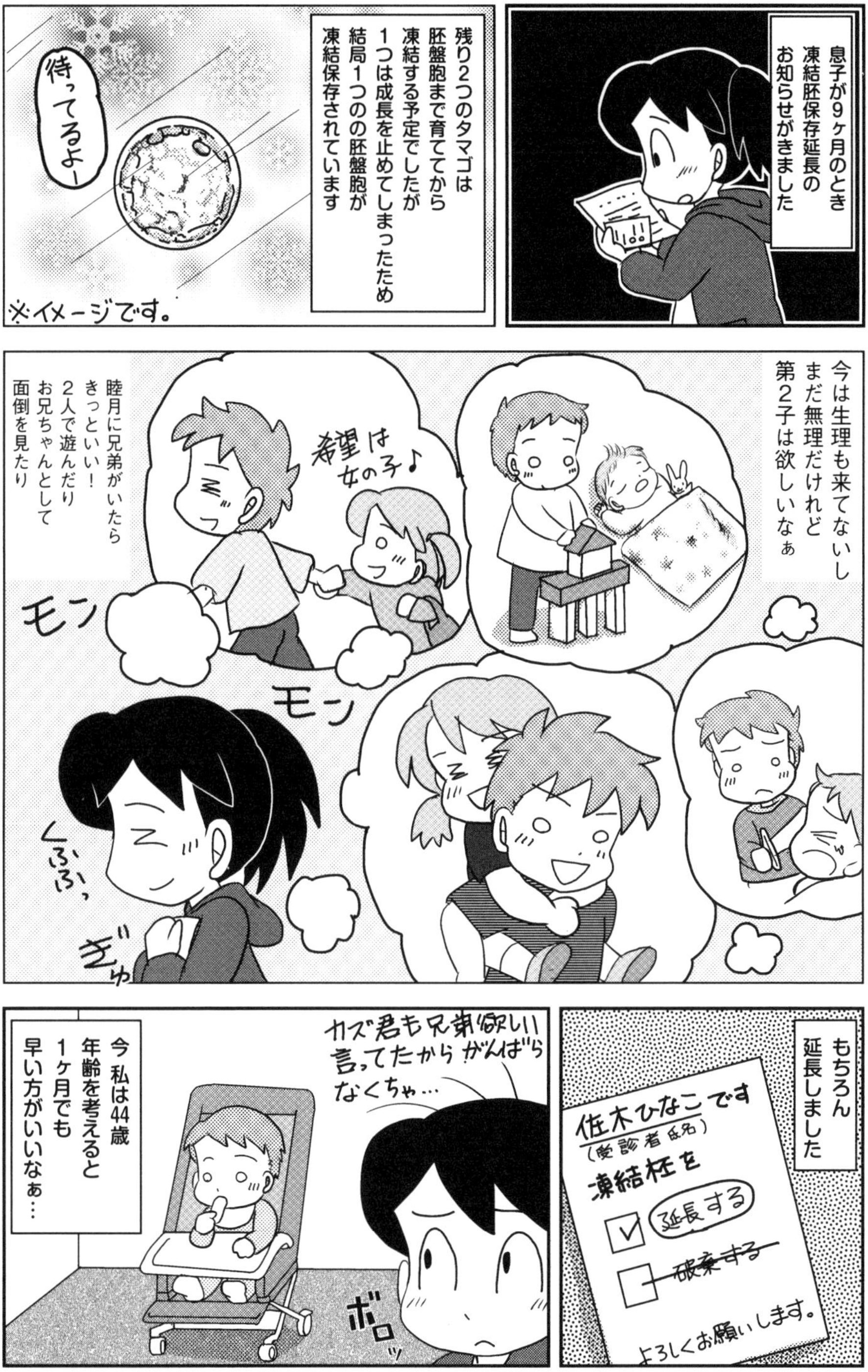
息子が9ヶ月のとき
凍結胚保存延長の
お知らせがきました
残り2つのタマゴは
胚盤胞まで育ててから
凍結する予定でしたが
1つは成長を止めてしまったため
結局1つの胚盤胞が
凍結保存されています
待ってるよー
※イメージです。
今は生理も来てないし
まだ無理だけれど
第2子は欲しいなぁ
希望は女の子♪
睦月に兄弟がいたら
きっといい!
2人で遊んだり
お兄ちゃんとして
面倒を見たり
モン
モン
くふふっ
ぎゅ
もちろん
延長しました
佐木ひなこです
(受診者氏名)
凍結胚を
延長する
破棄する
よろしくお願いします。
今私は44歳
年齢を考えると
1ヶ月でも
早い方がいいなぁ…
カズ君も兄弟欲しい
言ってたから がんばら
なくちゃ…
ポロッ

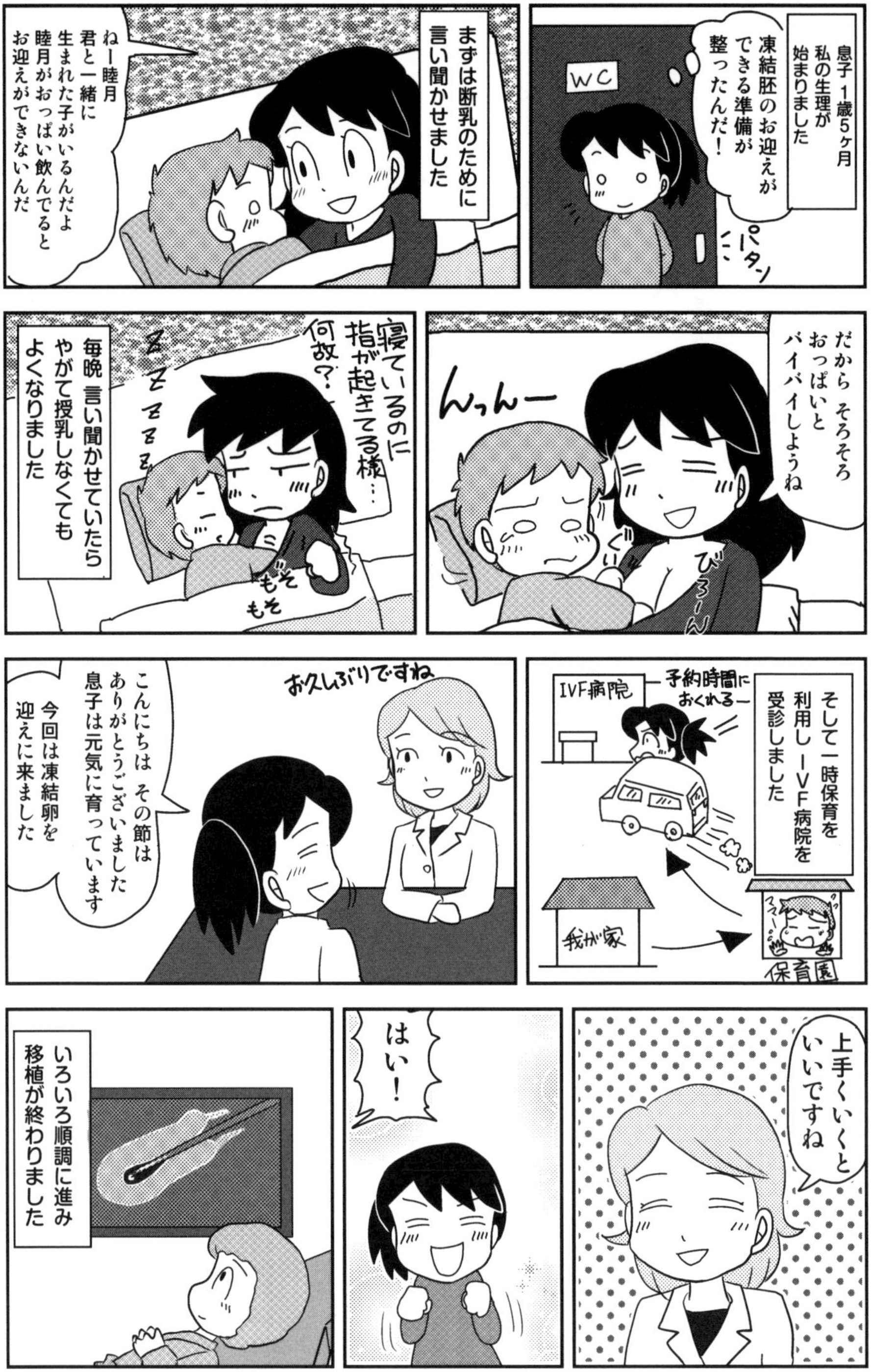

息子1歳5ヶ月
私の生理が
始まりました
凍結胚のお迎えが
できる準備が
整ったんだ！
WC
パタン
まずは断乳のために
言い聞かせました
ねー睦月
君と一緒に
生まれた子がいるんだよ
睦月がおっぱい飲んでると
お迎えができないんだ
だから そろそろ
おっぱいと
バイバイしようね
んっんー
ぐい
びろーん
寝ているのに
指が起きてる様…
何故？
ZZZZZ
もぞもぞ
毎晩 言い聞かせていたら
やがて授乳しなくても
よくなりました
そして一時保育を
利用しIVF病院を
受診しました
IVF病院
予約時間に
おくれるー
我が家
保育園
ママー
お久しぶりですね
こんにちは その節は
ありがとうございました
息子は元気に育っています
今回は凍結卵を
迎えに来ました
上手くいくと
いいですね
はい！
いろいろ順調に進み
移植が終わりました

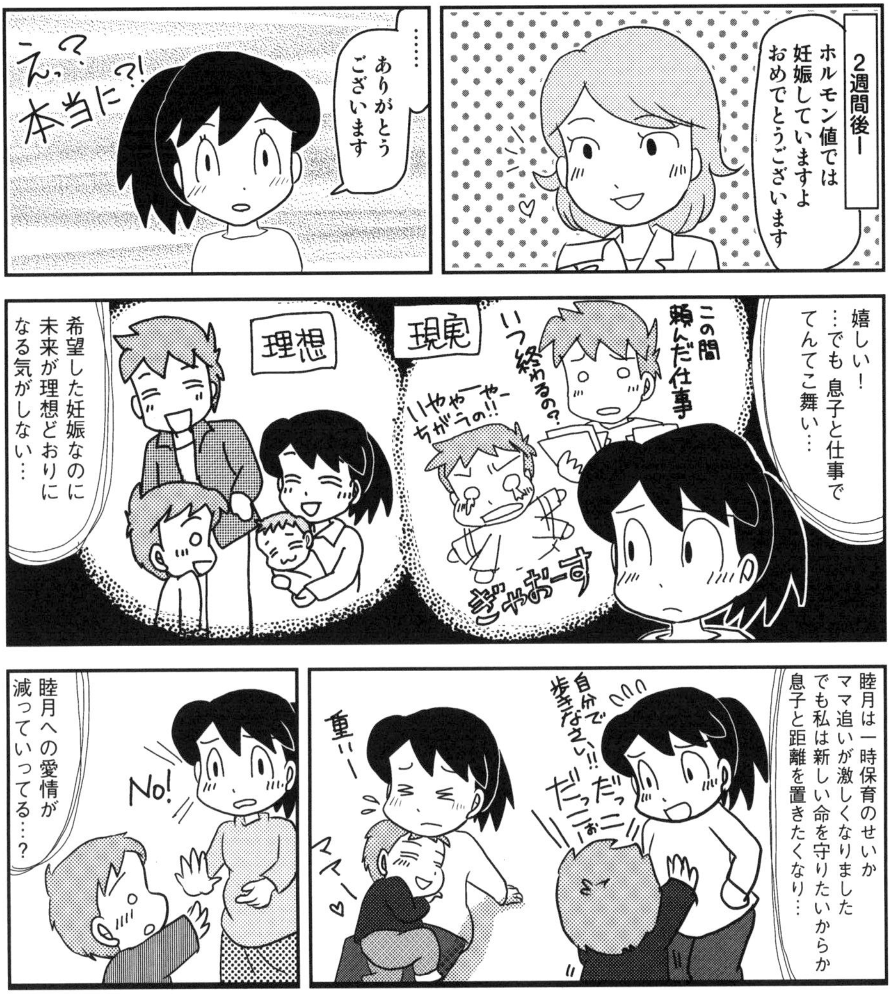
2週間後ー
ホルモン値では妊娠していますよ おめでとうございます
……ありがとうございます
えっ?本当に?!
嬉しい!…でも息子と仕事でてんてこ舞い…
この間頼んだ仕事いつ終わるの?
現実
いやーやーちがうの!!
ぎゃおーす
理想
希望した妊娠なのに未来が理想どおりになる気がしない…
睦月は一時保育のせいかママ追いが激しくなりました でも私は新しい命を守りたいからか息子と距離を置きたくなり…
自分で歩きなさい!!
だっこー だっこぉー
重いー
ママー♡
No!
睦月への愛情が減っていってる…?
こんなにママっ子なのに出産の入院のときこの子はどうなるんだろう?
ママーー♡
…なるようにしかならないよね 考えても始まらない…

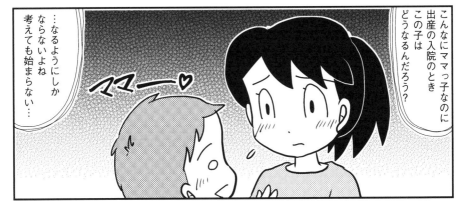

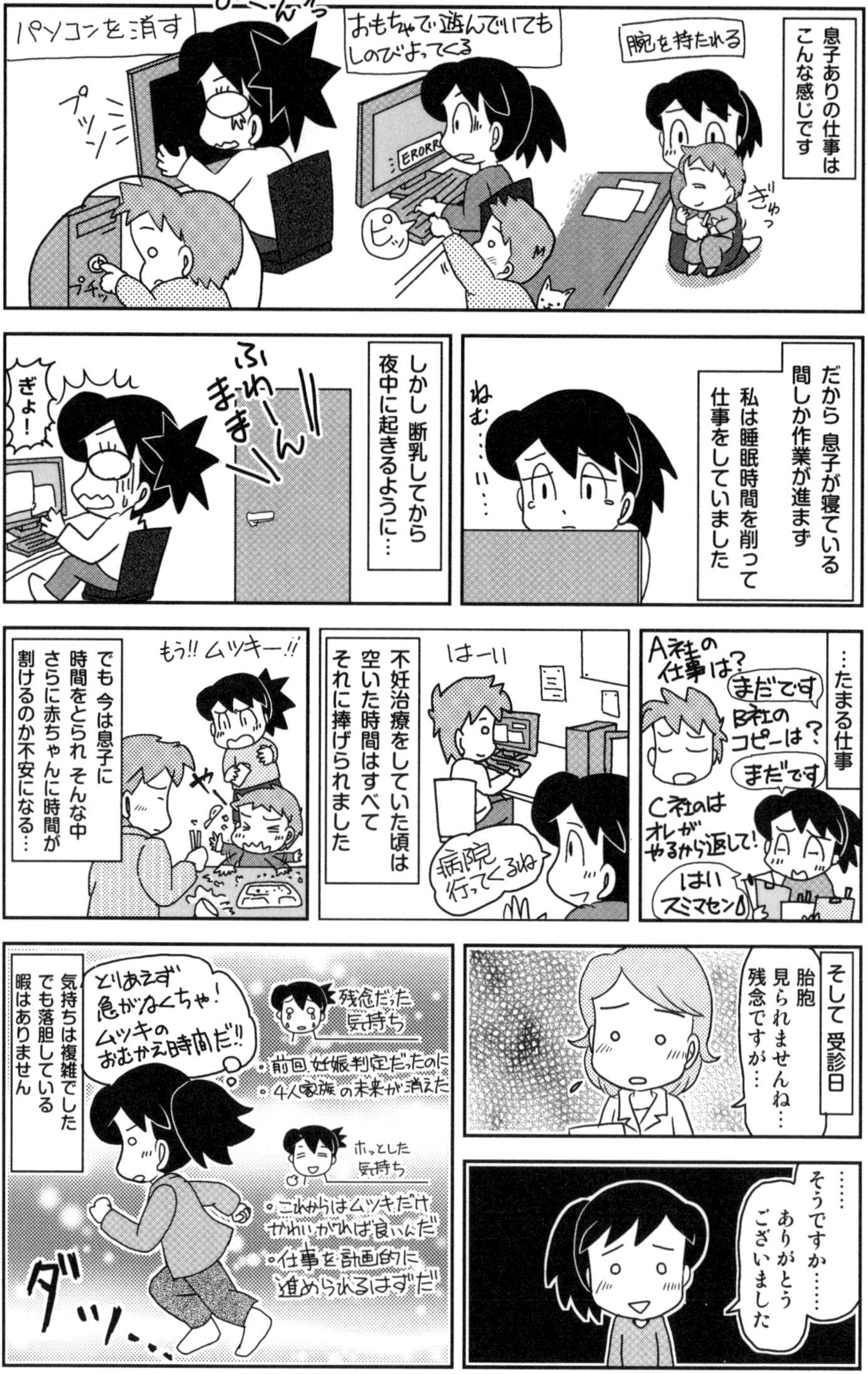
息子ありの仕事はこんな感じです
腕を持たれる
ぎゅっ
おもちゃで遊んでいてもしのびよってくる
ERORR
ピッ
パソコンを消す
ひーーんっ
プツン
プチッ
だから息子が寝ている間しか作業が進まず
私は睡眠時間を削って仕事をしていました
ねむ……い…
しかし断乳してから夜中に起きるように…
ふぇーん
ままー
ぎょ！
…たまる仕事
A社の仕事は？
まだです
B社のコピーは？
まだです
C社のはオレがやるから返して！
はい スミマセン
不妊治療をしていた頃は空いた時間はすべてそれに捧げられました
はーい
病院行ってくるね
でも今は息子に時間をとられ そんな中さらに赤ちゃんに時間が割けるのか不安になる…
もう!! ムツキー!!
ヤー
そして受診日
胎胞見られませんね…残念ですが…
……そうですか……ありがとうございました
気持ちは複雑でしたでも落胆している暇はありません
とりあえず急がなくちゃ！ムツキのおむかえ時間だ!!
残念だった気持ち
・前回妊娠判定だったのに
・4人家族の未来が消えた
ホッとした気持ち
・これからはムツキだけかわいがれば良いんだ
・仕事を計画的に進められるはずだ
ダッ…

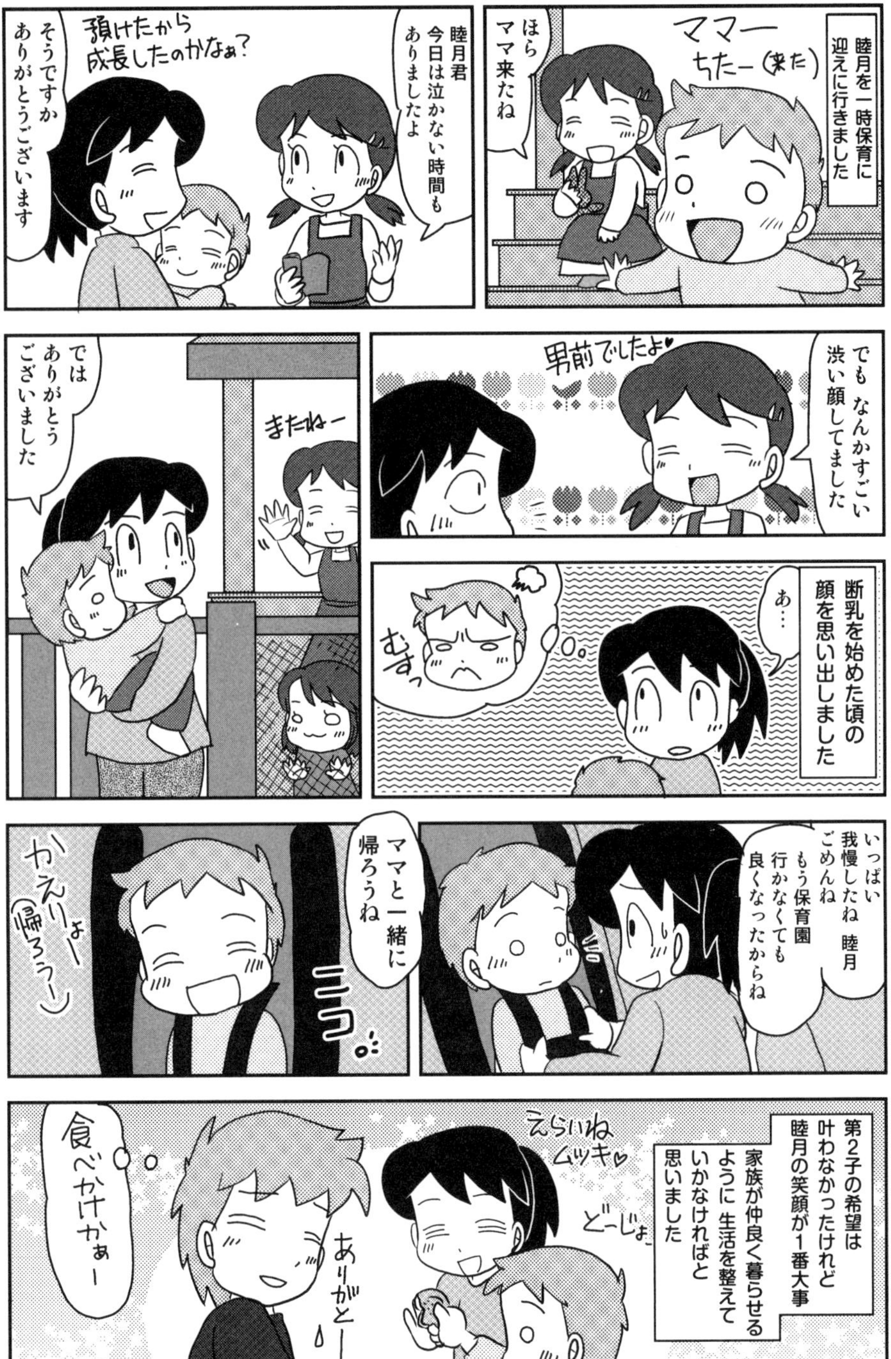
睦月を一時保育に迎えに行きました
ママー ちたー(来た)
ほら ママ来たね
睦月君 今日は泣かない時間もありましたよ
預けたから成長したのかなぁ?
そうですか ありがとうございます
でも なんかすごい渋い顔してました
男前でしたよ♥
断乳を始めた頃の顔を思い出しました
あ…
むすっ
またねー
では ありがとうございました
いっぱい我慢したね 睦月
ごめんね もう保育園行かなくても良くなったからね
ママと一緒に帰ろうね
ニコ
かえりょー(帰ろう~)
第2子の希望は叶わなかったけれど睦月の笑顔が1番大事
家族が仲良く暮らせるように生活を整えていかなければと思いました
えらいね ムッキ♥
どーじょ
ありがとー
食べかけかぁー

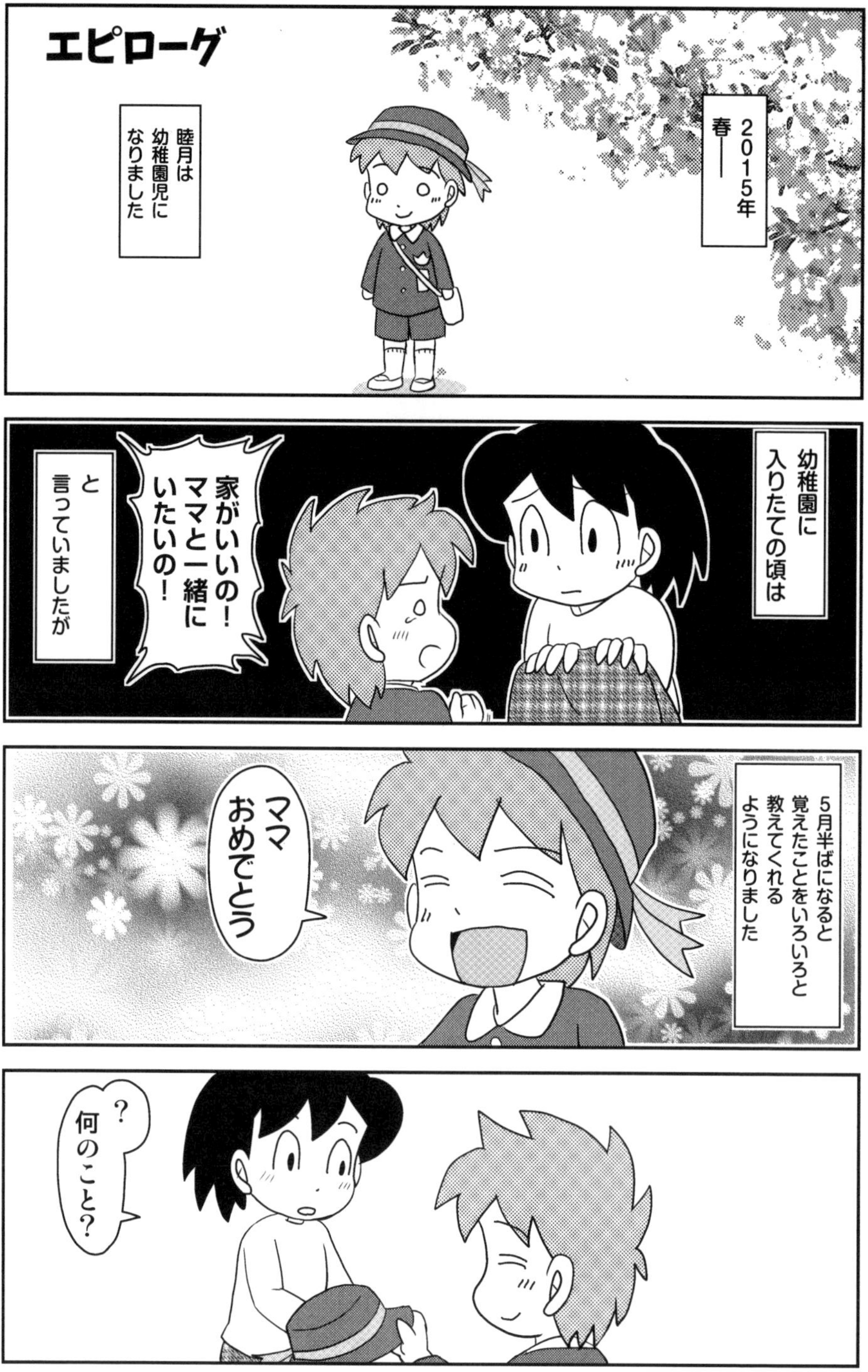

エピローグ
2015年春——
睦月は幼稚園児になりました
幼稚園に入りたての頃は
家がいいの!ママと一緒にいたいの!
と言っていましたが
5月半ばになると覚えたことをいろいろと教えてくれるようになりました
ママおめでとう
?何のこと?

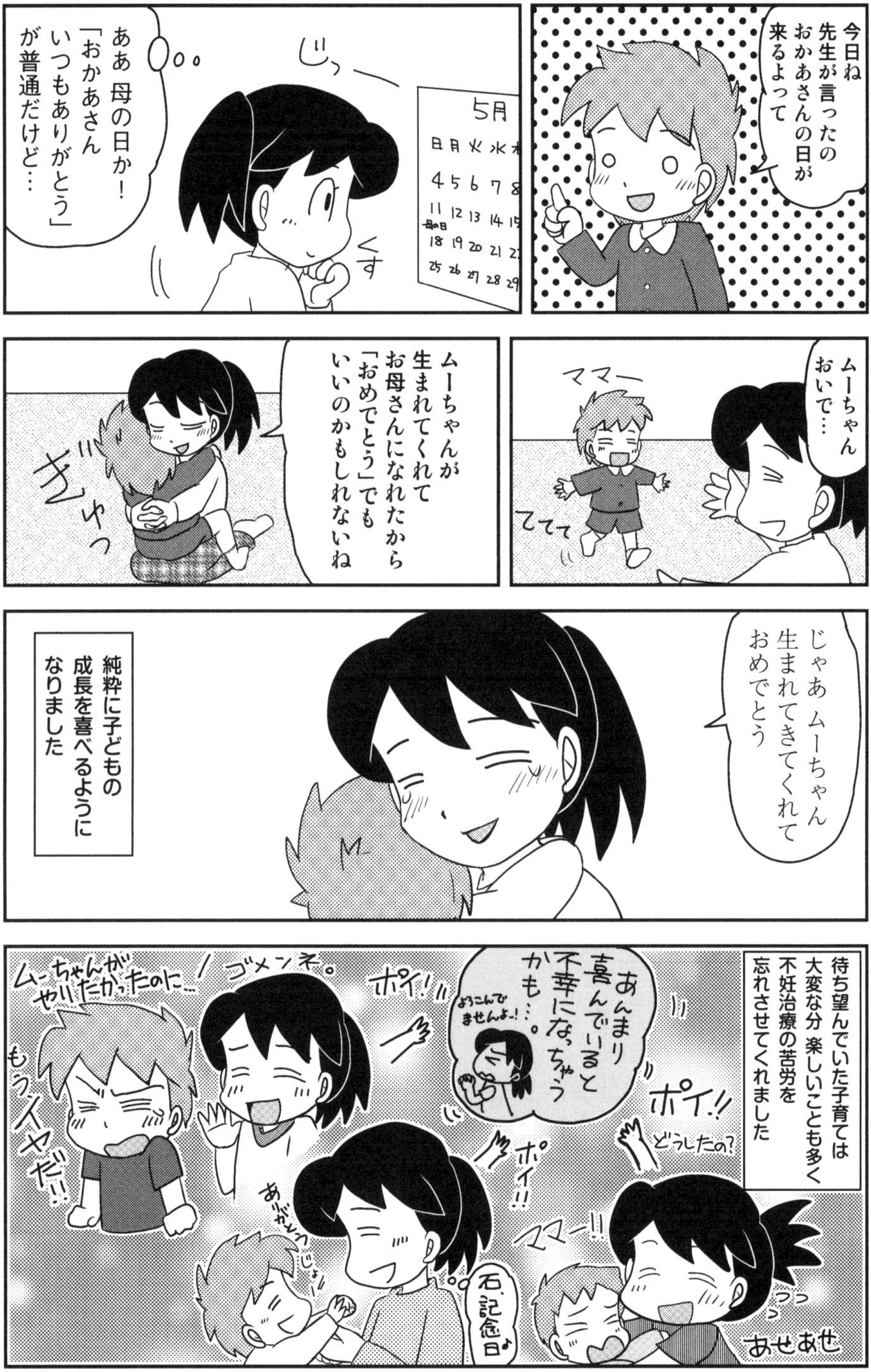
今日ね
先生が言ったの
おかあさんの日が
来るよって
じーっ
5月
母の日
くす
ああ 母の日か!
「おかあさん
いつもありがとう」
が普通だけど…
ムーちゃん
おいで…
ママー
てててて
ムーちゃんが
生まれてくれて
お母さんになれたから
「おめでとう」でも
いいのかもしれないね
ぎゅっ
じゃあ ムーちゃん
生まれてきてくれて
おめでとう
純粋に子どもの
成長を喜べるように
なりました
待ち望んでいた子育ては
大変な分 楽しいことも多く
不妊治療の苦労を
忘れさせてくれました
あんまり
喜んでいると
不幸になっちゃう
かも。
よろこんでませんよー!
ポイ!!
ポイ!!
ポイ!!
どうしたの?
ムーちゃんがやりたかったのに…! ゴメンネ。
もうイヤだ!!
ありがとうじょ!
石、記念日♪
ママー!!
あせあせ

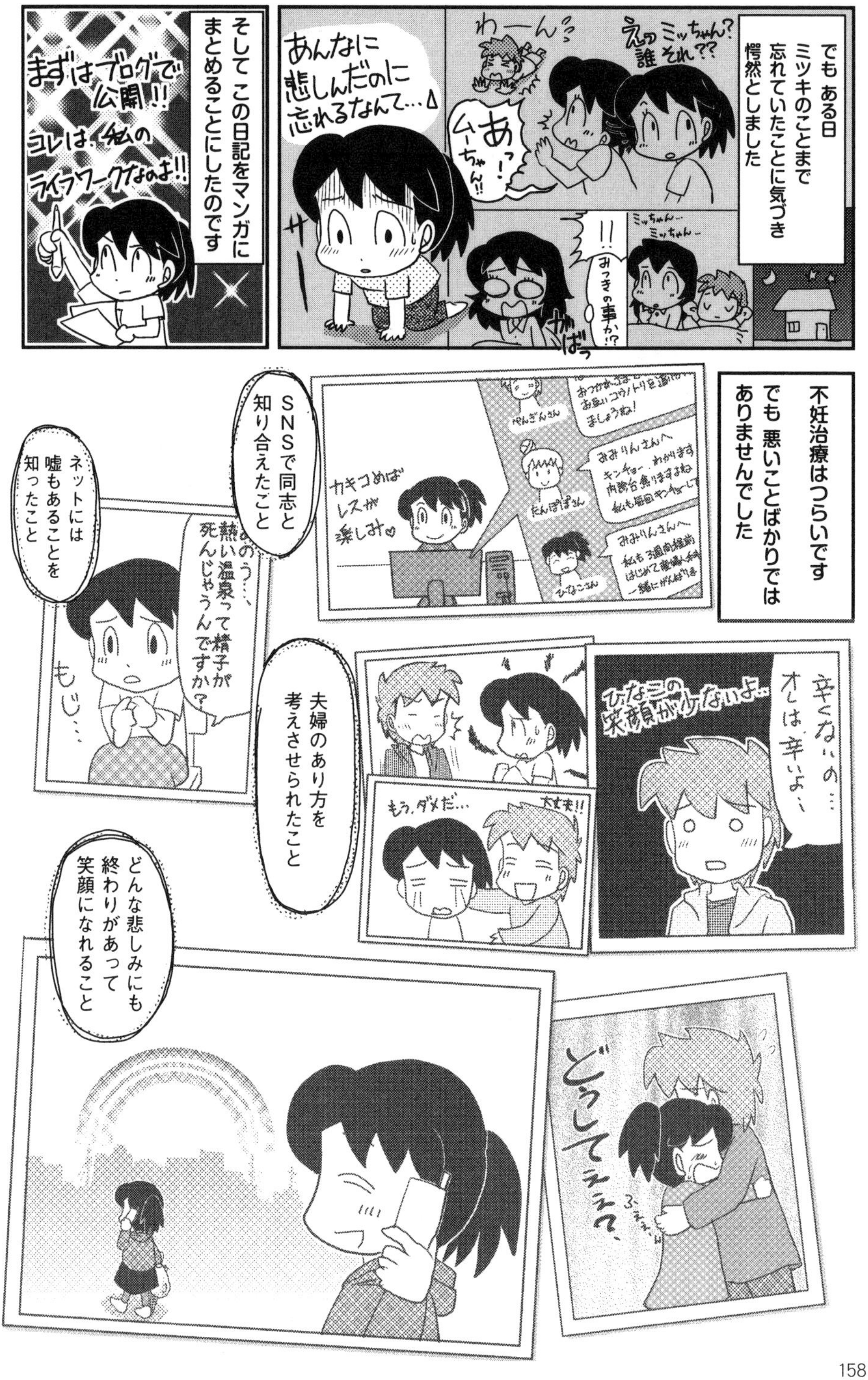
でも ある日
ミツキのことまで
忘れていたことに気づき
愕然としました
えっミッちゃん？
誰 それ？？
わーん
あっ！
ムーちゃん!!
ミッちゃん…
ミッちゃん…
!!
みっきの事か!?
がばっ
あんなに
悲しんだのに
忘れるなんて…
サー
そして この日記をマンガに
まとめることにしたのです
まずはブログで
公開!!
コレは、私の
ライフワークなのよ!!
不妊治療はつらいです
でも 悪いことばかりでは
ありませんでした
SNSで同志と
知り合えたこと
カキコめば
レスが
楽しみ♡
ぺんぎんさん
たんぽぽさん
ひなこさん
ネットには
嘘もあることを
知ったこと
あのう…
熱い温泉って精子が
死んじゃうんですか？
もじ…
夫婦のあり方を
考えさせられたこと
ひなこの
笑顔が少ないよ…
辛くないの…
オレは辛いよ…
もう、ダメだ…
大丈夫!!
どんな悲しみにも
終わりがあって
笑顔になれること
どうしてえぇ？
ふぇぇん

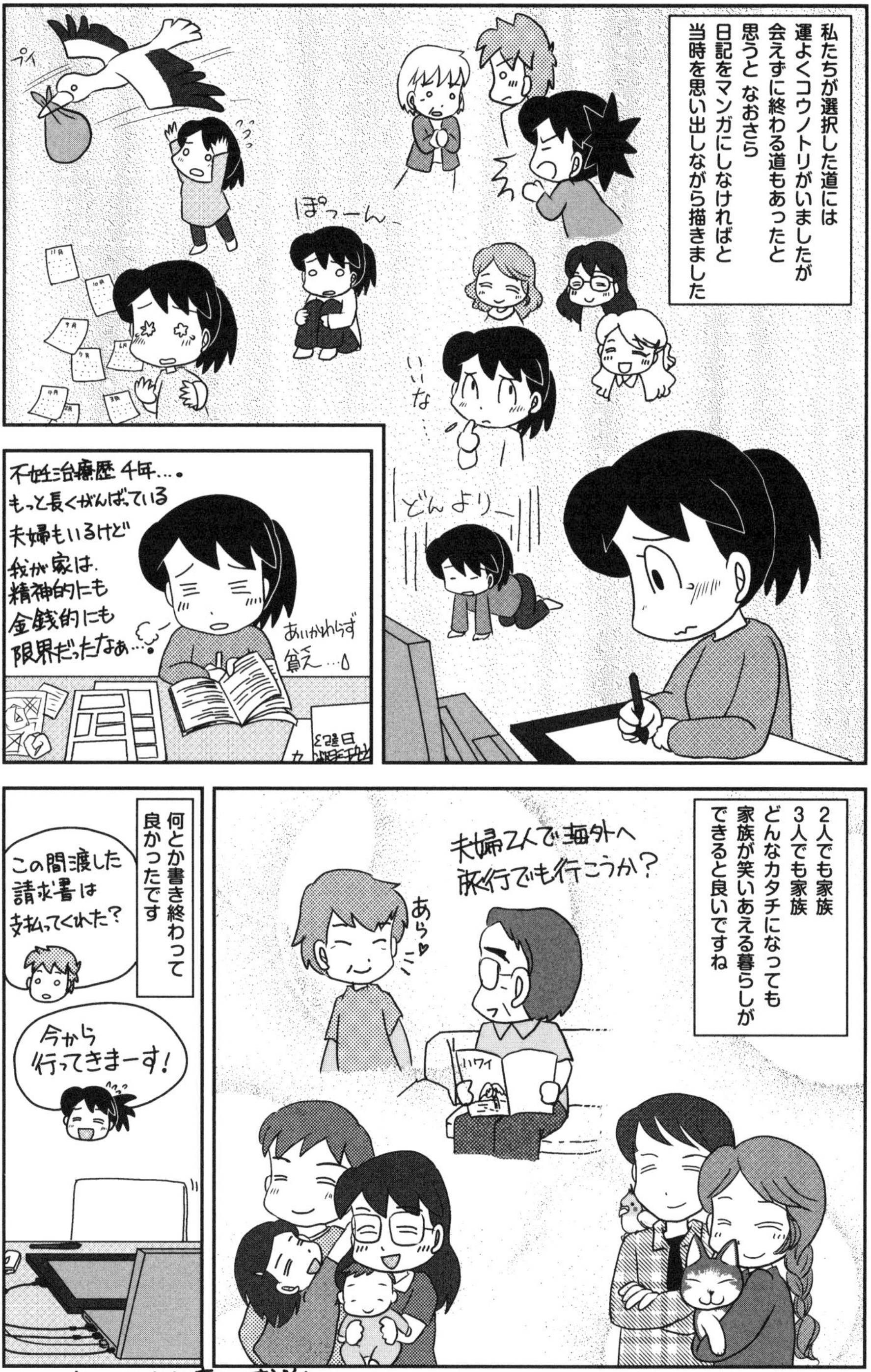

私たちが選択した道には
運よくコウノトリがいましたが
会えずに終わる道もあったと
思うと なおさら
日記をマンガにしなければと
当時を思い出しながら描きました
ポイ
ぽつーん…
いいな……
どんより～
不妊治療歴4年…。
もっと長くがんばっている
夫婦もいるけど
我が家は
精神的にも
金銭的にも
限界だったなぁ…。
あいかわらず
貧乏…
2人でも家族
3人でも家族
どんなカタチになっても
家族が笑いあえる暮らしが
できると良いですね
夫婦2人で海外へ
旅行でも行こうか？
あら♡
ハワイ
何とか書き終わって
良かったです
この間渡した
請求書は
支払ってくれた？
今から
行ってきまーす！

この本ができた事に感謝♡

著者略歴
佐木ひなこ（さき・ひなこ）
主婦、自営事務業、イラストレーター、マンガ家。
不妊治療中から「記録を伝えるのは自分のライフワークなのかな？」と思っていました。
いざ、記録を書こうとしたら文章だけでは思うように伝わらない文才の無さに悩んだあげく、下手ながらブログでWEBマンガを公開。
その最中、彩図社から出版のオファーを頂きました。

ホームページ 佐木ひなこ＊hinacocoねっと (http://www.hinacoco.net/)

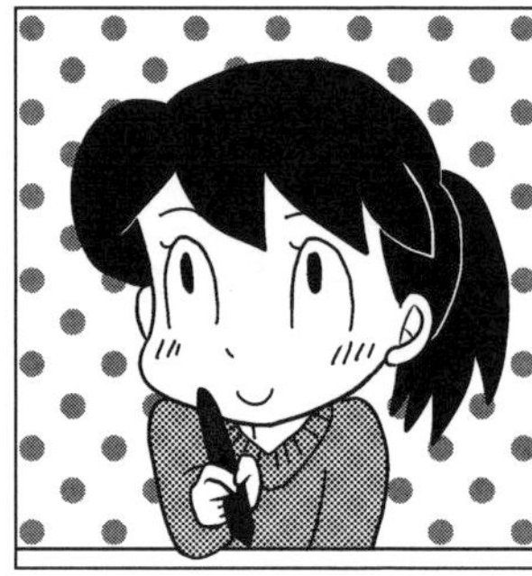

ひなこの39歳からはじめる不妊治療日記

平成28年10月21日第1刷

著　者　佐木ひなこ

発行人　山田有司

発行所　〒170-0005
株式会社　彩図社
東京都豊島区南大塚3-24-4
MTビル
TEL：03-5985-8213　FAX：03-5985-8224

印刷所　シナノ印刷株式会社
URL　http://www.saiz.co.jp　https://twitter.com/saiz_sha

ISBN978-4-8013-0179-5 C0077